Die Bilderbuch-Diät

Trainieren Sie Ihren Kalorien-IQ

Dr. Howard M. Shapiro

Aus dem Englischen von Almuth Behrens

vgs

Bibliografische Information der Deutschen Bibliothek

Die Deutsche Bibliothek verzeichnet diese Publikation in der Deutschen Nationalbibliografie;
detaillierte bibliografische Daten sind im Internet über http://dnb.ddb.de abrufbar.

First published in 2004 by
Rodale Ltd
7-10 Chandos Street
London W1G 9AD
www.rodale.co.uk

Redaktion: Michael Büsgen
Lektorat: Katja Roth
Layout: Rudd und Briony Chappell
Foodstyling: Annie Nichols
Umschlagbilder: Jeremy Hopley
Produktion: Susanne Beeh, Verena Tenzer
Satz: Achim Münster, Overath
Printed and bound by Shenzhen Donnelly Bright Sun Printing Co., Ltd
ISBN: 3-8025-1601-X

Bildnachweis:
Kurt Wilson/Rodale Images: S. 17, 25, 29, 31 (Hühnernudelsuppe; Gemüsesuppe; Bratapfel), 35, 51, 69, 74
(Räucherlachs), 76 (Cheddar), 83, 86, 122, 123, 127, 129, 159. Lou Manna: S. 90, 91. Nigel James: S. 110, 118,
119. Stockbyte: S. 8, 45, 133, 137, 161. PhotoDisc: S. 11, 32, 46, 138, 143, 145, 148, 149, 151, 157. Studio Cactus:
S. 13, 14, 31 (Fruchtjoghurt), 70, 72 (Kecksriegel). Corbis: S 141. Jeremy Hopley: Alle übrigen Fotos.

www.drhowardshapiro.com

www.vgs.de

Für meine Großeltern
Ida und Max Gallner

Für meinen Vater
Charles Shapiro
23. Mai 1915 − 14. September 1999
Danke, dass du die Fertigstellung dieses Buches mit mir geteilt hast.

Für meine Mutter
Eleanor Gallner
30. November 1920 − 12. August 2002
Die mich ermutigte, meine Träume zu verwirklichen.

INHALT

ESSEN IST KEINE SÜNDE!   6

ES MIT EIGENEN AUGEN SEHEN   10

KALORIEN UND IHR URSPRUNG   24

ENTLARVTE DIÄTMYTHEN   36

STARTSCHUSS FÜR DAS
BILDERBUCH-PROGRAMM   54

SICH EIN BILD MACHEN   68

FRÜHSTÜCK   70

VORMITTAGSSNACK   72

VORSPEISEN   74

HÄPPCHEN   76

FLEISCH ODER FISCH?   78

BARBECUE   80

BEILAGEN   82

KALB ODER GEFLÜGEL?   84

ESSEN AUF DIE HAND   86

WINTERWÄRMER   88

GEBÄCKTEILCHEN   90

KÄSE ODER DESSERT?   92

DESSERT   94

IDENTISCHE KALORIEN, GRÖSSERE PORTIONEN

IDENTISCHE PORTIONEN, WENIGER KALORIEN

TAPAS   96
SALATBAR   98
BROTKORB   100
FASTFOOD   102
INDISCH   104
JAPANISCH   106
MEXIKANISCH   107
THAILÄNDISCH   108
PIZZA   110
KARTOFFELN   111

GRÖSSERE PORTIONEN, WENIGER KALORIEN

GRIECHISCH   112
CHINESISCH   114
PASTA   116
PIZZA PLUS   118
SALAT   120
HAUPTGERICHT   121
VORSPEISE ODER HAUPTGERICHT?   122
TEIGWAREN – JA ODER NEIN?   124
APERITIF ODER MENÜ?   126
KAFFEE   128
VALENTINSTAG   129
FÜR NASCHKATZEN   130

KALORIENBEWUSST EINKAUFEN   132
DIE BEWEGUNGSKOMPONENTE   142
DER PSYCHOLOGISCHE FAKTOR   154
WAS SIE GEWINNEN, WAS SIE VERLIEREN   164
REGISTER   167
DANKSAGUNG   173

ESSEN IST KEINE SÜNDE!

Haben Sie Diäten satt? Damit sind Sie nicht allein. Seit gut 20 Jahren ist meine Praxis im Zentrum Manhattans spezialisiert auf Gewichtskontrolle. New York ist nämlich nicht nur die Finanz-, Shopping- und Theaterhauptstadt der Vereinigten Staaten, sie ist auch deren Diäthauptstadt.

Viele meiner Patienten sind berühmte Persönlichkeiten aus den Medien, der Unterhaltungs- oder der Modebranche. Jeder weiß, wie wichtig gutes Aussehen ist, wenn man permanent im Rampenlicht steht. Ihr Job erfordert es, immer attraktiv und up to date zu sein. Natürlich wollen sie auch aus persönlichen Gründen gesund sein und gut aussehen. Doch die beruflichen Motive stehen meist im Vordergrund.

Andere haben sich einen Namen in einem Unternehmen oder in der Politik gemacht. Um Macht und Einfluss auszuüben und dies auch auszustrahlen, müssen sie gesund und fit wirken. Auch für sie gehört Abnehmen zum Business.

Die New Yorker schienen mir immer die Spitzenreiter unter den Diätfans zu sein. Doch Millionen Menschen auf der ganzen Welt wollen abnehmen. Sie alle halten Ausschau nach den besten Strategien für eine dauerhafte Gewichtsreduktion.

WENN DIÄTEN SINNLOS SIND

Viele, die einmal eine Hungerkur gemacht haben, haben den Diäten anschließend für alle Zeiten abgeschworen. Einige Patienten meiner Praxis haben bereits Dutzende Diäten hinter sich. Nicht wenige sind zynische Zeugen des Jo-Jo-Effekts, jenes berüchtigten, gesundheitsschädlichen Teufelskreises, bei dem man während der Diät drastisch und schnell an Gewicht verliert, nur um schon bald wieder genauso viel wie vor-

her auf die Waage zu bringen. Trotzdem sind diese Skeptiker nach wie vor bereit, einen »Diät-Arzt« aufzusuchen.

Diese Menschen konsultieren mich, weil ihnen die Diät, mit der sie experimentiert haben, nicht zusagt. Diese Form Diät schreckt sie ab. Sie suchen einen Weg, der nicht zu permanenter Selbstkasteiung, ständigem Hungergefühl und damit verbundenem Frust führt. Sie suchen einen Weg, erfolgreich abzunehmen und dieses Gewicht auch im stressigen Alltag zuhalten.

Auch wenn das Abnehmen für die Karriere vieler meiner Kunden unerlässlich ist, heißt das nicht, dass es ihnen deshalb leichter fällt als anderen. Der einzige Unterschied: Sie können es sich nicht leisten, dabei zu versagen. Viele würden ein kleines Vermögen dafür ausgeben, dauerhaft schlank zu bleiben – meine Mitarbeiter arbeiten mit jedem Patienten in Einzelsitzungen. Das Geheimnis ihres Erfolges, die Gründe, warum sie es geschafft haben, werden in diesem Buch aufgezeigt.

Nie wieder Kalorien oder Fett zählen

Auch wenn Sie hier nicht persönlich gecoacht werden, kann ich Ihnen versichern, dass Sie die vielen Vorteile dieser besonderen Form der Gewichtsabnahme auf diesem Weg kennen lernen und nutzen können. Sie werden sich besser fühlen, Sie werden besser aussehen, und Sie werden den Teufelskreis aus drastischer Gewichtsabnahme und erneuter Gewichtszunahme durchbrechen. Das Beste daran: Sie dürfen weiter essen.

Haben Sie erst einmal mit den hier gezeigten Techniken ein neues Essverhalten trainiert, müssen Sie sich keine Gedanken mehr darüber machen, was schlanke Leute alles essen können.

Sie müssen keine Restaurants und Einladungen zum Essen meiden. Sie nehmen automatisch ab, weil Sie automatisch reagieren. Das wichtigste an diesem Programm:

»FALSCHE« LEBENSMITTEL GIBT ES NICHT!

Schon bald nachdem ich meine Praxis eröffnet hatte, war ich von dem ebenso einfachen wie wichtigen Grundsatz überzeugt: Keine Diät eignet sich für jeden.

> Ich schreibe meinen Patienten nicht vor, was sie essen dürfen und was nicht

Natürlich hätte jeder gerne eine einfache Lösung für sein Gewichtsproblem. Viele haben auf der Suche danach Unmengen an Zeit und Geld gelassen. Einige haben für das angeblich schnelle Figurwunder sogar ihre Gesundheit aufs Spiel gesetzt. In meiner Praxis wurde mir von meinen Patienten über die seltsamsten Diäten berichtet: Bei einigen musste man außergewöhnlich viel oder wenig essen. Bei anderen musste man sich an die sonderbarsten Kombinationen halten. Wieder andere bestanden überwiegend aus Pillen und Injektionen.

Weder damals noch heute kann ich mit einer »Dr. Shapiro Diät« aufwarten. Niemand verlässt meine Praxis mit Merkblättern, welche Lebensmittel zu welcher Tageszeit gegessen oder eben nicht gegessen werden sollten. Ich verlange nicht von meinen Patienten, dass sie ihre Gewohnheiten ändern, denn natürlich können sie nicht einfach ihren Arbeitsplatz oder ihre Familie wechseln, nur weil sie gerade abnehmen müssen. Gewichtsabnahme – und das Halten dieses Gewichts – müssen in das normale Leben integriert werden können.

Ich schreibe meinen Patienten nicht vor, was sie essen sollen. Stattdessen erkläre ich ihnen, welche Wahl sie treffen können. Es gilt nur, einige wenige Prinzipien zu beherzigen, die meines Erachtens die wesentlichen Eckpfeiler einer jeden erfolgreichen Gewichtsreduktion sind:

■ **WARUM AUCH IMMER – ESSEN IST OKAY:** Jahrelang wurde abnehmwilligen Menschen eingetrichtert, nur bei »wirklichem« Hunger zu essen. Mittlerweile gilt es jedoch als erwiesen, dass man das körperliche und das seelische Bedürfnis nach Nahrung nicht klar voneinander trennen kann. Wer wissen will, ob jemand ein wirkliches, körperliches Bedürfnis nach Essen hat, verlangt Unmögliches. Und je mehr man dieses Bedürfnis leugnet, desto mehr beherrscht es das Denken. Was also tun, wenn das Bedürfnis nach Essen übermächtig wird?

Zugreifen! Manchmal bedeutet das zwar zu essen obwohl der Körper nicht wirklich nach Nahrung verlangt, aber das ist okay. Man braucht eben unbedingt etwas zu essen. Greifen Sie in einem solchen Fall einfach zu den gesündesten und kalorienärmsten Lebensmitteln, die für Sie infrage kommen.

■ **ES GIBT KEINE »FALSCHEN« NAHRUNGSMITTEL:** Süßigkeiten sind okay. Niemand »schummelt«, wenn er diese Lebensmittel zu sich nimmt, er trifft nur eine Wahl. Manchmal tun es eben nur die Kalorienbomben. Doch daneben gibt es viele Alternativen.

■ **ES GIBT KEINE »RICHTIGEN« PORTIONEN:** Jeder hat ein individuelles Hungergefühl. Das Bedürfnis nach Nahrung ist mal mehr, mal weniger ausgeprägt. Selbst nach einem ganzen Becher Sorbet oder einer Tüte Bonbons haben Sie Ihren Plan abzunehmen nicht zwangsläufig zunichte gemacht. Sie sitzen nach wie vor am längeren Hebel. Die Kontrolle haben immer noch Sie. Machen Sie sich keine Sorgen darüber, wie Sie wieder »auf den richtigen Weg« kommen – Sie waren nie auf dem falschen.

■ **SIE HALTEN KEINE DIÄT:** Stattdessen lernen Sie in einem fortwährenden Prozess, zufrieden stellende Lebensmittel zu wählen. Nach einer klassischen Diät stopfen die meisten oft Unmengen in sich hinein. Mit meiner Methode leiden Sie nicht an derartigen Entzugserscheinungen. Sie nehmen neue Essgewohnheiten an, die absolut erträglich sind.

EIN BLICK AUF IHRE ALTERNATIVEN

Das Ernährungs-Coaching beginnt bereits, wenn Sie sich Ihre Entscheidungen bewusster machen. Neuen Patienten präsentiert unsere Ernährungswissenschaftlerin zu Demonstrati-

> ### Um Ihre Wahl zu treffen, müssen Sie nur hinsehen

onszwecken erst einmal ganz konkrete Lebensmittel oder Mahlzeiten. Damit wird der Grundstein für einen neuen Bezug zum Essen gelegt. Eigentlich wissen wir genau, was wir essen, aber manchmal muss man eben richtig hinsehen.

Mit dem hier präsentierten Training gehört das Kalorienzählen der Vergangenheit an. Rufen Sie sich stattdessen lieber die Bilder aus diesem Buch ins Gedächtnis. Sehen Sie einmal auf den Seiten 70 und 71 nach, was Sie alles anstelle eines Croissants essen können. Selbst wenn Sie einen Bärenhunger verspüren, werden Sie wohl kaum alles auf der rechten Seite bewältigen können.

Das heißt keineswegs, dass das Croissant verboten ist. Ganz im Gegenteil. Aber die Alternative steht deutlich vor Augen. Sehr deutlich.

Da Sie zu diesem Buch gegriffen haben, haben Sie wahrscheinlich schon eigene Erfahrungen mit Diäten gemacht und kennen die knallharten, nüchternen mathematischen Fakten über Lebensmittel, Fett- und Kaloriengehalt. Rein rational gesehen könnte man eine Kalorientabelle und einen Taschenrechner zur Hand nehmen und ausrechnen, wie viele Kalorien man zu sich nimmt. Aber wer hat dafür schon Zeit?

Die Bildvergleiche in diesem Buch sind so wirksam, weil sie einen besonderen Teil des Gehirns ansprechen. Anstatt sich die Wahlmöglich-

IHR BERUF

Viele meiner Patienten reisen oder gehen einfach häufig essen. Sie nehmen Geschäftstermine wahr, bei denen Kontakte geknüpft und während eines Drinks, eines Mittag- oder Abendessens Verträge abgewickelt werden. Können sie diese Termine absagen? Natürlich nicht. Ebenso wenig wie Sie, wenn Geschäftsessen zu Ihrem Berufsleben dazugehören. Aber Sie können die Situation unter Kontrolle behalten. Man kann durchaus seinen normalen beruflichen Aktivitäten nachgehen und dabei abnehmen. Sind die Pfunde erst einmal gepurzelt, kann man auch weiterhin die bestmög-

liche Wahl treffen. Statt zu frühstücken, nehmen viele sich beispielsweise einfach etwas im Vorbeigehen und essen es auf dem Weg. Diese Gewohnheit muss man nicht aufgeben. Wer an diese Art Frühstück gewöhnt ist, möchte sie vielleicht über kurz oder lang doch beibehalten. Es besteht aber sehr wohl die Wahl, was man mitnimmt. Vielleicht sind Sie aber auch den ganzen Tag zu Hause, die Küche ist nur einen Katzensprung entfernt. Die Umstände können Sie wahrscheinlich nicht ändern, wohl aber lernen, die richtige Wahl zu treffen, ohne sich dabei zu kasteien.

keiten durch den Kopf gehen zu lassen, sieht man sie. Da man sich Bilder besser merken kann, beeinflussen sie das Verhalten sehr viel stärker, sodass man sich instinktiv für die richtigen Lebensmittel entscheidet.

Haben Sie die Bilder in diesem Buch erst einmal angeschaut und die Erklärungen dazu gelesen, wird es bald zur Routine für Sie werden, die besseren Lebensmittel zu wählen. Sie werden das angenehme Gefühl kennen lernen, nicht nur einfach etwas gegessen zu haben, sondern das auch noch reichlich, mit Bedacht und gut.

KEINE BLITZDIÄTEN

Jedem, der mit dem Gewicht kämpft, erscheint eine Blitzdiät als schnelle und gute Lösung. Lassen Sie die Finger davon! Was Sie brauchen, sind praktische, leicht verständliche Informationen, damit Sie gesundheitsbewusst und aus dem Bauch heraus die Entscheidungen für die richtigen Lebensmittel treffen können.

Mithilfe meines Programms können Sie ganz normal essen. Es gibt keinerlei Vorgaben, wann Sie wie viel zu sich nehmen dürfen. Sie brauchen sich also nicht ständig zu kontrollieren und Verzicht zu üben. Wer gesündere Lebensmittel isst – für viele die besten Lebensmittel, die sie je gegessen haben –, kontrolliert sein Gewicht automatisch.

Wer schon viele Diäten hinter sich hat, wird erleichtert feststellen, dass dieses bewusste Essen nichts mit rigiden, unnatürlichen Diätvorgaben oder Selbstkasteiung zu tun hat. Ich weiß, wie realitätsfern einige Programme sein können, das Spektrum reicht von Injektionen bis zu ausgeklügelten Ritualen, bei denen man jede einzelne Portion wiegen muss. Das Ernährungs-Coaching lehrt dagegen, ein Leben lang die richtige Wahl zu treffen.

Mit dieser Methode haben Sie die beste Chance, abzunehmen und Ihr Wunschgewicht zu halten – ohne zu hungern. Der Jo-Jo-Effekt ist für Sie kein Thema mehr. Sie werden niemals einen Diätisten konsultieren oder an einem speziellen Programm teilnehmen müssen. Warum? Weil Sie eine ganz andere Einstellung zum Essen entwickeln.

DIE RICHTIGEN ENTSCHEIDUNGEN TREFFEN

Alle, die besonderen Wert auf Fitness und Ernährung legen, wird dieses Buch durch den Dschungel der Informationen und Widersprüche über fettreduzierte oder kalorienarme Lebensmittel und Getränke führen. Was davon macht wirklich Sinn? Sie erfahren die Wahrheit über angeblich diätetische Lebensmittel. Außerdem lernen Sie die Superstars unter den Nahrungsmitteln kennen, nämlich jene, die zu einer ausgewogenen und gesunden Ernährung verhelfen.

Als Teenager oder Student misst man dem Gewicht eine große Bedeutung bei. Aber auch

Sie werden keinen Hunger haben, weil Sie genug essen

dann, wenn Sie sich darüber bewusst sind, dass man bestimmte Lebensmittel meiden sollte, mögen Ihnen regelmäßige Mahlzeiten nicht immer gelegen kommen. Vielleicht wissen Sie auch einfach nicht, welche Mahlzeiten oder Snacks wirklich empfehlenswert sind. Das hier vorgestellte Training ermöglicht es Ihnen, Ihr Essverhalten problemlos und mit minimalem Aufwand umzustellen und in Ihren Alltag zu integrieren.

Dieses Buch präsentiert die relevanten Informationen gedächtnisfreundlich und leicht verständlich. Haben Sie erst einmal begonnen, Ihr Essverhalten instinktiv zu steuern, werden Sie ein Leben lang davon profitieren – Ihre Figur und Ihre Fitness werden es Ihnen danken.

ES MIT EIGENEN AUGEN SEHEN

Jeden Morgen klingelt in Millionen von Haushalten der Wecker, stehen die Menschen auf, gehen ins Bad, schauen in den Spiegel und erwägen eine Diät. Doch nur ein Bruchteil dieser Personen setzt das Vorhaben auch in die Tat um.

Was wird aus all den anderen Vorsätzen? Sie lösen sich in Luft auf, sobald der Manager im knapp sitzenden Hemd in der Hektik des morgendlichen Meetings nach dem Plundergebäck greift. Für die Mutter, die mit ihren Kindern zu Hause ist, endet das Vorhaben, sobald sie wieder vom Essen ihrer Kinder nascht, weil sie Energie braucht. Für all die, die den ganzen Tag an den Schreibtisch gefesselt sind und jeden Gedanken ans Essen verzweifelt verdrängen, zerplatzt der Figurtraum allerspätestens mit dem abendlichen Eisbecher.

Jeder weiß, dass Übergewicht schädlich ist. Die Versicherungen haben Unmengen an

Übergewichtige landen häufiger unterm Messer

Statistiken darüber zusammengetragen, was Übergewichtigen alles droht, um Risikogruppen zu ermitteln.

Übergewichtige sind anfälliger für Herzerkrankungen und Diabetes, für Schlaganfälle und Bluthochdruck. Übergewichtige werden in der Regel häufiger operiert als Normalgewichtige und anschließend gibt es ebenfalls mit höherer Wahrscheinlichkeit Komplikationen. Übergewicht wirkt sich sogar auf die Kaufkraft aus: Wer mehr wiegt, verdient im Durchschnitt weniger, dies gilt besonders für Manager.

GENÜGEND ANREIZE?

Eine bessere Gesundheit und mehr Wohlstand sind gute Anreize. Doch selbst mit diesen Motiven ist der Gedanke an eine Diät alles andere als erfreulich.

Eine Diät ist hart. Eine Diät ist langweilig. Diät leben bedeutet, auf all das Schmackhafte und Köstliche zu verzichten. Diät zu halten

Das Ernährungs-Coaching ist nicht langweilig, sondern abwechslungsreich

verändert das Leben unangenehm. Diät halten bedeutet Hunger aushalten und gleichzeitig den ganzen Tag über ans Essen zu denken. Darüber hinaus haben viele Menschen am eigenen Leib etwas unglaublich Entmutigendes über Diäten erfahren: Hinterher kommen die Pfunde meist zurück und im ungünstigsten Fall noch ein paar dazu.

Bevor Sie mit meinem Programm beginnen, möchte ich, dass Sie all das vergessen. Dies ist keine Diät im herkömmlichen Sinne. Sie müssen weder Ihr Lieblingsessen aufgeben, noch Ihr Leben vollkommen umkrempeln. Sie werden niemals hungern, sondern schlicht und einfach Ihre Einstellung zum Essen ändern.

Dies ist kein gewöhnliches »Diätbuch«. Schon allein deshalb, weil es nicht nur Leuten zugedacht ist, die abnehmen wollen. Sie müssen sich nicht nach Vorgaben, Diätgurus und Fertigmahlzeiten richten. Dieses Buch hilft nicht nur jedem, der abnehmen möchte, es hilft auch allen, die ihr Gewicht halten, gesünder essen oder bessere Entscheidungen für ihre Kinder treffen wollen.

FUNKTIONIERT DAS AUCH BEI MIR?

Natürlich können Diät-Erfahrungen aus der Vergangenheit die Einstellung zum Ernährungs-Coaching beeinflussen. Glücklicherweise jedoch funktioniert dieses Programm sowohl bei denen, die noch niemals eine Diät gemacht haben, als auch bei allen anderen.

Dieses Training ist für Männer und Frauen aller Altersgruppen gleichermaßen geeignet.

Wer erst in jüngerer Zeit mit Gewichtsproblemen zu kämpfen hat, der wird lernen, sich für die richtigen Lebensmittel zu entscheiden und niemals mehr an eine Radikaldiät denken. Tatsächlich haben viele meiner Kunden, wenn sie mich konsultieren, zum ersten Mal in ihrem Leben Gewichtsprobleme.

Darunter sind beispielsweise Frauen, die mit Beginn ihrer Wechseljahre eine leichte bis moderate Gewichtszunahme feststellen. Die zusätzlichen Kilo sind für sie kein Problem –

und sollen auch keines werden. Sie wollen lieber sofort abnehmen und eine weitere Gewichtszunahme in der Zukunft vermeiden. Damit sind sie auf dem richtigen Weg.

Einige Menschen bekommen erst im mittleren Alter Gewichtsprobleme. Das ist sogar zu erwarten. Mit steigendem Alter verlangsamt sich der Stoffwechsel, sodass das Essen nicht mehr so schnell verbrannt wird. Selbst wer seine Essgewohnheiten beibehält, hat plötzlich ein paar

> **Mein Programm ist für die unterschiedlichsten Personengruppen geeignet**

Kilo mehr auf den Hüften – und umso langsamer wieder abgenommen.

Wer in der Vergangenheit nie Gewichtsprobleme hatte, sieht sich oftmals plötzlich mit den Nebenwirkungen eines neuen Medikaments konfrontiert. Zum Beispiel hat die Einnahme von Arzneimitteln mit Steroiden häufig eine Gewichtszunahme zur Folge. An-

DER SCHLÜSSEL ZUM ABNEHMEN

Als ich anfing zu praktizieren, verschrieb ich die unterschiedlichsten, genau auf die jeweiligen Patienten zugeschnittenen Strategien zur Gewichtsabnahme. Dabei wurde mir klar, dass es auf lange Sicht gesehen nur einen effektiven, garantierten Weg gibt um abzunehmen: Eine gesunde, kalorienreduzierte Diät und ausreichend viel Bewegung.

Außerdem fiel mir auf, dass Kalorienzählen für die meisten ein Graus ist. Diätanfänger haben schnell realisiert, dass dieses Verfahren zeitaufwändig und kompliziert ist. Kalorienzählen gibt einem fast immer das Gefühl, sich

einzuschränken – und das führt häufig zum Scheitern der Diät. Diese Feststellung führte zum nächsten Schritt meines Programms: Ich wollte mit Bildern anstatt mit Zahlen im Gedächtnis verankern, welche Wahl die richtige ist.

Kalorienreduziert zu essen heißt nicht zwangsläufig, weniger zu essen. Ganz bestimmt bedeutet es nicht, dass immer der Magen knurrt. Schließlich wäre das der sicherste Garant für das Scheitern des Plans. Stattdessen kann es gut sein, dass Sie sogar mehr essen als vorher. Ganz bestimmt aber werden Sie zufriedener sein.

dere legen im Zuge einer Hormontherapie zu oder wenn sie Psychopharmaka, z.B. Antidepressiva, einnehmen.

Weitere Auslöser für eine Gewichtszunahme? Vielleicht schnellt bei Ihnen die Waage nach oben, weil Sie neuerdings mehr Geschäftsreisen machen als bisher. Vielleicht haben Sie auch kleine Kinder, die Sie vermehrt an Haus und Küche binden. Unregelmäßige Schichtarbeit, Jobwechsel oder Umzug können ebenfalls mehr Kilo bescheren.

Mit diesem Programm können Sie rigide Diätvorgaben und Hungerattacken getrost aus Ihrem Gedächtnis streichen. Nehmen Sie langfristig ab – ohne ständig Verzicht zu üben.

GLEICHER GESCHMACK, WENIGER KALORIEN

Die meisten altgedienten Diätler halten leider nur Salatblätter und Selleriestangen für empfehlenswert. Wenn Sie dieses Buch einmal überfliegen, werden Ihnen viele Abbildungen von Lebensmitteln wie Brot und Pizza, sämiger Suppe, Muscheln mit schwarzer Bohnensoße, Curry- und Schmortopfgerichten, Snacks und Eiscreme ins Auge fallen. Wir schlagen Lebensmittel vor, die Sie wahlweise anstelle der kalorienreichen Variante essen können, und das mit demselben Genuss.

Machen wir gleich einen kurzen Test: Mögen Sie Schokoladeneis? Gut, Sie können die gehaltvollste Schokoladeneiscreme wählen, die es gibt – mit ungefähr 1000 Kalorien pro halbem Liter. Oder aber Sie greifen zum gefrorenen Schokoladenjoghurt oder zum Sorbet mit circa 600 Kalorien pro halbem Liter. Damit haben Sie Ihren Hunger auf Schokoladeneis mit deutlich weniger Kalorien befriedigt.

Betrachten Sie die Abbildungen auf den folgenden Seiten, dann sehen Sie, was ich meine. Mit diesen Bildern in jenem Teil Ihres Gedächtnisses, der visuelle Reize speichert, überlegen Sie sich bei der nächsten Hungerattacke genau, was Sie essen.

Die vielen Informationen über Fettgehalt und Kalorien kennen wir alle, aber nicht immer sind diese Angaben leicht zu beurteilen. Wenn Sie das Etikett mit den Inhaltsstoffen eines Produkts studieren, fällt Ihnen vielleicht auf, dass das Produkt »fettreich« oder »fettarm« ist. Weniger Aufmerksamkeit schenken Sie wahrscheinlich der Überlegung, was das in Relation zur Portionsgröße bedeutet.

Vielleicht wollen sie spaßeshalber einmal Ihr Wissen über diverse Lebensmittel testen. Das Quiz auf der gegenüberliegenden Seite hilft dabei. Überprüfen Sie anschließend Ihre Antworten auf Seite 14.

AUS BILDERN LERNEN

Die Bildvergleiche verhelfen nicht nur zu einer intelligenten Wahl, sondern auch dazu, die Nährwert-Informationen richtig zu interpretieren. Die allgemein herrschenden Meinun-

AUCH MÄNNERSACHE!

Bis vor einigen Jahren kamen die meisten männlichen Patienten ausschließlich wegen übergewichtsbedingter gesundheitlicher Schwierigkeiten in meine Praxis. Einige litten an Herzproblemen und wollten auf Anraten ihres Hausarztes abnehmen, um einem Infarkt vorzubeugen. Andere wussten, dass es in der Familie bereits früher entsprechende Erkrankungen gegeben hatte und fürchteten künftige gesundheitliche Probleme wie Diabetes oder Arterienverkalkung. Auch sie führte letztendlich der Rat ihres Arztes in meine Praxis. Heute machen sich allerdings zunehmend mehr Männer auch Gedanken um ihr Aussehen. Sicher ist die Gesundheit immer noch der Hauptbeweggrund, aus dem Männer mich aufsuchen, aber ich habe mehr männliche Patienten als früher, und sie haben andere Probleme.

DAS ERNÄHRUNGS-QUIZ:
TESTEN SIE IHREN KALORIEN-IQ

Sind Sie bereit für die Herausforderung? Es ist ganz einfach. Schauen Sie sich die untenstehenden Bilder an und raten Sie Paar für Paar, welches Lebensmittel weniger Kalorien enthält. Der Kaloriengehalt bezieht sich auf die jeweils zu sehende Menge.

Schon dieses kurze Quiz verhilft zu einer besseren Vorstellung, wofür Sie sich das nächste Mal entscheiden, wenn Sie eines dieser Lebensmittel sehen. Selbst wenn Sie alles richtig beantworten, haben die Abbildungen Ihre Kenntnisse wieder aufgefrischt und aktiviert.

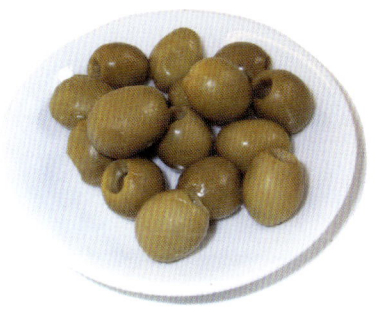 **oder**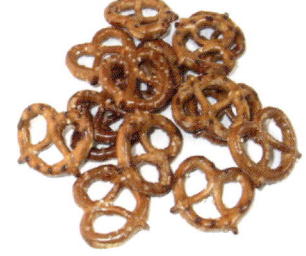

fettfreie Salzbrezeln

Oliven

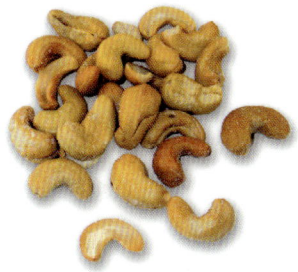 **oder**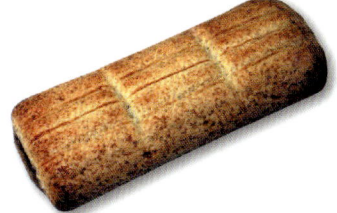

Cashewkerne   **fettarmer Keksriegel**

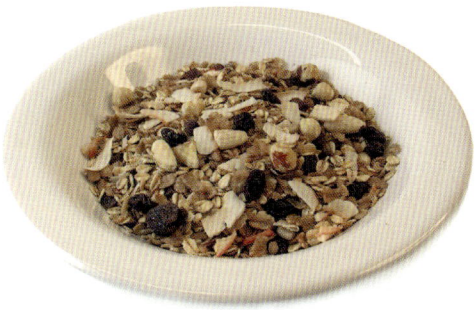 **oder**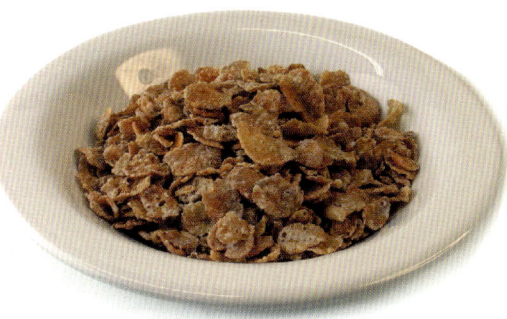

Müsli

Frosties

AUFLÖSUNG

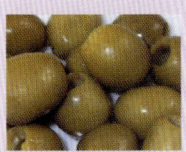 50 g gemischte Oliven
= 80 Kalorien

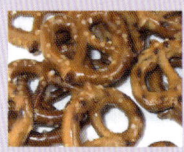 25 g Salzbrezeln
= 100 Kalorien

Hätten Sie auch gedacht, dass die Oliven mehr Kalorien haben?

Brezeln wirken trocken und einfach, und man gelangt schnell zu dem Schluss, dass sie wenig Kalorien haben müssen. Die Oliven hingegen halten wir für »Dickmacher«, und ihr saftiges Erscheinungsbild sowie der volle Geschmack verstärken diese Vorstellung. Es stimmt, dass Oliven Fett enthalten, aber sie beinhalten das »gute« Fett: die für ein gesundes Herz so wichtigen, ungesättigten Fettsäuren. Die gesättigten Fettsäuren, die den Cholesterinspiegel erhöhen und damit zu einer Arterienverkalkung beitragen können, sind nicht in den Oliven enthalten.

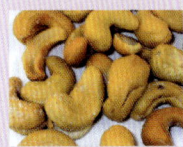 25 g Cashewkerne
= 150 Kalorien

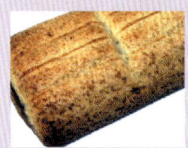 fettarmer Keksriegel
= 150 Kalorien

Fettarmer Keksriegel vs. Cashewkerne? Ist doch ganz einfach, sollte man meinen.

Es ist schwer zu glauben, dass dieser mickerige Diätriegel, der am wenigsten nach Keks aussehende Keks, genauso viele Kalorien hat wie eine Hand voll Cashewkerne, bekannt für ihren hohen Fettgehalt. Und obendrein besitzt der Keksriegel praktisch keinen Nährwert, wohingegen die Fettsäuren in den Nüssen für den menschlichen Körper unentbehrlich sind.

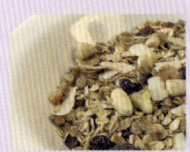 Schälchen Müsli (165 g)
= 650 Kalorien

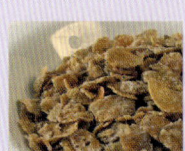 Schälchen Frosties (42 g)
= 160 Kalorien

Auf den ersten Blick könnte man das Ganze für eine Fangfrage halten:
Was hat schon mehr Kalorien als die süßen, mit Zucker gefrosteten Frühstückszerealien? Im Gegensatz zur gesunden Alternative, dem Müsli, scheinen die Flakes relativ chancenlos.

In diesem Fall steht aber das »Junkfood« kalorientechnisch besser da: 200 Kalorien im Gegensatz zu 250 Kalorien, die eine – rein optisch – gleich große Portion Müsli hat.

gen darüber, welche Lebensmittel zu einer sinnvollen Ernährung gehören und welche nicht, sind häufig falsch oder veraltet.

Es ist zum Beispiel eine weit verbreitete Vorstellung, dass Fette, also Butter und Öl um jeden Preis vermieden werden müssen, um abzunehmen.

Was ist die Folge, wenn man fettarme Kuchen und Kekse anstelle der normalen Variante isst? Oder Bagels statt Croissants? Was, wenn man Jelly Beans einer Tafel Schokolade vorzieht oder Pasta einem Burger? Ist der Diäterfolg bei einer derartigen Fettreduktion nicht vorprogrammiert?

Wenn das Ihre Strategie ist, wundern Sie sich vielleicht, warum der Zeiger Ihrer Waage nicht nach unten saust. Wo aber ist der Haken?

Ein fettarmer Kuchen/Riegel mag, wie angepriesen, vielleicht wenig Fett enthalten, dafür aber um so mehr raffinierte Kohlenhydrate. Kalorien aus Kohlenhydraten haben es allerdings in sich. Wie Fett können sie entweder in Energie umgewandelt werden – aber nur bei entsprechender Bewegung –, oder sie wandern direkt zu den Fettzellen im Körper, und dort werden sie schließlich gespeichert.

Die so genannten »fettfreien« oder fettarmen Produkte machen also nicht automatisch schlank. Wenn Sie schon Ihr Leben lang Gewichtsprobleme haben, müssen Sie sich darü-

> **Kohlenhydrate können schnell in Fett umgewandelt werden**

ber klar sein, dass das Programm, das vor Ihnen liegt, kein kurzfristiger Diät-Versuch ist, sondern der Beginn einer Reise, in deren Verlauf sich Ihre Einstellung zum Essen ändern wird.

Wenn Sie langfristig abnehmen wollen, ist es wichtig, dass Sie sich nicht nur die »guten« – also kalorienarmen – Lebensmittel genehmigen. Auch für Ihre Lieblingsnascherei und Ihren Lieblingnachtisch müssen noch Platz und Muße bleiben! Die Bilder in diesem

> **Sie können eine große Auswahl an verschiedenen Lebensmitteln essen und wirklich genießen**

Buch werden Ihnen dieses Prinzip verdeutlichen.

DER GESCHULTE BLICK

Nachdem Sie die Antworten zum vorangegangenen Quiz erst einmal gesehen haben, werden Sie sie wohl kaum vergessen. Die jeweiligen Lebensmittel unmittelbar vor Augen zu haben – und ihren Kaloriengehalt zu verstehen – sagt weitaus mehr als eine Liste von Wörtern und Zahlen.

Diese Abbildungen – wie alle anderen in diesem Buch – stellen wahrscheinlich viele Ihrer Überzeugungen infrage. Oft höre ich erstaunte Reaktionen: »Das kann doch nicht wahr sein! Dass dieser kleine, fettarme Riegel genauso viele Kalorien hat wie all das Obst.«

Aber es ist kein Trick dabei. Jeder Vergleich wurde sorgfältig, unter Berücksichtigung aller Informationen, die uns über Kaloriengehalt, Nährwert und Portionsgröße vorlagen, geprüft, damit Menge und Werte auch wirklich stimmen. Ich möchte nämlich sichergehen, dass das, was Sie sehen, auch das ist, was Sie erhalten, ohne optische Täuschungen.

DER PREIS DES ÜBERGEWICHTS

Früher war die überwältigende Mehrzahl meiner Patienten weiblich. In erster Linie ging es um das Aussehen. Einige Frauen gefielen sich einfach in Jeans oder in Badekleidung nicht, und das wollten sie ändern. Nur einige wenige Männer hatten das gleiche Anliegen, doch das ändert sich zunehmend. Immer mehr Männer kommen jetzt hauptsächlich deshalb in meine Praxis, weil sie unzufrieden mit ihrem Äußeren sind.

Dies liegt einerseits an einem Wandel in der Gesellschaft: Männer werden nicht mehr belächelt, wenn sie zugeben, sich Gedanken um ihr Aussehen zu machen. Wesentlich mehr Männer betreiben Workout, gehen in Spas, färben sich das Haar, lassen kosmetische Eingriffe vornehmen – und konsultieren mich wegen ihrer Figur.

Auch auf die berufliche Karriere kann sich die Figur auswirken! Bewerber, die sich mit jungen Leuten in Topform messen müssen, wollen so jugendlich, fit und gesund wie irgend möglich wirken. Fair oder nicht – in vielen Unternehmen wird Übergewicht als Mangel an Willensstärke ausgelegt.

Ich habe viele äußerst talentierte, gut bezahlte und leistungsfähige Frauen und Männer kennen gelernt. Sie alle waren sich darüber bewusst, dass sie ihre Karriere mithilfe einer besseren Figur oder eines besseren Aussehens noch vorantreiben könnten. Von einigen Patienten und Patientinnen weiß ich, dass

Wer schlank ist, gilt als diszipliniert

sie am Arbeitsplatz ein besseres Ansehen genossen, nachdem Sie abgenommen hatten.

Weil sie ihrem Aussehen lange Zeit keine große Bedeutung beigemessen haben, ist einigen Männern der berufliche und wirtschaftliche Preis des Übergewichts erst spät bewusst geworden. Doch wenn sie mich schließlich zurate ziehen, haben sie den festen Vorsatz,

ihre Figur so zu verändern, dass ihnen neue Wege und Türen offen stehen.

Nutzen Sie die Informationen aus diesem Buch und auch Ihr Berufsleben wird sich möglicherweise entsprechend verändern.

IHR LEBENSSTIL

Auch wenn Sie kein vielbeschäftigter Manager sind, ist es sowohl für die Gesundheit als auch für das Selbstbewusstsein von Vorteil, schlank zu sein. Aber wie auch immer Sie leben, Versuchungen lauern überall.

Ich weiß, dass Sie Ihr Leben nicht einfach ändern können, nur weil Sie abnehmen wollen. Ihr Leben hängt von vielen Faktoren ab: von der Familie, vom Wohnort, vom Beruf. Sie brauchen Ratschläge, die in Ihr Leben passen und nicht umgekehrt. Darum präsentiere ich die unterschiedlichsten Speisen – nicht nur das, was Sie in Ihrem Schrank oder Kühlschrank finden, sondern auch Fastfood, Restaurantmahlzeiten und typische Snacks.

Es geht darum, dass Sie ihre Entscheidungen vor Augen haben, unabhängig von der Situation, in der Sie sich gerade befinden. Sie sind auf dem richtigen Weg, wenn Sie gesund essen, gleichzeitig abnehmen und dabei keinen Hunger haben.

WARUM SIE ZUNEHMEN

Die Geschmacksknospen versichern uns immer wieder, dass Essen etwas Gutes ist. Die meisten lieben es, und das ist richtig so, schließlich braucht der menschliche Körper Nahrung für Wachstum und Zellerneuerung.

Wer jedoch mehr isst als er braucht, versetzt seinen Körper in die Lage, die überschüssige Energie in den vorhandenen Fettzellen zu speichern. Wo diese sich befinden ist hinlänglich bekannt: Eine große Anzahl unförmiger Fettzellen ist in den so genannten

STELLEN SIE SICH DEN HERAUSFORDERUNGEN

Als Arzt habe ich mit vielen Menschen gesprochen, die unter Gewichtsproblemen leiden. Dabei hat sich herausgestellt, dass sich zwar jeder unterschiedlichen Herausforderungen stellen muss, trotzdem aber bei den meisten ein ähnlicher Lebensstil vorherrscht. Die vier schwierigsten Situationen für Übergewichtige sind die folgenden.

AN DEN SCHREIBTISCH GEFESSELT

Jemand, der im Büro arbeitet, sitzt meist sehr viel. Das Mittagessen kommt in der Regel wahlweise aus einem Automaten, der Cafeteria oder von einem Catering-Service. Der nächste Snack wartet schon in der Schreibtischschublade. Wenn man sich so ernährt, fehlt am späten Nachmittag meist die Antriebskraft und man braucht einen Energieschub. Aus den verschiedensten Gründen wird abends dann vermehrt zu Fertigmahlzeiten gegriffen.

ESSEN AUF DIE SCHNELLE

Wer wenig Zeit zum Essen hat, nimmt wahrscheinlich so gut wie alles unterwegs zu sich. Frühstück gibt es vom Bäcker, das Mittagessen besteht meist aus Fastfood. Abends ist der schnelle Takeaway an der Reihe. Oft wird eine Mahlzeit ausgelassen, nur um sich hinterher erst recht satt zu essen.

Besonders auf junge, studierende Singles trifft dieses Profil zu, ansonsten aber auch auf alle, die keine Zeit oder Lust zum Kochen haben. Meist lassen die Umstände keine andere Wahl, und in einigen Berufsständen isst fast jeder auf diese Weise. Polizisten zum Beispiel, haben kaum Zeit, sich beim Essen hinzusetzen, es sei denn, sie sind nicht im Dienst.

MANAGERESSEN

Manager essen selten gut und kaum regelmäßig. In den Tag starten sie oft mit einem reichhaltigen Frühstück, zur Mittagszeit sind sie in einem Meeting und abends gehen sie zu einer Veranstaltung. Wer sich hier wiedererkennt, reist wahrscheinlich viel und nimmt unterwegs oft etwas auf die Schnelle zu sich, ob am Bahnhof, im Flugzeug oder im Hotel.

ZUHAUSE MIT DER FAMILIE

Müttern und Vätern, die bei den Kindern zu Hause bleiben, fällt es oft schwer, die übrig gelassenen Reste vom Essen ihrer Kinder wegzuwerfen. Lieber essen sie einen Happen hier, einen Happen da, und das summiert sich.

Außerdem findet sich in Haushalten mit Kindern oft eine Menge Junkfood. Kartoffelchips und Kekse drängen sich förmlich auf. Schneller als man möchte, hat man beim Kinderhüten eine Hand voll im Mund.

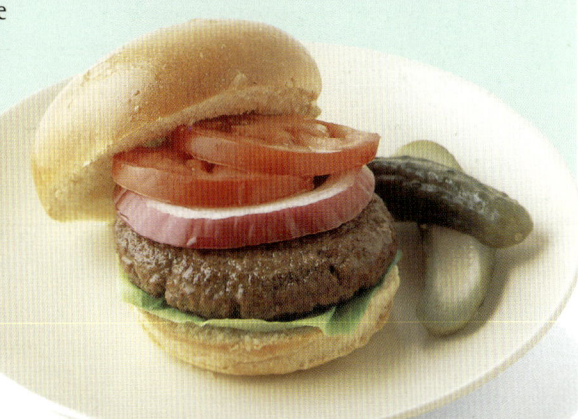

Problemzonen angesiedelt – am Bauch, auf den Hüften, an den Oberschenkeln, am Gesäß.

Wer zu Übergewicht neigt, hat einen Körper, den Wissenschaftler als einen guten Verwerter bezeichnen würden. Auch wenn

Der Körper braucht Nährstoffe, um seinen Energiebedarf zu decken

das zunächst nicht schlecht klingt – in unserer Wohlstandsgesellschaft ist das eine Belastung. Wenn der Körper das Essen optimal verwertet, erfolgt die Energiezufuhr rasch. Die überschüssige Energie wird gespeichert.

Bei einigen Menschen speichert der Körper auf wundersame Weise nur wenig von dem, was sie essen. Sie wissen, von wem ich rede – von jenen seltenen, schlanken Geschöpfen, die anscheinend alles essen können und doch nie zunehmen.

Bei den meisten von uns machen sich die Fettzellen allerdings ungeniert breit. Bisher wird vergeblich nach einem Weg gesucht, diese Speicherfähigkeit des menschlichen Körpers zu beeinflussen. Daher nehmen einige Menschen einfach schneller zu als andere. Viele sind trotzdem in der Lage, einen beträchtlichen Gewichtsverlust zu erzielen und das niedrigere Gewicht auch zu halten.

WELCHE ROLLE DER STRESS SPIELT

Essen Sie mehr oder ungezügelter, wenn Sie sich gestresst fühlen? Meist wird Essen als beruhigend empfunden. Der Alltag gestaltet sich häufig mehr als schwierig, da greift man schnell mal – statt der Pause – zwischendurch zum kleinen Pausensnack.

Immer mehr Frauen vollziehen den Balanceakt zwischen Job und Familie. Beide Geschlechter verbringen immer mehr Zeit am Arbeitsplatz. Viele Menschen machen zwei Jobs gleichzeitig, um ihren hohen Lebensstandard zu halten. In den meisten Familien, in denen beide Partner arbeiten, ist Zeit Mangelware.

Viele Berufstätige müssen nebenbei ihre Pflichten im Haushalt erledigen. Wenn sie nach Hause kommen, müssen sie sauber machen, kochen und sich um die Kinder kümmern.

Die Folge? Essen dient oft als Trost und Belohnung zugleich. Erst nach einem langen Arbeitstag, wenn alle Pflichten im Haushalt erledigt sind, können wir zur Ruhe kommen und uns entspannen. Dann muss schnell ein Imbiss her.

Wenn das die einzige Pause am Tag ist, sollte man sie auch richtig genießen. Allerdings gibt es eine Menge sättigender und köstlicher Snacks, die weniger Kalorien haben als die, nach denen man vielleicht gewöhnlich greift.

»GUTER« HUNGER

Jahrelang wurde der Mythos gepflegt, man müsse zwischen Hunger und Appetit unter-

Späte Mahlzeiten sind nicht zwangsläufig schlecht

scheiden. Nur der Hunger war angeblich ein gutes und normales Gefühl, das sich nach längerer Zeit ohne Essen einstellt.

Lange galt es als Tatsache, dass man den Unterschied zwischen Hunger und Appetit spüren kann: Schwindel, allgemeine Schwäche oder auch ein saurer Magen deuteten angeblich auf echten Hunger hin.

Appetit, so wurde behauptet, sei etwas ganz anderes. Appetit sei das Ergebnis eines unkontrollierbaren Verlangens. Ihr Appetit, und nicht Ihr Hunger, sei es, der Sie zur Keks-dose rennen ließe, obwohl Sie gerade erst ge-gessen haben.

Das ist Schwarz-Weiß-Malerei. Bei wirk-lichem Hunger wäre essen demnach okay, essen aus Appetit jedoch kaum mehr akzep-tabel.

Nach dieser Theorie beruhte der Appetit vielmehr auf einem emotionalen als auf einem körperlichen Bedürfnis. Appetit war demnach ein Anzeichen von Langeweile, Frustration oder Sorge. Essen aus emotionalen Gründen schien nach diesem Ansatz sogar verwerflich.

Mittlerweile ist bekant, dass das Bedürfnis nach Nahrung nicht so einfach zu kategori-sieren ist. Die Grenzen zwischen Hunger und Appetit sind fließend.

HÖREN SIE AUF IHREN KÖRPER

Mindestens sechs verschiedene körpereigene chemische Substanzen beeinflussen das Ge-wicht. Sie tragen zum Teil komplizierte Na-men, die man sich nicht unbedingt merken muss. Wenn Sie sich mit dem Thema Ge-wichtsabnahme beschäftigen, stoßen Sie wahr-scheinlich immer wieder auf diese körper-eigenen Stoffe. Sie heißen Cholecystokinin, Kortisol, Dopamin, Leptin, Neuropeptid Y und Serotonin.

Momentan gibt es noch keine angemesse-ne Erklärung, wie genau diese Substanzen sich auf das Gewicht auswirken. Aber es gilt als si-cher, dass sie an Blut, Gehirn und Darm sowie Fettzellen Informationen übermitteln. Sie ha-ben Einfluss auf die Regulierung des Ge-wichtes, den Appetit und das Essverhalten und sogar auf die geistige Einstellung zum Essen.

Natürlich ist der Mensch kein von che-mischen Substanzen programmierter Auto-mat. Es gibt zusätzliche Faktoren, die das Ess-verhalten beeinflussen, von der Psyche bis hin

zu äußeren Umständen. Weil die Chemie des Essens so kompliziert ist, kann niemand mit absoluter Sicherheit sagen, warum man ein-mal der Versuchung des Brotkorbes wider-steht und ein anderes Mal hilflos seinem Heißhunger auf Schokoladenkuchen ausge-liefert ist.

Auch wenn unklar ist, warum man etwas ganz Bestimmtes zu einer ganz bestimmten Zeit essen muss, ist es doch wichtig, dieses Be-dürfnis wahrzunehmen. Niemand kennt die Wirkung der chemischen Substanzen genau, aber jeder kann die Signale seines Körpers wahrnehmen. Während man Diät hält, ver-drängt und verlernt man dies allerdings, sodass irgendwann zwangsläufig das Bedürfnis zu es-sen die Oberhand gewinnt.

> **Das Bedürfnis nach Nahrung muss befriedigt werden**

JENSEITS VON GUT UND BÖSE

Die meisten Diätbeflissenen nehmen instink-tiv eine Verteidigungshaltung ein. Eine simple Feststellung wie »Ich habe Hunger!«, können sie nicht akzeptieren. Ehe sie sich etwas so Elementares eingestehen, machen sie sich be-reits Vorwürfe und befürchten, dass dieses Hungergefühl sie vom »rechten« Diät-Weg abkommen und die Kontrolle verlieren lässt. Wer Diät hält, fühlt sich ständig entweder gut oder schlecht, entweder kontrolliert oder un-kontrolliert.

Übergewichtige fürchten das Bedürfnis nach Nahrung häufig so sehr, dass sie automa-tisch in Abwehrhaltung gehen. Sie gestatten dem Hunger erst gar nicht, das Bewusstsein zu erreichen.

Der wiederholte Kampf mit dem Ge-wicht hat also nichts mit mangelnder Willenskraft zu tun. Durch die Ermittlung der chemischen Substanzen, die den Hunger beeinflussen, werden die wahren Gründe dafür immer deutlicher. Bald wird die Wissenschaft den Beweis geführt haben, dass Gewichtsschwankungen nichts mit Selbstkontrolle, mangelnder Entschlossenheit oder anderen mentalen Faktoren zu tun haben.

Das ist allerdings kein Freispruch dafür, das Übergewicht schicksalsergeben hinzunehmen. Sie können Ihr Schicksal in die eigenen Hände nehmen – oder zumindest ein paar Kilo abspecken.

VERZICHT FUNKTIONIERT NICHT

Um erfolgreich abzunehmen, müssen Sie die Kalorienzufuhr verringern und die Zahl der durch Bewegung verbrannten Kalorien erhöhen. Um erfolgreich und vor allem dauerhaft abzunehmen, darf trotz einer verringerten Kalorienzufuhr niemals das Gefühl aufkommen, Verzicht zu üben. Das ist der Schlüssel zum Erfolg und der Kern meines Programms.

Durch das Gefühl, sich alles versagen zu müssen, fällt man sich letzten Endes selbst in

KOMMANDO ÜBER DEN APPETIT FÜHREN

Tief in der Kommandozentrale des Gehirns nimmt ein Protein mit einem seltsamen Namen Einfluss auf das Sättigungsgefühl. Dieses erst kürzlich entdeckte Protein, GLP-1 (Glukagon-like-peptide-1), wird in jenem Teil des Gehirns gebildet, der sich Hypothalamus nennt. GLP-1 führt nach den Mahlzeiten durch Insulinfreisetzung zur Senkung des Blutzuckers. Ratten, denen GLP-1 gespritzt wurde, waren satt, noch ehe sie ihre normale Futterration vertilgt hatten. Als ein GLP-1-Hemmer injiziert wurde, aßen die Ratten mehr als gewöhnlich und wurden dicker. Die Rolle des GLP-1 beim Menschen ist jedoch bisher nicht vollständig erforscht.

den Rücken: nämlich mit der nächsten Portion Eiscreme oder Sahnetorte.

Ich arbeite schon lange mit Diätwilligen, und ich weiß, dass deren Problem nicht die mangelnde Willensstärke ist. Im Gegenteil – wer allen äußeren Umständen zum Trotz einen starren Diätplan durchhält, besitzt ungewöhnlich viel Disziplin. Einige veranlasste der Traum vom Wunschgewicht dazu, extrem

Gewichtszunahme hat nichts mit mangelnder Entschlossenheit zu tun

strikte Diätkonzepte bemerkenswert lange durchzuhalten. Jemand, der fest entschlossen ist, abzunehmen, schafft es durchaus, im Rahmen einer Flüssigeiweiß-Diät vier Monate lang nicht einen Bissen fester Nahrung zu sich zu nehmen. Von einem Mangel an Willensstärke kann also keine Rede sein!

Leider führen gerade die strengen Diäten dazu, dass nach Erreichen des Wunschgewichtes die Zügel um so lockerer gelassen werden und viele bald darauf wieder genauso viel wiegen wie zuvor. Die ständige Selbstkasteiung wird nach einer gewissen Zeit einfach unerträglich und sobald die Waage das gewünschte Gewicht anzeigt, werden die alten Gewohnheiten wieder aufgenommen. Während einer Diät sind sich viele nicht einmal bewusst, welchen Verzicht sie eigentlich üben.

Abnehmwillige erwähnen das Gefühl der Selbstkasteiung in der Regel mit keinem Wort, stattdessen erzählen sie von ihrer »schlechten Woche« oder davon, dass sie aus Nachlässigkeit gegessen haben: »Ich hatte genug. Ich brauchte den Brownie nicht«, »Ich hatte keinen Hunger« oder »Keine Ahnung, was da in mich gefahren ist«.

Wem diese Sätze bekannt vorkommen, dem kann ich versichern, dass Menschen, denen Nahrung entzogen wird, essen müssen. Wer isst, hat auch Hunger.

WAS DIÄTEN ANRICHTEN KÖNNEN

Personen, die Diät halten, essen nicht unbewusst. Gedankenlücken bezüglich des Essens sind ihnen fremd. Wenn sie eine ganze Packung Kekse verdrücken, dann wissen sie das auch. Was sie abblocken, ist das Hungergefühl. Vor einem solchen Bedürfnis versuchen sie sich zu schützen.

Eine Patientin erzählte mir, dass sie eine fürchterliche Woche erlebt hatte: Sie »musste« zu einer Geburtstagsparty mit einem üppigen Buffet. Schon allein die Gerüche waren verführerisch, aber was sie wirklich reizte, war ein Stück Käsekuchen. Sie widerstand, weil sie es für besser hielt, ein Stück Sandkuchen zu essen, der ihrer Ansicht nach weniger Kalorien enthielt. Der Sandkuchen stellte sie jedoch nicht zufrieden, sodass sie noch ein Stück aß. Anschließend aß sie weiter, viel mehr als sie sich eigentlich zugestand. Sie aß so schnell und mit solchen Schuldgefühlen, dass sie nichts davon genießen konnte.

Welche Alternative hatte die Frau? Es wäre kein Problem gewesen, wenn sie ihren Gelüsten freien Lauf gelassen und den Käsekuchen einfach gegessen hätte. Das Problem war ihre Einstellung dazu. Anstatt sich zu entscheiden, ein Stück davon zu essen, überlegte sie die ganze Zeit nur, wie sie es vermeiden konnte.

KUCHEN UND TAILLE IN EINKLANG BRINGEN

Essen auf die lange Bank zu schieben und zu hoffen, dass sich das Bedürfnis nach Nahrung per Knopfdruck abschalten lässt, kann fatale Folgen haben. Sie werden immer wieder Gelüste nach Kuchen oder sonstigen Leckereien verspüren. Diese Gelüste sind nicht schlimm. Es ist kein unglücklicher oder gar katastrophaler Ausrutscher Ihrer Selbstkontrolle, wenn Sie ein Stück Kuchen oder etwas anderes essen, auf das Sie gerade Appetit haben.

> **Nehmen Sie Ihre Gelüste ernst – ansonsten ist eine Fressorgie vorprogrammiert**

Versöhnen Sie sich mit Ihren Gelüsten. Essen ist okay, solange es überlegt geschieht. Um erfolgreich abzunehmen, müssen Sie sich gelegentlich ein Stück Kuchen gönnen und trotzdem weitermachen: Nehmen Sie alles was Sie mögen in Ihren Speiseplan auf – auch Kuchen und Kekse.

Beobachten Sie genau, wann Sie das Bedürfnis nach Nahrung verspüren. Es ist absolut okay, etwas essen zu wollen, weil man gelangweilt, frustriert oder besorgt ist. Denken Sie daran: Es gibt keinen falschen Anlass, etwas zu essen.

AUSWÄHLEN STATT AUSTRICKSEN

»Meine Woche war miserabel«, seufzte Andrea während einer Sitzung. Vor einem Essen im Restaurant hatte sie sich vorgenommen, den Brotkorb nicht anzurühren. Brot hält Andrea für ihre Schwäche. Aber das Brot wurde gebracht, sie konnte nicht widerstehen und riss sich ein Stück ab.

Sie hätte kein Problem damit gehabt, wenn es dabei geblieben wäre. Aber nach dem ersten Bissen verschaffte sie sich Nachschub. Und dann – ob sie nun hungrig war oder gestresst – griff sie noch einmal zu.

Irgendwo zwischen dem zweiten und dem dritten Stück kam die Erkenntnis, dass sie die Kontrolle verloren und ihre Diät für diesen Tag aufgegeben hatte. Sie warf sich vor, geschummelt zu haben, und war davon auch felsenfest überzeugt. Sie fühlte sich nicht mehr wohl in ihrer Haut. Da sie sich sowieso als Versagerin sah, bestellte sie Wiener Schnitzel und versetzte ihrer Diät den sprichwörtlichen Todesstoß mit einem Stück Schokoladenkuchen zum Dessert. Auf dem Weg nach Hause kaufte sie sich noch ein Eis.

Es hat einen guten Grund, warum ich das Schummeln ablehne. Ich glaube einfach nicht, dass man schummelt, wenn man Hunger hat. Wenn jemand meint, einen Brownie zu brauchen, bestärke ich ihn: »Nur zu, wenn Sie wirklich wollen. Aber nennen Sie es Entscheidung, nicht Schummeln.«

Auch wenn der Brownie 400 Kalorien hat: Den wesentlichen Unterschied macht das Bewusstsein. Wer sich ganz bewusst dafür entscheidet, etwas besonders Verführerisches und Kalorienreiches zu essen, der behält in aller Regel die Oberhand.

BEWUSST ESSEN

Susans Abend begann wie der von Andrea, ging allerdings vollkommen anders aus. Susan weiß nur zu gut, dass sie frisch gebackenes Brot und Brötchen liebt. Auch sie ging in ein Restaurant. Als ihr Blick auf das frische, warme Brot fiel, stellte sie fest, dass sie unbedingt davon essen wollte, nahm sich ein Brötchen und genoss es.

Früher hätte der Griff nach diesem Brötchen einen wahren Dominoeffekt in Gang gesetzt. Anstatt das Brötchen ganz bewusst und ohne Reue zu verzehren, hätte sie direkt danach gegriffen und erst ein bisschen, dann immer mehr und schließlich doch das ganze Brötchen gegessen. Später wäre sie über den Rest des Brotkorbs hergefallen. Die ganze Zeit über hätte sie sich schuldig gefühlt, weil sie doch schummelte.

Stattdessen bestellte Susan diesmal Fisch und Gemüse und genoss das Essen in aller Ruhe – sowohl das kalorienreiche Brötchen als auch das kalorienarme Hauptgericht – und verließ das Restaurant mit einem guten Gefühl.

WORIN LIEGT DER UNTERSCHIED?

Die Frau, die sich bewusst für das Brötchen entschied, hörte auf ihren Körper. Susan integrierte das Brötchen in ihre »Diät« – wenn man unter »Diät« die Ziele versteht, die man sich setzt. Andrea hingegen ignorierte ihre Bedürfnisse. Sie versuchte, die Gelüste nach dem Brot zu unterdrücken. Im Endeffekt aß sie viel mehr und brachte damit nicht nur ihr Konzept durcheinander, sondern fühlte sich außerdem schlecht.

Wenn Sie Brot lieben, dann ist das Bedürfnis danach vollkommen normal, und es ist ein unrealistisches Ziel, es im Restaurant nicht anzurühren. Selbstbild und Selbstwertgefühl vieler Menschen sind eng gekoppelt mit dem, was sie essen und wie gut sie sich an ihre Diät halten. Das Schöne am Ernährungs-Coaching ist, dass Sie immer selbst und bewusst wählen und niemals schummeln. So halten Sie immer selbst die Fäden in der Hand.

DIE WAHL TREFFEN

Logisch, dass man nicht jedes Dessert essen und trotzdem abnehmen kann. Aber Sie ha-

> **Setzen Sie sich niemals unrealistische Ziele**

ben immer die Wahl. Sie können das Dessert auslassen, es essen oder sich für eine kalorienärmere, ebenso befriedigende Alternative entscheiden. Was auch immer Sie tun, die Entscheidung liegt bei Ihnen. Wählen Sie den Brownie nur dann, wenn dessen Geschmack und Konsistenz durch keine gesündere Alternative zu ersetzen ist.

Die wohlüberlegte und bewusste Entscheidung für den Genuss ist etwas ganz anderes, als haltlos zuzugreifen und sich anschließend als Versager zu fühlen. Im letzteren Fall geben sich die meisten einem Fressgelage hin, weil sie meinen, jetzt sei ihre Diät sowieso gescheitert.

GESUND UND GENUG ESSEN

Wer bereits einige Diäten ausprobiert hat, mag sich fragen, wie es möglich sein soll, bis zur persönlichen Zufriedenheit zu essen und dennoch abzunehmen – und das ohne sich täglich zu wiegen, ohne jede Portion nachzumessen oder spezielle Diätprodukte zu verzehren.

Eines erkennen die meisten auf unseren Abbildungen sofort: Sie können wesentlich mehr essen als vorher und dennoch weniger Kalorien zu sich nehmen.

Darüber hinaus schmeckt das Essen gut. Einige der Lebensmittel, die ich empfehle,

übertreffen geschmacklich die kalorienreicheren Alternativen, die Sie bisher gewählt haben. Bei diesen Lebensmitteln können Sie sogar bedenkenlos zugreifen, Lebensmittel, die Sie wahrscheinlich nie in Erwägung gezogen hätten, die Sie vielleicht sogar noch nie in

Oft ist die kalorienärmere Alternative die schmackhaftere

Ihrem Leben probiert haben. Genau aus diesem Grund haben viele meiner Patienten nicht das Gefühl, Diät zu leben.

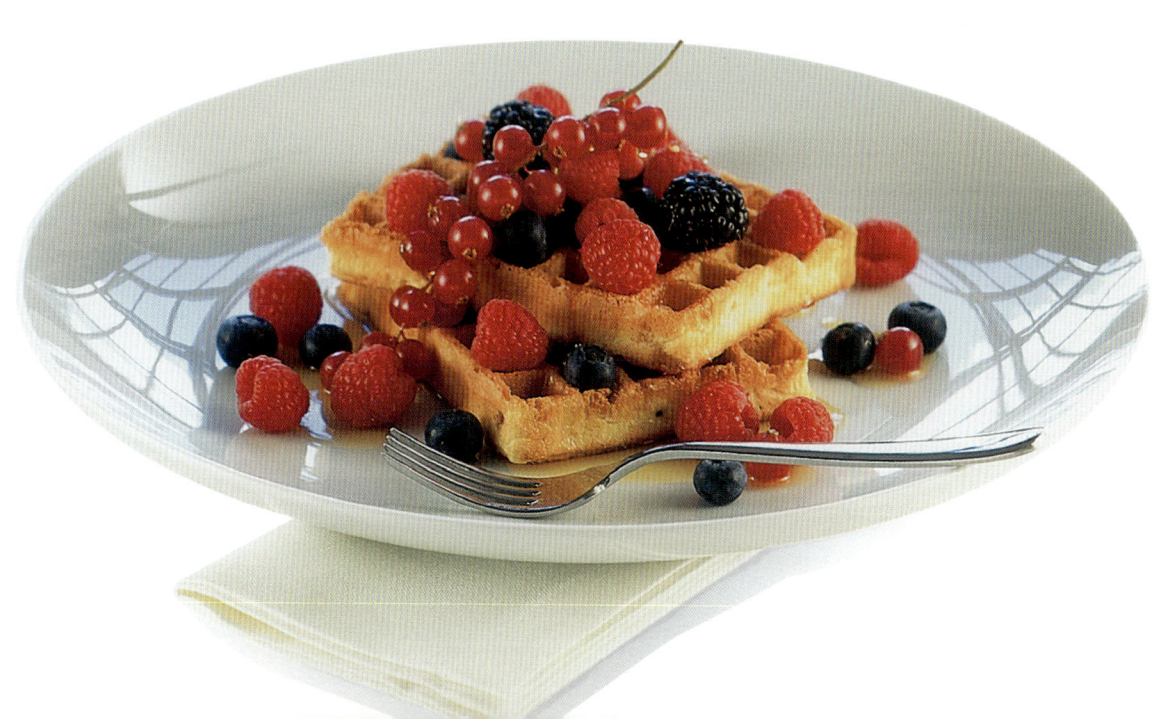

KALORIEN
UND IHR URSPRUNG

Nährwerte sind langweilig. Gut, dass man für das Ernährungs-Coaching keine ernährungswissenschaftlichen Zusammenhänge lernen muss! In dieses Buch sind viele neue Erkenntnisse über Nährwerte eingeflossen. Bei der rein visuell gesteuerten Entscheidungsfindung kommt also auch der gesundheitliche Aspekt nicht zu kurz.

Bei Ihrer Wahl werden Sie instinktiv die kalorienärmeren Produkte bevorzugen, schließlich wollen Sie abnehmen. Ich möchte aber auch auf jene Lebensmittel hinweisen, die besonders viele Nährstoffe besitzen. So gehen Sie sicher, alle Vitamine, Mineralstoffe, Ballaststoffe und Eiweiße zu sich zu nehmen, die Ihr Körper braucht.

IM BILDE SEIN

Nährstoffe werden in zwei Hauptkategorien eingeteilt, in Makronährstoffe und in Mikronährstoffe. Makronährstoffe sind zum Beispiel Eiweiße, Fette und Kohlenhydrate; sie versorgen den Körper letztlich mit Kalorien.

»Letztlich«, weil Kalorien eigentlich ein Maßstab dafür sind, wie viel Energie produziert wird. Damit Essen in Energie umgewandelt werden kann, wird es mittels körpereigener chemischer Prozesse »verbrannt«. Ein Makronährstoff liefert also Energie, und diese Energie wird in Kalorien gemessen. Kalorien werden berechnet, indem man misst, wie viel Hitze ein Lebensmittel abgibt, wenn es »verbrannt« wird.

Wer jemals einen Heimtrainer benutzt hat, der den aktuellen Kalorienverbrauch anzeigt, der weiß, wie schnell die Kalorien sich bei kräftigem Strampeln in Luft auflösen. Durch jede Tätigkeit, vom Atmen bis hin zum Postkartenschreiben, verbrennt man Kalorien, wobei es natürlich wesentlich wirksamer ist, auf einem Heimtrainer zu radeln als sich am Kinn zu kratzen.

Vitamine und Mineralstoffe sind Mikronährstoffe. Sie helfen, Nahrung in Energie umzuwandeln, haben selbst jedoch keine Kalorien. Das mag all diejenigen überraschen, die bislang dachten, dass Vitamine selbst die Energie liefern. Das tun sie nicht. Sie sind

> **Mikronährstoffe sind die Funken, die das Feuer entfachen**

nicht der »Brennstoff«, den das »Feuer« benötigt. Einige von ihnen sind vielmehr die »Funken«, die helfen, den Verbrennungsprozess in Gang zu setzen.

Das Wasser passt in keine dieser Kategorien. Es ist kein Makronährstoff, weil es keine Kalorien liefert. Es ist aber auch kein Mikronährstoff, dazu müsste es ein Vitamin oder Mineral sein.

Trotzdem ist Wasser lebenswichtig: Sowohl für die Verdauung als auch für viele andere körpereigene Prozesse ist es unabdingbar.

EIWEISSLIEFERANTEN

Alle Nährstoffe – einschließlich dem Wasser – harmonieren wie die Instrumente eines Orchesters. Jeder Einzelne hat seine spezielle Aufgabe, doch den Gesamtjob erledigen alle gemeinsam.

Die Eiweiße (Proteine) unter den Makronährstoffen dienen dem Wachstum und Erhalt der gesamten Körpersubstanz. Im Durchschnitt braucht der menschliche Körper 45 bis 55 Gramm Eiweiß am Tag (die durchschnittliche Zufuhr liegt zwischen 60 und 90 Gramm). Dieser Bedarf kann mit einer Tasse Bohnensuppe sowie einem Hauptgericht mit Meeresfrüchten und verschiedenem Gemüse und Getreideprodukten gedeckt werden.

Ein Gramm Eiweiß hat vier Kalorien. Klassische eiweißreiche Lebensmittel sind un-

> **Eiweiße sind lebensnotwendig, aber es kommt auch auf ihre Herkunft an**

ter anderem Fleisch, Fisch, Hülsenfrüchte, Eier, Käse und Nüsse.

Je nach Fett- und Wassergehalt haben eiweißreiche Lebensmittel unterschiedlich viele Kalorien. Die meisten Käsesorten haben 350 bis 400 Kalorien und fast alle Weißfische circa 100 Kalorien pro 100 Gramm.

Käse ist ein gutes Beispiel für ein proteinreiches Lebensmittel mit hohem Fettgehalt. Ja, der heiß geliebte Cheddar versorgt Sie mit viel Eiweiß. Daneben jedoch auch mit gesättigten Fettsäuren, also jenen, die Herzleiden und anderen gesundheitlichen Problemen Vorschub leisten.

Es gibt also sicher gesündere und kalorienärmere Eiweißquellen, und auf diese sollte man sich besinnen. Topkandidaten sind hier Meeresfrüchte und Hülsenfrüchte wie Erbsen, Bohnen und Linsen.

Wegen ihrer gesundheitsfördernden Eigenschaften verdient die Hülsenfrucht Sojabohne besondere Aufmerksamkeit. Darum finden Sie in diesem Buch viele Abbildungen von Sojaprodukten. Wer sich für ein Sojaprodukt entscheidet – das als Tofu üblicherweise in Form von Burgern, Würstchen oder Fleisch- und Käsescheiben auf dem Markt ist –, greift zu einem eiweißmächtigen, kalorienarmen Lebensmittel. Diese Produkte, die verschiedene Hersteller anbieten, sind in einigen Supermärkten sowie Reformhäusern erhältlich.

FLÜSSIGMAHLZEITEN

Der Begriff »Flüssigmahlzeit« ließ ehemals an Topmanager denken, die ihren dritten Martini hinunterkippten und anschließend wieder ins Büro eilten. Heutzutage ist damit vor allem die »Einnahme« einer kompletten Mahlzeit in Form eines Mischgetränks gemeint, das während einer Diät als Essensersatz dienen soll. Flüssigmahlzeiten werden manchmal von Ärzten verordnet, um kranke Patienten mit einer ausreichenden Menge an Nährstoffen zu versorgen. Daher mag man diese Mahlzeiten für gesund und praktisch halten. Neben diversen Vitaminen und Mineralstoffen warten die meisten dieser Diätshakes leider auch mit einer beträchtlichen Kalorienmenge auf. Außerdem sind sie, mit einem recht hohen Fettanteil, äußerst gehaltvoll. Zu guter Letzt mangelt es diesen Getränken sowohl an Ballast- als auch an sekundären Pflanzenstoffen, die idealerweise aus Obst und Gemüse bezogen werden. Wenn Ihnen der Sinn nach Milchshakes steht, dann greifen Sie zu. Wenn Sie aber etwas zu essen brauchen, nehmen Sie besser eine gesunde Mahlzeit zu sich.

KOHLENHYDRATE ZÄHLEN

Mit Kohlenhydraten wird etwa die Hälfte des Energiebedarfs des menschlichen Körpers im Ruhezustand gedeckt. Knapp die Hälfte der Energie, die Sie letzte Nacht im Schlaf verbrannt haben, stammt aus Kohlenhydraten. Genauso wie die fünfzig Prozent der Energie, die Sie gerade verbrauchen, während Sie diese Worte lesen. Kohlenhydrate gelten als die Energiespender schlechthin, weil der menschliche Körper sie schnell verwerten und damit rasch nutzen kann. Im Durchschnitt benötigt der Mensch täglich etwa 250 bis 350 Gramm Kohlenhydrate.

Viele Läufer und Triathleten ernähren sich vor dem Start betont kohlenhydratreich. Leistungssportler haben nämlich einen extrem hohen Bedarf an Kohlenhydraten. Sie selbst hingegen benötigen vermutlich nur die »normale Menge«, weil Ihr Training moderater ausfällt.

Kohlenhydratlieferanten gibt es in Hülle und Fülle: Zucker – nichts als Kohlenhydrate! Reis enthält Kohlenhydrate, ebenso Rosinen,

> **In fettfreien Produkten ersetzen Kohlenhydrate das Fett**

Äpfel, Spaghetti, Popcorn, Kartoffeln und Kekse.

EINFACH UND KOMPLEX

Nicht alle Kohlenhydrate sind gleich. Man unterscheidet zwei Hauptgruppen. Als so genannte »einfache Kohlenhydrate« gelten alle Zuckersorten, also Rohrzucker, Sirup jeder Art, Honig und auch der Zucker im Obst. Daneben gibt es die »komplexen Kohlenhydrate«, die Stärke. Die komplexen Kohlenhydrate sind in Gemüse wie Kartoffeln und in Getreide sowie Getreideprodukten (z. B. Brot und Pasta) enthalten.

Man kann komplexe Kohlenhydrate noch weiter aufspalten. Getreideprodukte, die raffinierte Kohlenhydrate enthalten, wie weißer Reis und Weißbrot, haben durch diese Prozedur wichtige Nährstoffe verloren. Oftmals kompensiert der Hersteller diesen Verlust durch eine gezielte Anreicherung des Produkts mit Eisen und B-Vitaminen, also dem, was während des Herstellungsverfahrens abhanden gekommen ist.

Die nicht raffinierten Produkte – solche, die komplexe Kohlenhydrate enthalten – sind reicher an wichtigen Nährstoffen. Vollkornbrot und Naturreis zum Beispiel beinhalten mehr Eiweiß, mehr Ballaststoffe, mehr Vitamine und mehr Mineralstoffe als ihre raffinierten Verwandten. Des Weiteren enthalten sie eine ganze Reihe lebenswichtiger Nährstoffe, die ansonsten selten sind: die sekundären Pflanzenstoffe. Diese gesundheitsfördernden Substanzen kommen (neben Vitaminen, Mineral- und Ballaststoffen) in Pflanzen vor – siehe Seite 135.

DEN INDEX ZURATE ZIEHEN

Neben der Unterteilung von Kohlenhydraten in einfache und komplexe gibt es einen anderen Weg, Kohlenhydratlieferanten ernährungstechnisch einzuordnen: den glykämischen Index, kurz GI oder – moderner – GLYX.
Der GLYX ist ein Maß dafür, wie schnell die Kohlenhydrate aus einem Lebensmittel vom Körper in einfache Zucker umgewandelt werden und sich auf den Blutzuckerspiegel auswirken. Wenn Sie abnehmen wollen, gilt: Je langsamer, desto besser. In diesem Sinne werden Lebensmittel mit niedrigem GLYX denjenigen mit höherem vorgezogen.

Der GLYX hängt von vielen Faktoren ab, vom Ballaststoff-, Eiweiß- und Fettgehalt wie auch vom Herstellungsverfahren des jeweiligen Nahrungsmittels. Vollkornbrot zum Beispiel hat wegen seines hohen Ballaststoffgehalts einen niedrigeren GLYX als Weißbrot; Rührkuchen dank seines Eiweiß- und Fettgehalts einen niedrigeren GLYX als polierter Reis. Die altbewährten Haferflocken haben einen niedrigeren GLYX als Instant-Haferschleim, weil sie naturbelassener sind. Reistorte hat einen sehr hohen GLYX, Schokoladen-Eclairs hingegen warten mit einem relativ niedrigen auf!

Sie werden gemerkt haben, dass der GLYX mit Vorsicht zu »genießen« ist. Er sollte dazu motivieren, viel Obst, Gemüse, Hülsenfrüchte und Vollkornprodukte zu essen. Wenn man aber unter Berufung auf den GLYX Kartoffeln, Zwiebeln oder Karotten meidet (die einen hohen GLYX besitzen), ist das weniger gut. Die Eclairs genießen Sie bitte auch trotz des niedrigen GLYX nur in Maßen!

FETTVERBRENNUNG

Ein Gramm Fett liefert neun Kalorien. Vergleicht man dies mit den vier Kalorien aus den Kohlenhydraten oder Eiweißen, dann ist klar, woher der üble Ruf des Fettes stammt. Ein Gramm Fett liefert doppelt so viele Kalorien wie ein Gramm Kohlenhydrate oder Eiweiße.

Fette sind lebenswichtig. Leider ist es für die Forschung bis heute schwierig, den absoluten Mindestbedarf an Fett bei einer Diät zu ermitteln.

Die »guten«, die ungesättigten Fettsäuren, stammen fast ausschließlich aus Pflanzen und wirken sich positiv auf die Gesundheit aus: Sie

»Essenzielle Fettsäuren« kann unser Körper nicht selbst herstellen

helfen, die Blutwerte vom so genannten LDL und damit von jenem »schlechten« Cholesterin zu befreien, das sich an den Arterienwänden ablagert und letztlich Herzprobleme

hervorruft. »Essenzielle Fettsäuren« sind lebensnotwendige ungesättigte Fettsäuren, die dem Körper mit der Nahrung zugeführt werden müssen.

Ein Esslöffel Öl jeder Art hat 120 Kalorien

Zu den gesunden, den ungesättigten Fettsäuren gehören Soja-, Sonnenblumen- und Olivenöl sowie alle Arten von Nuss- und Keimölen. Leinöl ist die ergiebigste natürliche Quelle an Omega-3-Fettsäuren und beugt Gesundheitsproblemen besonders effektiv vor. Und Fischöl – vor allem das aus Kaltwassermeeresfischen (z. B Lachs, Makrele) – gehört zu den gesündesten Ölen überhaupt.

Die »schlechten« bzw. gesättigten Fettsäuren sind hauptsächlich in den tierischen Fetten enthalten (der Fisch ist hier die Ausnahme). Gesättigte Fettsäuren können den LDL-Cholesterinspiegel erhöhen und für eine höhere Krebsgefahr verantwortlich sein. Als Beispiel seien hier Hühnerfett, Rindfleischfett, Schweineschmalz, Butter und das in Eiern enthaltene Fett genannt.

Auch die Transfettsäuren gehören zu den »schlechten« Fetten. Sie kommen häufig in Margarine, Backfetten sowie in Frittiertem vor. Transfettsäuren entstehen, wenn flüssige Öle gehärtet oder sehr stark erhitzt werden.

Wahrscheinlich werden Sie Ihren Fettbedarf bei nahezu jeder Diät decken – es sei denn, Sie streichen fanatisch jede Spur Fett. Mit »fanatisch« meine ich, dass Sie auch die letzte Olive aus dem Griechischen Salat entfernen und sich davor scheuen, im Restaurant gegrilltes Gemüse zu bestellen, weil es mit Öl zubereitet sein könnte.

Dies ist sicher übertrieben. Vergessen Sie aber trotzdem nicht, dass alle Fette, ob nun

»gute« oder »schlechte«, mit neun Kalorien pro Gramm äußerst kalorienreich sind. Das entspricht etwa 120 Kalorien pro Esslöffel.

Auch von den so genannten »guten« Fetten, wie den in Nüssen enthaltenen, sollte man nicht zu viel konsumieren. Mit 600 bis 700 Kalorien pro 100 Gramm sind Nüsse nämlich extrem kalorienreich.

> **Frauen brauchen ungefähr 70 Gramm Fett am Tag, Männer 95**

Der menschliche Körper nutzt das Fett ebenso wie die Kohlenhydrate zur Energiegewinnung. Außerdem brauchen wir beispielsweise kleine Mengen an essenziellen Fettsäuren, damit unser Immunsystem gut funktioniert. Auch das Nervensystem braucht Fett.

ALLZWECKWAFFE FETT

Viele Nährstoffe sind zwar fett-, aber nicht wasserlöslich. Damit der Körper sie aufnehmen und von ihren gesundheitsfördernden Wirkstoffen profitieren kann, müssen sie zunächst von Fetten in die Zellen »geschleust« werden. Fette werden beispielsweise benötigt, um einige fettlösliche Nährstoffe wie die Vitamine A, D, E und K aufzunehmen.

Außerdem trägt Fett zur Sättigung bei. Wenn Sie einen bunten Gemüseteller verspeist haben und trotzdem noch mit dem Teller Ihres Gegenübers liebäugeln, dann liegt das vielleicht daran, dass Sie sich noch nicht satt fühlen. Ihnen steht der Sinn nach einem krönenden Eisbecher, um sich wirklich gesättigt zu fühlen.

WO VERSAGT DIE FETTARME DIÄT?

Diäten ohne Fett sind ungesund. Sie brauchen nämlich Fett, wenn Ihr Gehirn, Ihre Nerven und Ihr gesamter Körper funktionieren sollen. Häufig wird dem Fett die Hauptschuld an einer Gewichtszunahme zugeschrieben, aber auch trotz gewissenhaftem Durchhalten von fettarmen Diäten nehmen viele Menschen zu. Die raffinierten Kohlenhydrate in den als »fettarm« oder »fettfrei« angepriesenen Produkten können Ihnen nämlich ganz schnell einige Pfunde mehr auf der Waage bescheren, als es die Bezeichnungen eigentlich vermuten lassen.

Ich möchte keinesfalls dafür plädieren, rigoros auf alle fettarmen Produkte zu verzichten. Einige fettarme Dressings, Soßen und Eissorten können das Abnehmen im Gegensatz zu früher erheblich erleichtern. Die wahren Übeltäter sind allerdings die Backwaren.

FETTFREIE PRODUKTE IM ÜBERMASS

Von fettarmen Produkten verzehrt man häufig mehr als von fettreichen – man gibt sich also selbst grünes Licht.

Diese Feststellung wird von einer Studie der Pennsylvania State University gestützt, in deren Verlauf Studenten Joghurts mit unterschiedlichem Fettgehalt vorgesetzt wurden. Jene Studenten mit den angeblich fettfreien Joghurts, aßen bei ihrer nächsten Mahlzeit mehr als sonst. Wurde ihnen jedoch gesagt, dass der Joghurt fettreich sei, aßen sie anschließend weniger als sonst.

In einer weiteren Studie wurde das Essverhalten beim Verzehr von fettfreien und normalen Kartoffelchips verglichen. Natürlich nahmen die Teilnehmer der Gruppe, die die fettfreien Chips verzehrte, weniger Fett zu sich. In der Tagesbilanz jedoch hatten sie genauso viele Kalorien zu sich genommen wie die Teilnehmer aus der anderen Gruppe. Auf das Gewicht hat das Ganze also keinen Einfluss.

EINE DELIKATE ANGELEGENHEIT

Leberpastete – eine buchstäbliche Fettleber – stammt von gemästeten Hühnern oder Gänsen, deren Leber unnatürlich groß geworden ist. In einigen Ländern wurde sie daher aus Gründen des Tierschutzes verboten.

Leberpastete ist eine Kalorienbombe – mit 450 Kalorien pro 100 Gramm. Im Klartext: Das gesundheitsschädigende Fett in einem 100-Gramm-Happen dieser »Delikatesse« entspricht dem in fünf Portionen Pommes frites, und es besitzt genauso viel Cholesterin wie 17 Esslöffel Schweineschmalz.

WARUM KALORIEN DOCH ZÄHLEN

Wenn Sie mehr Kalorien aufnehmen als Sie verbrauchen, dann wandelt Ihr Körper die zusätzlichen Kohlenhydrate, Eiweiße oder Fette in Körperfett um. Deshalb können Kalorien im Übermaß – egal woher sie stammen –

> Frauen benötigen täglich etwa 2000, Männer 2500 Kalorien

Bauch, Hüften oder Oberschenkeln wenig schöne Proportionen verleihen.

Die wahren Problemkinder unter den Lebensmitteln sind jene, die viele Kalorien haben und schnell verzehrt sind – wie zum Beispiel Teilchen, Schokolade, Kuchen, Kartoffelchips und Kekse. Nicht zufällig sind dies auch die Übeltäter, die als »Dickmacher« gelten. Aber dick machen sie nicht zwangsläufig. Sie sind nur schnell verzehrt – und außergewöhnlich kalorienreich.

Den Kalorien zum Trotz – Sie dürfen Teilchen, Schokolade, Kuchen, Chips und Kekse essen. Zum Ausgleich sollten Sie allerdings auch kalorienarme, sättigende Nahrungsmittel zu sich nehmen.

IHRE FREUNDE: DIE BALLASTSTOFFE

Ballaststoffe sind in Obst, Gemüse, Hülsenfrüchten und Getreideprodukten enthalten. Chemisch gesehen sind Ballaststoffe ein sehr komplexes Kohlenhydrat. Sie sind in jeder Pflanze zu finden: Stiel und Schale von Obst und Gemüse bestehen aus Zellulose, diese ist für den Körper nicht verwertbar. In Hülsenfrüchten und Haferflocken gibt es auch verwertbare Formen. Weil dem Menschen ein bestimmtes Enzym fehlt, um Ballaststoffe zu verdauen, durchlaufen sie den Verdauungstrakt, ohne vom Körper aufgeschlossen zu werden.

Wegen ihres eher unangemessenen Rufes assoziieren viele meiner Patienten Ballaststoffe mit wenig schmackhaftem Essen, zum Beispiel mit Kleie. Daneben gibt es jedoch unzählige wohlschmeckende ballaststoffreiche Lebensmittel, von einer Minestrone über marinierte Artischocken bis hin zu Chili, Süßkartoffeln, Kirschen und getrockneten Aprikosen.

Ballaststoffe sorgen für regelmäßigen Stuhlgang und verhindern eine Verstopfung. Wer viele Ballaststoffe isst, verringert darüber hinaus seine Anfälligkeit für Herzerkrankungen, Bluthochdruck und Krebs.

Ballaststoffreiche Lebensmittel nehmen zudem viel Platz im Verdauungstrakt ein und tragen daher zum Sättigungsgefühl bei. Weil sie bis zu 24 Stunden brauchen, um den Darm zu passieren, mindern sie den Appetit für einen recht langen Zeitraum.

In der Regel muss man ballaststoffreiche Kost lange kauen, sodass der Essvorgang länger dauert. Das bedeutet, dass man sich damit

> Sie können viele Ballaststoffe essen und dennoch sehr wenige Kalorien zu sich nehmen

satt essen kann und dennoch weniger Kalorien verzehrt als man tatsächlich benötigt. Der Körper muss also seinen Energiespeicher »plündern«.

Ballaststoffreiche Lebensmittel sind außerdem ausgezeichnete Nährstofflieferanten. Wer sich ballaststoffreich ernährt – mit viel Obst, Gemüse und Hülsenfrüchten –, der ernährt sich sehr gesund und kalorienarm und leidet keinen Hunger. In den meisten Fällen sparen Sie sogar Kalorien ein, wenn Sie die ballaststoffreiche Mahlzeit bevorzugen.

Ob Suppen oder Snacks, die nachfolgenden Abbildungen zeigen Ihnen, wie Sie Ballaststoffe in Ihre tägliche Kost integrieren können. Dabei erhalten Sie eine Menge zusätzlicher Nährstoffe, ohne auch nur eine Kalorie mehr zu sich zu nehmen.

gegen

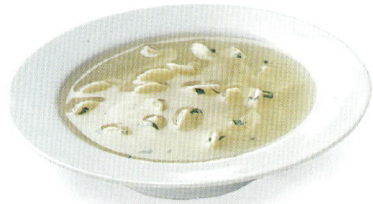

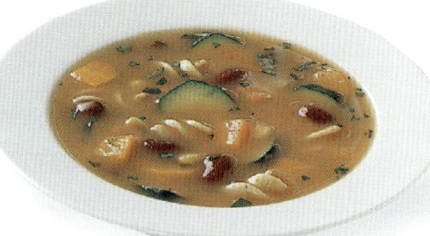

Hühnernudelsuppe (200 ml)
0,5 g Ballaststoffe
150 Kalorien

Gemüsesuppe (200 ml)
5 g Ballaststoffe
110 Kalorien

gegen

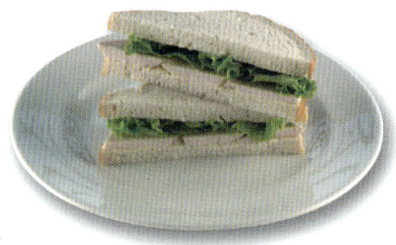

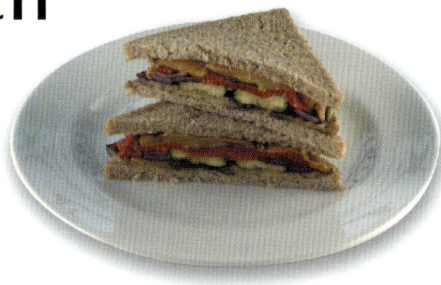

Truthahn-Sandwich
1 g Ballaststoffe
290 Kalorien

Sandwich mit gegrilltem mediterranen Gemüse
4 g Ballaststoffe
210 Kalorien

gegen

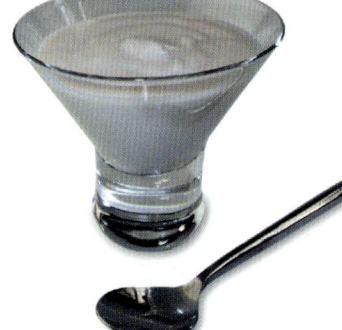

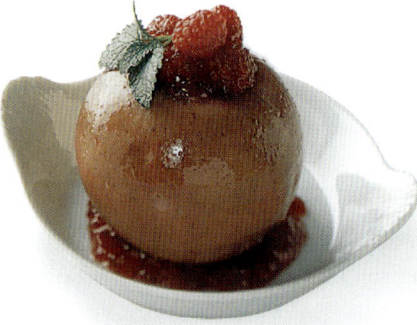

Fruchtjoghurt (125 g)
0 g Ballaststoffe
130 Kalorien

Bratapfel (200 g) mit Himbeeren
4 g Ballaststoffe
100 Kalorien

NÄHRSTOFFZUFUHR SICHERN

Mit der nachfolgenden Tabelle können Sie sich einen schnellen Überblick über Ihren Vitamin- und Mineralstoffbedarf verschaffen. Decken Sie diesen Bedarf mit Ihren Mahlzeiten? Wasserlösliche Vitamine kann der Körper nur kurze Zeit speichern, sodass sie regelmäßig zugeführt werden sollten. Zusätzlich zu einer reichhaltigen Auswahl an Gemüse, Obst, Hülsenfrüchten und Getreideprodukten, empfehle ich die tägliche Einnahme eines mit Mineralstoffen angereicherten Multivitaminpräparats.

Die Tabelle zeigt den Durchschnittsbedarf an den jeweiligen Vitaminen und Mineralstoffen. Tatsächlich variiert die empfohlene Dosis je nach Geschlecht und Alter. Der individuelle Bedarf hängt von den Lebensumständen ab. Sind Sie noch im Wachstum? Oder schwanger? Leiden Sie an einer Krankheit?

EMPFOHLENE TAGESZUFUHR

Die Ermittlung des täglichen Vitamin- und Nährstoffbedarfs kann zu Verwirrungen führen. Unten finden Sie Empfehlungen für gesunde Erwachsene – diese können natürlich für Kinder, ältere Personen oder schwangere Frauen deutlich variieren. Konsultieren Sie gegebenenfalls Ihren Arzt. (Empfohlener Tagesbedarf = ETB)

Vitamin A/Retinol

Wichtig für Haut und Augen. Enthalten in karotinhaltigem Obst und Gemüse (wie Karotten), fettem Fisch und Milchprodukten.
ETB für Männer: 1 mg; für Frauen: 0,8 mg
Schwangere Frauen sollten die zusätzliche Einnahme von Vitamin A und daran reichhaltigen Lebensmitteln wie z. B. Leber meiden.

Vitamin B_1/Thiamin

Wichtig für Fett- und Kohlenhydratstoffwechsel sowie Alkoholabbau. Enthalten in damit angereicherten Zerealien, Brot, Gemüse, Nüssen, Fleisch und Hülsenfrüchten.
ETB für Männer: 1,2 mg; für Frauen: 1 mg

Vitamin B_2/Riboflavin

Wichtig für den Fett-, Kohlenhydrat- und Eiweißstoffwechsel. Enthalten in Fisch, Innereien, Milchprodukten, Blattgemüse und Zerealien.
ETB für Männer: 1,4 mg; für Frauen: 1,2 mg

Vitamin B_3/Niazin

Wichtig für Nerven- und Verdauungssystem. Enthalten in Fisch, Gemüse, Milchprodukten und Zerealien.
ETB für Männer: 15 mg; für Frauen: 13 mg

Vitamin B_5/Panthotensäure

Wandelt Fette, Eiweiße und Kohlenhydrate in Energie um. Enthalten in Eiern, Fisch, Nüssen und Zerealien. (Keine empf. Mindestmenge).

Vitamin B_6/Pyridoxin

Für gesundes Blut und ein gesundes Nervensystem. Enthalten in Fisch, Fleisch, Bananen, Hülsenfrüchten und Milchprodukten.
ETB für Männer: 1,6 mg; für Frauen: 1,2 mg

Vitamin B_{12}/Kobalamin

Wird für die Bildung von Blutkörperchen und Genmaterial sowie im Verdauungs- und Nervensystem benötigt. Enthalten nur in tierischen Nahrungsquellen bzw. damit angereicherten Produkten.
ETB für Männer: 0,003 mg; für Frauen: 0,003 mg

Folsäure/Folat

Notwendig für die Bildung von Blutkörperchen und Genmaterial. Enthalten in Fleisch, damit angereicherten Zerealien, Brot, Eiern, Hülsenfrüchten, Nüssen, grünem Gemüse.
ETB für Männer: 0,4 mg; für Frauen: 0,4 mg
Während Schwangerschaft und Stillzeit ist der Bedarf erhöht. Obwohl Folate (Folsäure ist die synthetische

Sogar Wohnort und Beschaffenheit des Leitungswassers können den Bedarf beeinflussen. Ihr Arzt wird einen besonderen Grund haben, wenn er Ihnen zusätzliche Vitamine oder Mineralstoffe verschreibt. Während einer Schwangerschaft wird zum Beispiel häufig Folsäure, bei Osteoporose Kalzium und bei Herzbeschwerden Vitamin E verschrieben.

Extrem hohe Vitamin- oder Mineralstoffdosen sind jedoch in der Regel nicht ratsam.

Bei gesunder und ausgewogener Ernährung und der Einnahme eines Multivitaminpräparates, wird der Körper in der Regel mit allen Mikronährstoffen versorgt, die er braucht. In vielen Ländern ist gesetzlich vorgeschrieben, dass die Hersteller beispielsweise Mehl mit Kalzium und Margarine mit fettlöslichen Vitaminen anreichern, und auch viele Softdrinks und Frühstückszerealien enthalten zusätzliche Vitamine und Mineralstoffe.

Version) in vielen Nahrungsmitteln vorkommen, genügt eine gesunde Kost allein nicht. Es wird empfohlen, vor der Schwangerschaft und im ersten Drittel (0.-12. Woche) 0,6 mg Folsäure täglich zu sich zu nehmen.

Vitamin C
Wichtig für gesunde Haut, Zähne, gesundes Zahnfleisch und gesunde Blutgefäße; steigert die Eisenverwertung. Enthalten in verschiedenen Obst- und Gemüsesorten.
ETB für Männer: 100 mg; für Frauen: 100 mg

Vitamin D/Kalziferol
Wichtig für die Phosphor- und Kalziumverwertung. Dieses Vitamin wird dem Körper hauptsächlich durch das Sonnenlicht zur Verfügung gestellt. Außerdem ist es in Frühstückszerealien, Eiern und fettem Fisch enthalten.
ETB für Männer: 0,005 mg; für Frauen: 0,005 mg

Vitamin E/Tokopherol
Schützt das Gewebe. Enthalten in dunkelgrünem Blattgemüse, Pflanzenölen, Fisch, Nüssen und Hülsenfrüchten.
ETB für Männer: 14 mg; für Frauen: 12 mg

Vitamin K/Phyllochinone
Wichtig für die Blutgerinnung. In grünem Blattgemüse, Eiern und Haferflocken.
ETB für Männer: 0,07 mg; für Frauen: 0,06 mg

Kalzium
Kräftigt Knochen und Zähne. Enthalten in Milchprodukten, Tofu, Grätenfisch und Trockenobst.
ETB für Männer: 1000 mg; für Frauen: 1000 mg

Jod
Wichtig für die Schilddrüse. Enthalten in fettem Fisch, Meeresfrüchten, Eiern, Jodsalz und Milchprodukten.
ETB für Männer: 0,15 – 0,2 mg; für Frauen: 0,15 - 0,2 mg

Eisen
Für die Bildung der roten Blutkörperchen erforderlich. Enthalten in rotem Fleisch, Innereien, fettem Fisch, Hülsenfrüchten und damit angereicherten Zerealien.
ETB für Männer: 10 mg; für Frauen: 15 mg

Magnesium
Wird zur Energiegewinnung, für gesunde Knochen und das Nervensystem benötigt. Enthalten in Vollkornprodukten, Nüssen, Tofu, Bohnen, Fleisch und Fisch.
ETB für Männer: 350 mg; für Frauen: 300 mg

Phosphor
Dient der Energiegewinnung und ist wichtig für Zähne und Knochen. Enthalten in allen Lebensmitteln.
ETB für Männer: 700 mg; für Frauen: 700 mg

Zink
Wichtig für Wachstum und Immunsystem. Enthalten in Fleisch, Milchprodukten, Fisch und Hülsenfrüchten.
ETB für Männer: 10 mg; für Frauen: 7 mg

SO GENANNTE WUNDERMITTEL

Sowohl extrem hohe Vitamindosen wie auch viele Diät-Mittel sind mit Vorsicht zu genießen.

Als Verbraucher muss man sich vergegenwärtigen, dass Substanzen, die als so genannte »natürliche Nahrungsergänzung« angeboten werden, nicht den gleichen Bestimmungen unterliegen wie verschreibungspflichtige Medikamente.

Die folgenden Einwände gilt es beim Einsatz von Medikamenten zu bedenken:
■ Es gibt keine einheitliche Herkunftsverordnung. Der Anteil des Extrakts schwankt von Produkt zu Produkt, auch wenn dessen Beschreibung ansonsten identisch ist. Außerdem sind Verunreinigungen möglich.
■ Einige dieser Mittel haben keinerlei Wirkung und ihr Verkauf grenzt somit an Betrug.
■ Andere wirken – alleine oder in Kombination mit anderen Medikamenten angewandt – toxisch.

WO »NATÜRLICH« ALLES ANDERE ALS NATÜRLICH IST

Leider besteht nach wie vor der Irrglaube, dass die problemlos erhältlichen Diät- und Naturheilmittel keine Medikamente sind. Als »Kräutermittel« werden sie als ungefährlich und »gesund« eingestuft. Falscher kann man allerdings kaum liegen: Einige der wirkungsvollsten und giftigsten Substanzen werden aus Kräutern bzw. Pflanzen hergestellt.

Häufig wird zu (vermeintlichen) Naturheilmitteln gegriffen, weil sie das Gefühl vermitteln, die Gesundheitsvorsorge in die eigene Hand zu nehmen. Als Arzt halte ich es für besonders bedenklich, dass die individuelle Reaktion auf diese Naturheilmittel nicht überprüft wird. Einige dieser Mittel können Körperfunktionen wie Herzschlag und Blutdruck tief gehend beeinflussen.

FUNCTIONAL-FOOD: SEGEN FÜR DIE GESUNDHEIT ODER MARKETING-GAG?

Schokolade, die den Cholesterinspiegel senkt? Nudeln, die die Stimmung aufhellen? Mit einer Functional-Food-Industrie, die von Jahr zu Jahr wächst, sind solche Fantasien alles andere als abwegig. Functional-Food geht über mit Vitaminen und Mineralstoffen »angereicherte« Lebensmittel hinaus: Einer breiten Palette von Lebensmitteln werden Nähr- und Wirkstoffe zugesetzt, die einen gesundheitlichen Zusatznutzen haben sollen. Die Vorstellung, dass wir durch den Verzehr bestimmter Produkte unsere Gesundheit verbessern können, lockt sowohl Konsumenten als auch Unternehmen.

Da die meisten Zutaten natürlich sind, hat der Verbraucher das Gefühl, seiner Gesundheit durch den Verzehr von Functional-Food etwas Gutes zu tun.

> **Functional-Food soll zu einer Verbesserung der Gesundheit beitragen**

Dies ist aber nicht unbedingt der Fall. Einige Functional-Food-Produkte können Allergien auslösen, andere vertragen sich mit bestimmten Medikamenten nicht. Außerdem können weitere Nebenwirkungen auftreten. Darüber hinaus ist auf dem Etikett nicht ersichtlich, welche Menge des Produkts wie lange verzehrt werden sollte. Diese Informationen müssen »richtige« Medikamente per Beipackzettel liefern.

Auch wenn die Hersteller behaupten, dass ihre Produkte lediglich die Körperfunktionen unterstützen und nicht etwa Krankheiten aktiv bekämpfen, verlangen die EU-Richtlinien, dass deren Wirkung auf soliden und aktuellen wissenschaftlichen Erkenntnissen basieren muss.

DA HABEN WIR DEN SALAT!

Während einer Diät wird im Allgemeinen viel Salat verzehrt. Den Fettgehalt des Dressings darf man hierbei allerdings nicht unterschätzen.

Eine Kelle Dressing enthält bis zu 48 Gramm Fett und damit bis zu 450 Kalorien. Fertigdressings sind besonders fetthaltig: 85 Prozent ihres Kaloriengehalts stammen aus reinem Öl. Probieren Sie stattdessen einmal die fettarmen Alternativen. Oder mischen Sie sich – wenn Sie zu Hause oder an der Salatbar sind – lieber Ihr eigenes fettärmeres Essig-Öl-Dressing und verfeinern Sie es mit Zitronen- oder Tomatensaft und diversen Würzmitteln wie Salsa, Relish und Senf.

Im Restaurant können Sie sich nach einem fettarmen Dressing oder – sofern es nicht schon auf den Tischen steht – nach separatem Essig und Öl erkundigen.

SEKUNDÄRE PFLANZENSTOFFE

Neben den Vitaminen und Mineralstoffen gibt es eine weitere Gruppe von Substanzen, deren Rolle innerhalb der menschlichen Ernährung in jüngster Zeit erst deutlich wird: Die sekundären Pflanzenstoffe spielen, so nimmt man an, eine wesentliche Rolle bei der Krankheitsvorbeugung. Zwar haben sie keine direkte Auswirkung auf das Gewicht, doch wer sich an eine gesunde Diät hält, reich an Obst, Gemüse und Hülsenfrüchten, nimmt viele sekundäre Pflanzenstoffe zu sich. Sie senken das Risiko, Krebs, Herzerkrankungen oder andere Krankheiten zu bekommen.

Familie der sekundären Pflanzenstoffe	Lieferanten
Allylsulfide	Zwiebeln, Knoblauch, Lauch, Schnittlauch
Isoflavone	Sojabohnen (Tofu, Sojamilch)
Isothiozyanate (Senföle)	Alle Kohlarten (z. B. Brokkoli, Rosenkohl, Blumenkohl)
Phenolsäuren (Ellagsäure, Ferulasäure)	Tomaten, Zitrusfrüchte, Karotten, Vollkorn, Nüsse
Polyphenole, Flavonoide	Schwarzer und grüner Tee, Äpfel, Zwiebeln, Zitrusfrüchte, Karotten, Kohl, Sojaprodukte, Petersilie, Tomaten, Auberginen, Pfeffer, Beerenfrüchte
Saponine (Bitterstoffe)	Bohnen und Hülsenfrüchte
Terpene (Perillyl-Alkohol, Limonen)	Kirschen, Zitrusöl, Pfefferminze (Menthol), Schale von Zitrusfrüchten

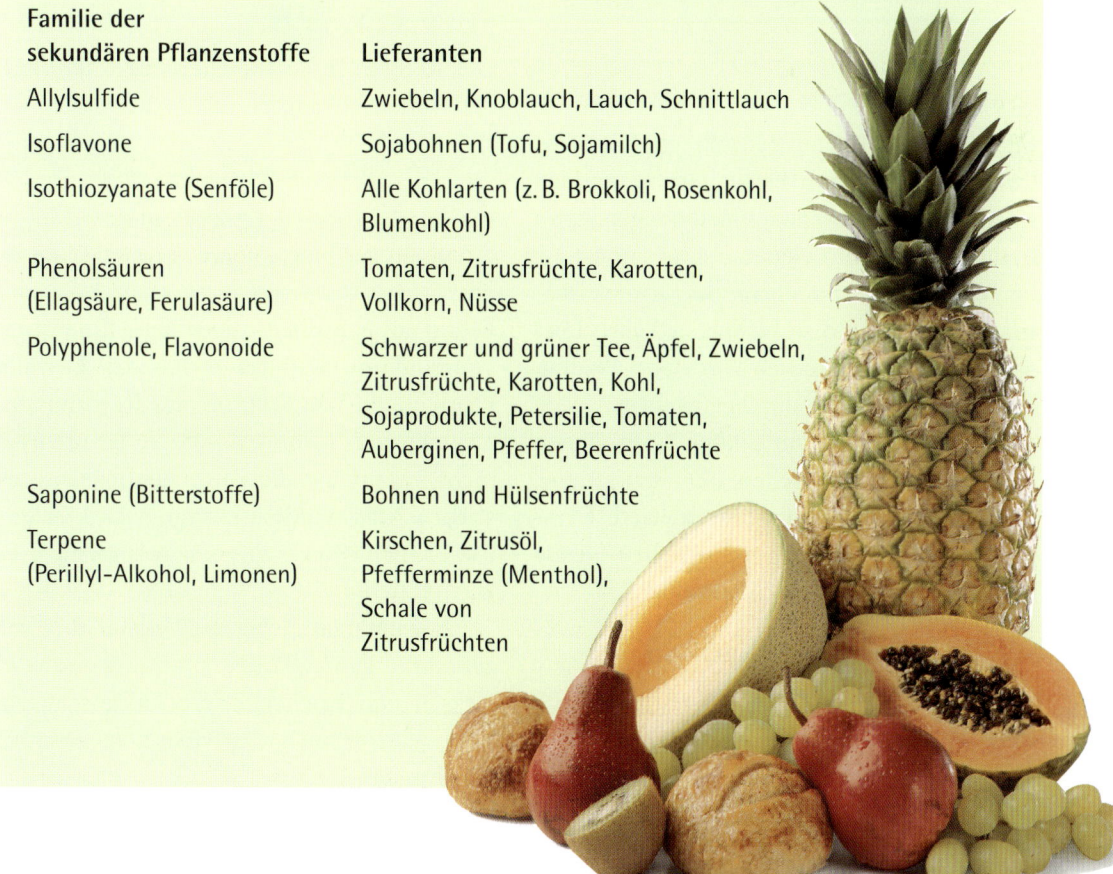

ENTLARVTE DIÄTMYTHEN

Mit Diäten kann man meines Erachtens nicht dauerhaft abnehmen. Sie geben zu strikte Anweisungen, warum, wann, was oder wie viel man essen sollte. Um dauerhaft abzunehmen, muss man seine Einstellung zum Essen ändern. Durchdachte Entscheidungen darüber, was man zu sich nimmt und was nicht, sind erforderlich.

Diäten gibt es dennoch im Überfluss, und mit ihnen Diätbücher. Diäten mit viel Eiweiß und wenig Kohlenhydraten haben Hochkonjunktur. Und jedes Gesundheits- oder Modemagazin bringt eine neue Superdiät. Verzagen Sie nicht, wenn bei Ihnen bisher alle dieser Wunderkuren fehlgeschlagen sind: Sie selbst trifft keine Schuld! Langfristig gesehen haben Diäten in den seltensten Fällen Erfolg.

NEVERENDING STORY – UND IMMER WIEDER DIÄT?

Mithilfe des Ernährungs-Coachings ändern Sie Ihre Einstellung zum Essen und Sie werden eine beträchtliche Anzahl allgemein gepflegter Irrtümer über Bord werfen.

Vor etwa 40 Jahren kam das Diätenkarussell in Deutschland so richtig in Fahrt. Dies war der Beginn der ersten von vielen Phasen, die die Diät seitdem durchgemacht hat. Jede neue Phase ging damit einher, Diätwilligen neu entdeckte Wahrheiten oder brandneue, unglaubliche Diätknüller vorzusetzen. Diesmal, so wollte man ihnen weismachen, würde ihr Vorhaben sich wirklich auszahlen!

IM ZÄHLWAHN

Spätestens in den 1960er Jahren wurde das Kalorienzählen auch in Deutschland zum Trend. Man musste nur an einem Rädchen drehen oder einen Schalter umlegen, schon war klar, wie viele Kalorien man sich mit diesem Apfel oder jenem Teller Nudeln einverleibte. Dann galt es, die Gesamtkalorien der Mahlzeit oder des Tages zusammenzuzählen. Und schließlich glich man die Kalorienzufuhr mit einer starren Formel ab.

Dieser Formel lag die Behauptung zugrunde, dass man 3500 Kalorien weniger essen müsse, um ein Pfund Fett abzuspecken. Jemand, der an sieben aufeinander folgenden Tagen jeweils 500 Kalorien (7 x 500) weniger isst, würde – nach der damaligen Vermutung – fast ein Pfund abnehmen. Heute ist bekannt, dass diese Schlussfolgerung zu einfach ist, damals war sie das Mantra aller Kalorienzähler.

FETT ALS FEIND

Der nächste Trend war die Fettreduktion. In den frühen Achtzigern wurde der Verzehr von

> **Eine simple Formel sollte berechnen, wie viel man abnehmen würde**

Fetten als schädlich angesehen. Eine starke Fettreduktion war daher jetzt das Ziel aller Diätwilligen. Von Kalorien aus Kohlenhydraten hingegen nahm man an, sie würden sich nicht negativ auf die Gewichtsabnahme auswirken. Man wurde ermutigt, nach Herzenslust Kohlenhydrate zu essen, solange man auf Fett verzichtete.

Kein Wunder, dass der Verkauf und Verzehr von Pasta, Bagels, Brot und fettfreien Keksen und Kuchen in die Höhe schossen. Kein Wunder auch, dass viele Leute deutlich zunahmen.

In den späten Achtzigern und frühen Neunzigern nahmen Experten die Kohlenhydrate in Augenschein. Bestand nicht ein bedeutender Unterschied, so fragten sie, zwischen den einfachen Kohlenhydraten wie Zucker und den komplexen Kohlenhydraten, wie man sie in stärkehaltigen Lebensmitteln findet?

Neuesten Ergebnissen zufolge waren komplexe Kohlenhydrate besser als einfache, weil sie langsamer vom Körper verarbeitet werden und nicht so schnell in die Fettzellen wandern.

VON UNRAFFINIERTEN KOHLENHYDRATEN ZUM GLYKÄMISCHEN INDEX

In der Mitte der 1990er Jahre stellte sich heraus, dass der Unterschied zwischen einfachen und komplexen Kohlenhydraten komplizierter war als angenommen. Eine Rolle spielte nämlich auch, ob die Kohlenhydrate raffiniert oder unraffiniert waren. Daraufhin nahm der Verbrauch von Erzeugnissen wie weißem Reis, Pasta, Sauerteigprodukten und Weißbrot ab, da sie raffinierte Kohlenhydrate enthielten. Der Verzehr von Erzeugnissen wie Vollkornnudeln, Vollkornbrot und stärkehaltigem Gemüse nahm zu: diese Produkte enthalten unraffinierte Kohlenstoffe.

In den späten Neunzigern kam der glykämische Index in Mode. Dieser misst, wie schnell Kohlenhydrate den Blutzuckerspiegel beeinflussen. Je langsamer, desto besser für die Figur. Zu den Lebensmitteln mit hohem glykämischen Index zählen unter anderem weißer Reis, helle Kartoffeln, Tomaten, Paprikaschoten, Kopfsalat, rote Beete, Wassermelonen und Karotten. Plötzlich wurden diese verteufelt, und auf den Tellern aller Diätbeflissenen lagen Süßkartoffeln und Vollkornprodukte.

TRENNKOST

Jeder suchte nach der Zauberformel, und einige behaupteten schließlich auch, diese zu kennen. Unter den einfallsreichsten und unglaubwürdigsten dieser Formeln ist die »Trennkost«. Sie basiert auf der Behauptung, dass Nährstoffe unterschiedlich schnell verdaut werden und die »falsche« Kombination von Lebensmitteln daher zu einer trägen Verdauung und erhöhter Fettspeicherung führen könne. Was nicht verdaut wird, gelangt allerdings nicht in den Blutkreislauf und daher auch nicht in die Fettzellen. Trotzdem gibt es natürlich einige Menschen, die mit dieser Methode Gewicht verlieren. Fast jeder kennt jemanden, der auf diese Weise tatsächlich einige Pfund abgenommen hat. Der Gewichtsverlust entsteht aber aufgrund einer geringeren Kohlenhydrat- bzw. Kalorienzufuhr und nicht, weil Eiweiße und Kohlenhydrate getrennt voneinander verzehrt werden.

BLITZDIÄTEN

Lebensmittel, die angeblich Fett verbrennen (Fatburner), sind ein weiteres Märchen im großen Diätenkarussell. Angeblich verbrennt die Grapefruit Fett, und auch Essig oder Zitronensaft sollen nach dieser Theorie die Fettzellen zum Schmelzen bringen. Aber kein Lebensmittel ist dazu in der Lage, Fett zu verbrennen. Vielleicht ist es der saure Geschmack, der zu dieser paradiesischen Vorstellung beiträgt.

> **Fett verbrennt man durch Bewegung, nicht durch Nahrung**

Erinnern Sie sich noch an die Kohlsuppendiät? Tausende haben sie probiert. Dann kam die Wassermelonendiät. Und die Eiscremediät – ja, auch die gab es. All diese Wunderdiäten haben eines gemein: Sie beschränken die Kalorienzufuhr. Wenn nur ein oder zwei Lebensmittel auf dem Speiseplan stehen, isst man in der Regel weniger. Es ist schlicht langweilig, tagein, tagaus dasselbe auf dem Teller zu haben. Natürlich ist nach einer oder zwei Wochen der Jubel groß, wenn man auf die Waage steigt. Aber dieser Gewichtsverlust beruht nur teilweise auf einem Fettabbau. Hauptsächlich ist Flüssigkeit ausgeschwemmt worden – unter anderem wegen des geringeren Natrium- und/oder Kohlenhydratverzehrs. Und der Gewichtsverlust ist zeitlich begrenzt.

Vertreter dieser Wunderdiäten empfehlen in der Regel einen Zeitraum von einer bis zwei Wochen. Solche Diäten sind nicht sehr gesund und nach mehr als zwei Wochen wohl auch wirkungslos. Dann strebt die Waage langsam wieder in Richtung Ausgangsgewicht, der Flüssigkeitsverlust wird ausgeglichen und schon sind die Pfunde wieder da.

Davon abgesehen, hat man es in der zweiten Woche so satt, immer das Gleiche zu essen – ganz zu schweigen von der mangelnden Energie und der allgemeinen Unlust –, dass man diesem Regime sowieso den Rücken kehrt.

KNACK DEN ZUCKERCODE

Die Zuckerknacker-Diät steht voll und ganz im Zeichen des glykämischen Index. Um sicherzugehen, dass vorrangig Produkte mit

> **Je niedriger der glykämische Index, desto besser soll das Lebensmittel angeblich sein**

niedrigem Index verzehrt werden, untersagen die Erfinder alle raffinierten Kohlenhydrate. Tierische Eiweiße und Fette darf man dagegen nach Belieben essen. Schon das zeigt, wie ungesund die Zuckerknacker-Diät ist.

Einige Empfehlungen machen wenig Sinn. So sind zum Beispiel weder Karotten noch reife Bananen noch Wassermelonen erlaubt. Schokolade jedoch ist willkommen, so-

> **Viele »Diäten« erlauben viele Eiweiße und Fette**

lange sie 70 Prozent Kakaoanteil hat und ebenso Eiscreme – wenn der Fettgehalt entsprechend hoch ist.

Während der Zuckerknacker-Diät darf man eine ganze Kuh, ein ganzes Schwein oder Reh essen, wenn man dazu keine Teriyaki-Soße, keine Pickles und keinen Krautsalat isst. Daraus folgt, dass man Eiweiße und Fette ohne Ende zu sich nimmt, aber an eine Artischocke nicht einmal zu denken wagt.

»SOMERSIZING«

Suzanne Somers empfiehlt in ihren englischsprachigen Büchern eine Art der Trennkost, die sie »Somersizing« getauft hat. Weil Eiweiße, Fette und Kohlenhydrate unterschiedlich schnell verdaut werden, meint Somers, dass die Verdauung bei »unpassender« Nahrungsmittelkombination zum Erliegen kommt. Sie behauptet, dass alles, was schlecht verdaut wird, besonders schnell in den Fettzellen landet. Leider hat diese Erklärung den Haken, dass unverdaute Nahrung nicht vom Darm ins Blut gelangen und damit auch nicht als Fett gespeichert werden kann.

Auf Basis dieser falschen Annahme entwickelt Somers einen strengen Speiseplan. Ihrer Meinung nach kann man Fett mit Eiweiß, aber nicht gemeinsam mit Kohlenhydraten verzehren. Obst muss separat als eigenständige Mahlzeit gegessen werden. Lebensmittel, die Zucker und Weißmehl enthalten, sollen weggelassen werden.

Dabei taucht die eine oder andere Ungereimtheit auf: Somers beurteilt Bananen und Kürbisse wie Weißmehl. Diese Lebensmittel sollte man ihrer Meinung nach also streichen. Sie teilt rote Beete und Karotten in die gleiche Kategorie ein wie weißen Zucker, was bedeutet, dass auch diese vom Speisezettel verschwinden müssten!

Somers fordert ebenfalls den Verzicht auf Lebensmittel der so genannten »schlechten Gruppe«, die neben Eiweißen und Fetten auch geringe Mengen an Kohlenhydraten be-

> **Die Behauptung, dass man durch den Verzehr von Obst Fett »einlagert«, ist mehr als absurd**

sitzen und aus diesem Grund keiner Kategorie zuzuordnen sind. Dabei handelt es sich u.a. um Nüsse, Oliven, Tofu und Sojamilch.

Ironischerweise ist der Gehalt an Kohlenhydraten in einer Portion Tofu oder Oliven verschwindend gering – 0,5 bis 2 Gramm – und damit ist er viel niedriger als der Kohlenhydratgehalt einiger Lebensmittel, zu denen Somers rät. Wie diese und viele andere Beispiele zeigen, sind die Nahrungsmittel der »schlechten Gruppe« tatsächlich allerdings sehr gesund. Viele Ernährungswissenschaftler fordern, dass viel mehr von diesen Produkten verzehrt wird, die Somers ablehnt.

Die Fehlinformationen in ihrem Buch sind bisweilen unglaublich. Der glykämische Index, so Somers, »steigt parallel zum Grad der Hyperglykämie, die dadurch verursacht wird, dass man Kohlenhydrate isst. Je höher der glykämische Index, desto stärker auch das Ausmaß der Hyperglykämie.«

Das ist nur ein Beispiel. Hyperglykämie, d. h. Überzuckerung, liegt in der Regel bei Diabetikern vor. Ansonsten bewegt sich der Blutzuckerspiegel innerhalb gewisser natür-

licher Grenzen, ungeachtet dessen, was zuvor verzehrt wurde. Der glykämische Index eines Lebensmittels – nicht einer Person! – bleibt konstant und wird weder von hohen noch von niedrigen Zuckerwerten beeinflusst.

Anders gesagt: Hätte Somers Recht, würde unser aller Blutzuckerspiegel jeden Rahmen sprengen. In unseren Venen würden sich nach dem Verzehr von Reis oder Karotten – beides Lebensmittel mit hohem glykämischen Index – Zuckerkristalle anhäufen.

Für wenig sinnvoll halte ich die Behauptung der Autorin, dass Früchte zum Dessert keine gesunde Wahl seien. Somers sagt sogar, Obst »verdirbt im Magen und (…) kann anderen Lebensmitteln die Energie entziehen und zu unnötiger Einlagerung von Fett führen«.

Als Alternative schlägt Somers diverse reichhaltige Torten und Pasteten vor, deren Rezepte sich im Anhang ihres Buches befinden. Torten und Pasteten sind nicht verkehrt, aber die Behauptung, dass Obst »seinen gesundheitlichen Nutzen« verlieren oder »anderen Lebensmitteln die Energie entziehen« könnte, ist schlichtweg falsch.

DAS KONTROLLPROBLEM

Assoziieren auch Sie Gewichtsverlust mit Selbstkontrolle?

Kontrolle führt nicht automatisch zum Diäterfolg. Zuviel Kontrolle ist einer Gewichtsreduktion sogar hinderlich. Sie führt dazu, dass ein gewaltiger Willensakt vollbracht wird, um sich ein bestimmtes Nahrungsmittel zu versagen.

Diese Kontrolle geht mit Verzicht einher, was letztlich zum Problem wird. Früher oder später wird die Willenskraft nämlich nicht mehr ausreichen. Wer abnehmen möchte, indem er Kontrolle ausübt, anstatt Entscheidungen zu treffen, wird schnell wieder zunehmen – sobald er die Kontrolle verliert.

ANNÄHERUNG AN ATKINS

Mit dem neuen Jahrtausend treiben auch die Diätweisheiten neue Blüten. Heute sind Eiweiße im Trend. Proteinreiche, kohlenhydratarme Diäten schwimmen ganz oben auf der Erfolgswelle.

Der mittlerweile verstorbene Dr. Robert C. Atkins propagierte eine Diät, bei der es galt, viel Eiweiß und Fett – und keinerlei Kohlenhydrate zu sich zu nehmen. Der Atkins-Diät liegt die Theorie zugrunde, dass der Körper die Fettzellen abbaut, wenn er keine Kohlenhydrate zur Energiegewinnung bekommt. Die Idee ist einfach: Durch diese Diät wird der Körper in einen Zustand der Übersäuerung (Ketose) versetzt. Ketonkörper bilden sich, wenn Fett zur Energiegewinnung aufgespalten, aber nicht vollständig verbrannt bzw. verstoffwechselt wird.

Ketone im Urin sollten nachweisen, dass der Körper Fett abbaut. Ketontests (z. B. Ketongeruch im Atem oder ein positiver Urin-Streifentest) galten als Erfolgssignal.

EIN TAG ATKINS-DIÄT

Nachfolgend wird beschrieben, wie ein Tag Atkins-Diät aussehen könnte. Gegessen werden darf in beliebiger Menge. Die Realität ist umso härter, wenn man früher oder später das alte Gewicht wieder erreicht hat und dem Körper somit erneut eine schwere Last zumutet.

Frühstück: Spiegelei, zuckerreduzierte Würstchen

Mittagessen: Salat mit Schinken, Käse, Huhn, Ei und zuckerfreiem Dressing

Abendessen: Garnelencocktail mit Senf-Majonäse-Dressing, klare Brühe, Steak, grüner Salat mit zuckerfreiem Dressing, Diät-Wackelpudding mit Schlagsahne

Zweierlei ist hier zu bemängeln: Zum einen sind Biochemiker nicht sicher, ob die Ketonkörper in Blut oder Urin vom abgespaltenen Körperfett oder vom Fett aus der Nahrung – das heißt der fettreichen Kost während der Atkins-Diät – stammen. Zum anderen sind Ketone normalerweise weder im Blut noch im Urin vorhanden, sondern symptomatisch für unbehandelten Diabetes oder »echten« Hunger. Es mag stimmen, dass ein vorübergehendes, geringes Quantum an Ketonen in Blut oder Urin nicht schadet, aber die Langzeitfolgen sind unbekannt. Wer an Diabetes-Typ-I leidet, eine Schwangerschaft plant oder bereits schwanger ist, Gicht hat oder bei wem eine erbliche Vorbelastung für diese Krankheit besteht, der sollte eine Keton-Diät in *jedem Fall vermeiden*. Während der Atkins-Diät kann außerdem der Serotoninspiegel sinken. Serotonin ist ein Neurotransmitter, der Stimmung und Appetit weitestgehend beeinflusst und ohne Kohlenhydrate nicht wirken kann. Kein Wunder, dass Menschen, die eine kohlenhydratarme Diät halten, oft deprimiert und launisch sind. Außerdem entsteht mit Absetzen einer solchen Diät ein regelrechter Heißhunger auf kohlenhydratreiche Lebensmittel. Dieses Phänomen ist häufig infolge einer Atkins-Diät zu beobachten. Es gilt allerdings nicht als gesichert, dass daran der niedrige Serotoninspiegel Schuld ist.

Möglicherweise kann man mit der Atkins-Diät abnehmen. Abgesehen von den Ketonen und dem eventuell zu niedrigen Serotoninspiegel, teilen allerdings viele Experten die Meinung, dass diese Diät ungesund ist. Zum einen erhöhen die beträchtlichen Dosen an tierischen Eiweißen und Fetten das Risiko für diverse Erkrankungen. Zum anderen macht das strikte Verbot von Kohlenhydraten es nahezu unmöglich, den Vitamin-, Mineral-, und Ballaststoffbedarf zu decken.

Einige dieser Nebenwirkungen können vielleicht gemildert werden, indem man für die Eiweißzufuhr Lebensmittel wie Fisch und Sojaprodukte verwendet und einen Großteil des Fettes beispielsweise aus Oliven- und Rapsöl oder Nüssen bezieht. Für viele Anhänger der Atkins-Diät macht aber gerade der hohe Fleisch-, Käse- und Butterkonsum den Reiz aus. Dies ist bei einer derart strengen Diät mehr als verständlich.

SIND SIE EIN KOHLENHYDRAT-JUNKIE?

Eine Sucht nach Nährstoffen wie Kohlenhydraten existiert nach Meinung der meisten Gesundheitsexperten nicht. Gewiss gibt es einige oberflächliche Parallelen zwischen dem Denken und Verhalten von Drogenabhängigen und Personen, die Diät leben wollen – oder müssen. Sich allein auf dieses Verhalten beziehend, behauptet das Ärztepaar Richard F. Heller und Rachael F. Heller, dass »Kohlenhydratsüchtige« ihre Sucht mittels einer speziellen Diät heilen können. Sie schlagen eine Diät vor, die den komplexen Vorgang der Insulinausschüttung regulieren soll. Diese besteht aus zwei täglichen Mahlzeiten mit Eiweiß und kohlenhydratarmem Gemüse. Außerdem ist täglich eine Mahlzeit vorgesehen, zu der alles erlaubt ist, solange der zeitliche Rahmen von 60 Minuten nicht überschritten wird. Bezüglich der Menge gibt es bei keiner der drei Mahlzeiten Beschränkungen.

Diese kohlenhydratarme Diät lässt sich vermutlich leichter einhalten als die Atkins-Diät, und sie kann sogar ausgewogen sein – was hauptsächlich von der »Belohnungsmahlzeit« abhängt. Der ungezügelte Genuss von Fleisch, Geflügel und Milchprodukten kann allerdings Krankheiten wie Krebs und Osteoporose begünstigen. Und auch wenn man tatsächlich abnehmen kann, spielt doch die »Belohnungsmahlzeit« eine wesentliche Rolle dabei, wie viel man an Gewicht verliert und wie lange man seine Figur hält.

PROTEIN-POWER

Dr. Michael Eades und Dr. Mary Dan Eades empfehlen in ihrem englischsprachigen Buch *Protein Power* eine weitere Variante der kohlenhydratarmen, eiweißreichen Diät. Sie erlauben 25-30 Gramm Kohlenhydrate gleichmäßig auf den Tag verteilt. Das verlangt offensichtlich nach einer rigiden Kontrolle der Portionen Obst, Getreide und Gemüse. Fette sind nach Meinung der Autoren kein Problem. Ebenso plädieren sie für uneingeschränkten Verzehr von Steaks, Eiern, Speck und Ähnlichem, ohne auf die Begünstigung von Herzkrankheiten durch den übermäßigen Verzehr dieser Nahrungsmittel hinzuweisen. Angeblich könne die Leber kein Cho-

> **Tierische Kost im Übermaß begünstigt Herzkrankheiten**

lesterin aus diesen Lebensmitteln bilden, sofern sie nicht mit Stärke oder Zucker verzehrt würden, so die Autoren. Diese Behauptung ist allerdings zweifelhaft. Laut *Protein Power* sind vegetarische Diäten monoton – pure Ironie, wenn man bedenkt, dass jede Mahlzeit im Buch durchweg mit heutzutage überall erhältlichen, wohlschmeckenden vegetarischen Produkten zubereitet werden kann. Die Autoren behaupten sogar, dass »das größte Defizit vegetarischer Ernährung der Mangel an Eiweißen« sei. Das ist schlichtweg falsch: Es gilt schon lange als erwiesen, dass das Eiweiß aus Sojaprodukten, die heutzutage den größten Teil des Fleischersatzes ausmachen, dem tierischen Eiweiß durchaus ebenbürtig ist.

»DAS OPTIMUM« – DIE SEARS-DIÄT

»Das Optimum« ist ein strikter Diätplan von Dr. Barry Sears. An dieser Diät ist wirklich alles wohlkalkuliert und überlegt. Dr. Sears schreibt vor, wann man essen, was man essen und wie viel man essen sollte. Die zulässige Menge an Eiweißen, Kohlenhydraten und Fetten ist sorgfältig in »Blöcke« eingeteilt. Aus diesen Blöcken wählt man Lebensmittel, die auf drei Mahlzeiten und zwei Snacks pro Tag verteilt werden. Der prozentuale Anteil an Eiweißen, Kohlenhydraten und Fetten ist jeweils festgelegt. Dieses Verhältnis muss immer gleich sein, ob man nun eine volle Mahlzeit oder nur einen Snack zu sich nimmt. Ausnahmen sind nicht gestattet. Ebenfalls wird keine Rücksicht auf Stimmung, Umstände oder das jeweilige Hungergefühl genommen. »Das Optimum« ist gut durchdacht und baut auf dem auf, was über die biochemischen Vorgänge des Abnehmens bekannt ist. Die Diät zielt darauf ab, ein hormonelles Gleichgewicht zu schaffen, das maximalen Fettverlust bei angeblich hohem Energie- und niedrigem Hungerpegel bewirkt.

Weil »Das Optimum« kalorien- und relativ kohlenhydratarm ist, ist ein Gewichtsverlust wahrscheinlich. Diese Diät kann gesund sein, was hauptsächlich davon abhängt, was aus den täglichen »Blöcken« gewählt wird. Der Nachteil ist die strikte Kontrolle. Einfach ein Stück Obst? Ausgeschlossen. Das geht nur im Rahmen einer bestimmten Menge und mit dem entsprechenden Anteil Eiweiß und Fett.

DIÄTPILLEN

Die Regale der Apotheken, Drogerien, Reformhäuser und sogar Supermärkte quellen über vor Produkten zum Abnehmen. Diese enthalten eine ganze Palette von Inhaltsstoffen – von denen einige nur unwirksam, andere sogar gefährlich sind. Einige Inhaltsstoffe mindern den Appetit oder beschleunigen den Fettabbau, aber ihre Langzeitfolgen sind bisher nicht bekannt. Was manche dieser Produkte besonders bedenklich macht, ist der rezeptfreie Verkauf. Einige kommen in ihrer Wirksamkeit verschreibungspflichtigen Medikamenten gleich.

Im Folgenden ein kurzer Überblick über die Inhaltsstoffe solcher Produkte, angefangen bei den »Fettblockern«.

Rezeptfrei erhältliche Fettblocker verhindern, dass eine gewisse Menge des über die Nahrung aufgenommenen Fettes vom Darm resorbiert wird. In einigen Studien bewirkte Chitosan – ein Fettblocker aus dem Außenskelett des Schellfisches – tatsächlich einen Gewichtsverlust. In anderen Studien jedoch verursachten hohe Chitosan-Dosen einen schlagartigen Abfall des Vitamin-E-Spiegels, verstärkten den Kalzium-Abbau der Knochen und führten zum Verlust weiterer Mineralstoffe. Dieser Fettblocker ist also mit Vorsicht

---

EINE »OPTIMUM-MAHLZEIT«

Die unten stehenden Mahlzeiten und Snacks sind repräsentativ für die Portionsgrößen, auf die man sich während der »Optimum«-Diät beschränken muss. Bei jeder Mahlzeit und jedem Snack sollte das Verhältnis zwischen den drei Lebensmittelgruppen – Eiweiße, Kohlenhydrate und Fette – 40:30:30 sein. Die Lebensmittel für jede der drei Gruppen sind in »Blöcke« aufgeteilt.

Mahlzeit

3 Blöcke Eiweiß	90 g Huhn
3 Blöcke Kohlenhydrate	¼ Pitabrot
3 Blöcke Fett	½ TL Erdnussbutter

Snack

1 Block Eiweiß	30 g mageres Fleisch
1 Block Kohlenhydrate	⅓ Birne
1 Block Fett	1 Macadamianuss

zu genießen, bis mehr über die Langzeitfolgen bekannt ist.

Die wahrscheinlich öffentlichkeitswirksamste dieser Pillen war Fen-phen. Fen-phen ist die Abkürzung für eine Medikamenten-Kombination, die zunächst als die Abmagerungspille bejubelt, dann aus gesundheitlichen Gründen verdammt wurde. Um den Absatz anzukurbeln, wurde das verschreibungspflichtige Fen-phen durch eine Kräuter-Alternative »ersetzt« – eine Kombination aus Ma Huang (Ephedra) und St. John's Wort (Johanniskraut).

Schon bald kamen erneut gesundheitliche Bedenken auf. St. John's Wort ist ein stimmungsaufhellendes Antidepressivum, das sich auf den Neurotransmitter Serotonin auswirkt, welcher sowohl Stimmung als auch Appetit beeinflusst. Was Ma Huang betrifft, lassen diverse Studien darauf schließen, dass es den Fettabbau beschleunigt. Mit seiner Einnahme werden jedoch eine Menge Todesopfer in Verbindung gebracht. Ich plädiere entschieden gegen die Einnahme von pflanzlichen Fen-phen-Produkten.

PILLEN-PROPAGANDA

Es gibt noch weitere populäre Produkte, die Gewichtsverlust durch Pilleneinnahme versprechen. Einige davon sind nur mittels Rezept erhältlich, andere auch via Internet.

Cassia (senna) und Garcinia Cambogia: Wirken abführend und können gefährlich werden, vor allem für Personen, die schon einmal an einem Darmverschluss oder anderen Darmerkrankungen gelitten haben.

Cellasene: Ein sehr teures Mittel aus Kräutern, Samen, Fischöl und Sojalezithin. Gefährlich für schwangere Frauen und alle, die an einer Schilddrüsenerkrankung leiden oder blutverdünnende Medikamente einnehmen.

Chrom Picolinate: Spielt angeblich eine Rolle im Insulinstoffwechsel und ist daher in geringen Mengen notwendig, kann in hohen Dosen jedoch toxisch wirken. Ändert nichts an der Körperform und steht in Verdacht, die Eisenaufnahme negativ zu beeinflussen.

Mehrfach ungesättigte Linolsäure (CLA): Mischung diverser Fettsäuren, die im Rinderdarm entstehen. Bei übergewichtigen Erwachsenen zeigt CLA keine Wirkung.

Weißdorn, Ginseng und Ginkgo biloba: Haben allesamt keine nachgewiesene Wirkung auf Gewichtsverlust.

Hydroxyl-Zitronensäure (HCA): HCA hemmt das Enzym, das Zitronensäure in Fett umwandelt. Hat ebenfalls abführende Wirkung und ist toxisch (in Tierversuchen nachgewiesen). Was den Gewichtsverlust beim Menschen betrifft, hat HCA keine nachgewiesene Wirkung.

L-Arginin, L-Ornithin und L-Lysin: Diese Aminosäuren unterstützen angeblich den Fettstoffwechsel. Studien haben jedoch keine nennenswerte Wirkung bewiesen.

L-Karnitin: Eine Aminosäure, die eine Rolle im Fettstoffwechsel spielt. Einige Übergewichtige mögen einen niedrigen L-Karnitin-Spiegel haben, doch Ernährungsergänzungspräparate wirken sich nicht nachweislich auf einen potenziellen Gewichtsverlust aus.

Orlistat (Xenical): Rezeptpflichtiges Medikament, das die Fettresorption hemmt.

Phenylpropanolamin (PPL): Wirkt appetitzügelnd, indem es den Dopaminspiegel erhöht. Gefährlich bei Herz-, Schilddrüsen- oder Nierenleiden, hohem Blutdruck und während einer Schwangerschaft.

Pyruvat: Wird vom menschlichen Körper hergestellt und ist in einigen Lebensmitteln zu finden; bewirkt nur unbedeutenden Gewichtsverlust. Eventuelle Langzeitfolgen sind unbekannt.

Reductil (Sibutramin): Verschreibungspflichtiger Appetitzügler.

WO LIEGT DER FEHLER?

Eine Diät sollte erstens ausreichende Mengen an Eiweißen, Vitaminen und Mineralstoffen liefern. Zweitens sollte sie das Risiko für Krankheiten wie Krebs, Herzerkrankungen, Diabetes und Osteoporose senken, zumindest aber nicht erhöhen. Forschungsprojekte der letzten zwanzig Jahre haben ergeben, dass die

> **Eine Diät sollte angemessene Mengen notwendiger Nährstoffe liefern**

gesündeste Diät aus einer Vielfalt an Obst, Gemüse, Vollkornprodukten und vorwiegend pflanzlichen Eiweißen besteht. Trotz dieser Erkenntnis konzentrieren sich viele Bücher auf eine Kohlenhydratreduktion, wobei tierische Eiweiße und Fette keinerlei Einschränkung erfahren.

Es besteht allerdings ein wesentlicher Unterschied zwischen tierischem und pflanzlichem Eiweiß: Zwischen Käse oder Steak einerseits und Bohnen oder Gemüseburgern andererseits. Ebenfalls sind nicht alle Fette identisch. Butter und Speck kann man nicht mit Olivenöl und Nüssen gleichsetzen. Fisch ist wahrscheinlich das einzige Lebensmittel tierischer Herkunft, das es wert ist, in den diätetischen Speiseplan aufgenommen zu werden, weil Fisch ein guter Lieferant für essenzielle Fettsäuren ist. Trotzdem sind Nüsse, Kerne und pflanzliche Öle wohl die bessere Alternative.

DEN KURS KORRIGIEREN

Viele der Leitideen hinter den verschiedenen Diättricks und Diätphasen sind durchaus sinnvoll. Gewiss ist es dem Abnehmen dienlich, wenn man weniger Kalorien zu sich nimmt. Für die Gesundheit ist es wohl von Vorteil, die Fettzufuhr auf ein vernünftiges Maß zu redu-

zieren. Es mag durchaus auch möglich sein, mit proteinreicher, kohlenhydratarmer Kost seinem Traumgewicht ein Stück näher zu kommen. Um wirklich abnehmen zu können, ist es jedoch erforderlich, sich nicht stur von diesen und angelehnten Regeln leiten zu lassen. Es ist vielmehr wichtig, seine Einstellung zum Essen zu verändern und immer bewusste Entscheidungen für oder gegen bestimmte Lebensmittel zu fällen.

WIE SÜSS!

Wer abnehmen möchte, glaubt, zuerst auf Desserts und Süßigkeiten verzichten zu müssen. Süßigkeiten, Kekse und Kuchen werden als absolute Tabus betrachtet. Die Vorliebe für Süßes liegt jedoch in der menschlichen Natur. Am besten verzichtet man also nicht auf alle Süßigkeiten, sondern nur auf bestimmte. Alles andere wäre unnatürlich. Wer sich Süßes zu lange versagt und schließlich wieder erlaubt, isst dafür meist umso mehr.

Anstatt sich ständig etwas zu versagen, konzentrieren Sie sich also lieber auf die kalorienärmeren Alternativen, wie sie auf den Bildvergleichen und in der »Jederzeit-Liste« auf Seite 138 zu finden sind. Es gibt eine Viel-

> **Die Vorliebe für Süßes ist ein Urinstinkt**

zahl kalorienarmer Lebensmittel, die Sie mit Genuss und ohne Ihre Diät zu torpedieren verzehren können.

WIE SIEHT'S MIT EINEM DRINK AUS?

»Wie steht es mit meinem abendlichen Cocktail?« und »Was ist mit dem Glas Wein zum Essen?« – manchmal sind das die ersten Fragen, die mir gestellt werden.

Unbedingt sollte man bedenken, dass Alkohol den Appetit anregen kann. Fest steht, dass er den Widerstand hemmt und den Prozess der Entscheidungsfindung empfindlich beeinflussen kann. In einer Studie verabreichten Forscher eine Woche lang einer Gruppe von Frauen und Männern vor dem Essen abwechselnd alkoholhaltige und alkoholfreie Aperitifs. Wenn Alkohol im Spiel war, aßen die Teilnehmer stets schneller, mehr, länger, fühlten sich hinterher »voll« und aßen auch dann noch weiter, als sie sich schon längst satt fühlten. Daran, dass sie mehr und schneller aßen, war zweifellos der Alkohol schuld.

Wenn Alkohol Sie also in eine gleichgültigere Stimmung versetzt, dann machen Sie sich das bewusst. Wenn Sie sich auf ein paar Bier mit Ihren Freunden treffen und die Schale Erdnüsse an der Bar binnen kürzester Zeit geleert ist, sollten Sie ein wachsames Auge auf Ihren Alkoholgenuss haben. Hier einige allgemeine Tipps für den Umgang mit Situationen, in denen alkoholische Getränke serviert werden:

Bestellen Sie zunächst ein Soda oder Mineralwasser mit einer Limetten- oder Zitronenscheibe, weil das erste Glas meist schnell geleert ist. Gehen Sie erst dann zu einem Glas Wein oder einem Longdrink über. Bestellen Sie zu der Flasche Wein eine Flasche Mineralwasser. Wechseln Sie ab: Erst Wasser, dann Wein. Auf diese Art führen Sie das Kommando.

ROH ODER GEKOCHT?

Vielfach wird angenommen, dass gekochtes Gemüse mehr Kalorien enthält als Rohkost. Das liegt daran, dass bestimmte Gemüsearten – zum Beispiel Spinat – beim Kochen zusammenfallen und man optisch weniger auf dem Teller hat. Die Kalorien bleiben allerdings die gleichen, ob man dieselbe Menge Spinat nun roh oder gekocht isst. Dasselbe gilt für Brokkoli, Zucchini, Karotten und jedes andere Gemüse.

ÜBER GESCHMACK LÄSST SICH (NICHT) STREITEN

Die Geschmacksknospen befinden sich auf der Zunge, im Rachen, im weichen Gaumen, an der Innenseite der Wangen, ja sogar in der Kehle, und sie besitzen unzählige Nervenfäden. Sowohl innerhalb der Geschmacksknospen als auch zwischen ihnen und dem Gehirn finden komplizierte Interaktionen statt, um die Geschmacksrichtungen – süß, sauer, bitter, salzig – zu unterscheiden und die Geschmacksintensität zu erkennen. Darüber hinaus verstärken Sinneszellen in Mund und Nase das Geschmackserlebnis. Deshalb kann man bei einer Erkältung auch weniger schmecken. Außerdem nimmt ein Nerv, der Gehirn, Nase und Mund verbindet, die Schärfe in Nahrungsmitteln wie Chilipfeffer, die Frische in Lebensmitteln wie Minze und die Kohlensäure in einigen Getränken wahr.

Warme Speisen schmecken intensiver als kalte, weil Wärme süße sowie bittere Geschmacksstoffe verstärkt, wohingegen Kälte sie abschwächt.

Denken Sie daran, wenn Sie eine gute Mahlzeit genießen. Ihre Geschmacksknospen brauchen Zuwendung. Und wenn sie bekommen, was Sie wollen, dann ist im Gegenzug auch Ihr Magen hochzufrieden.

Beim Zubereiten von Gemüse sollte man allerdings darauf achten, es nicht so weich zu kochen, dass alle wertvollen Inhaltsstoffe verloren gehen. Das Kochen bewirkt weder einen Kalorienunterschied noch einen gesundheitlichen Nachteil, sondern vergrößert einfach die Variationsmöglichkeiten. Gekochtes Gemüse ist sättigender und macht zufrieden, lässt mehr an eine richtige Mahlzeit denken, besonders wenn es gut gewürzt ist. Pilze oder chinesisches Gemüse können beispielsweise mit dem Wok sehr schmackhaft zubereitet werden. Ebenso lecker sind gebackene Auberginen oder eine Karotten-Koriander-Suppe.

Sie müssen sich also nicht verpflichtet fühlen, das »Kaninchenfutter« zu essen, das viele Leute mit Diäten gleichsetzen. Rohes Gemüse – Salatblätter, Sprossen, Sellerie und Karottenstangen – sind nicht jedermanns Sache. Selbst wenn Sie Rohkost lieben, wird es irgendwann zu viel. Gekochtes Gemüse verschafft Ihnen mehr Alternativen und ist darüber hinaus ein Plus für die Gewichtsabnahme.

Den folgenden Ratschlag sollten Sie zu Ihrem Mantra machen: Essen Sie so viel Gemüse wie Sie mögen, in welcher Form auch immer.

FLÜSSIGE FAKTEN

Der menschliche Körper enthält so viel Wasser wie eine ansehnliche Pfütze. Das Wohlbefinden und die Gesundheit sind sehr stark von einer konstanten Flüssigkeitszufuhr abhängig. Nimmt man zu wenig Wasser zu sich, kann man leicht dehydrieren. Normalerweise scheidet der Mensch täglich zwei bis drei Liter Wasser mit der Atemluft, dem Schweiß und beim Niesen aus. Entsprechend mehr wird bei sehr heißer, sehr kalter, trockener oder verbrauchter Luft ausgeschieden – im Flugzeug zum Beispiel. Daher die vielzitierte Empfehlung, täglich zwei bis drei Liter Wasser zu trinken. Hier sind einige Wege, mit denen eine ausreichende Flüssigkeitszufuhr garantiert ist.

Trinken Sie immer, wenn Sie durstig sind. Durst ist ein ziemlich verlässlicher Indikator für das Bedürfnis nach Flüssigkeit. Wenn man seinem Durst nachgibt, muss man sich meist nicht kontrollieren, um die empfohlene Menge zu sich zu nehmen! Doch Ausnahmen bestätigen die Regel – zum Beispiel bei exzessivem Training.

Verschmähen Sie keine Limonaden oder Softdrinks. Auch wenn Wasser der leichteste, schnellste und wahrscheinlich auch beste Weg ist, den Körper mit Flüssigkeit zu versorgen, haben Sie vielleicht hin und wieder das Bedürfnis nach Limonade. Auch die darin enthaltene Flüssigkeit zählt, insbesondere wenn Sie einen natron- und kohlenhydratarmen Diätdrink zu sich nehmen.

Zufuhr aus dem Garten. Obst und Gemüse enthalten viel Flüssigkeit!

Auch Tee und Kaffee zählen. Die Mär hält sich hartnäckig, dass das Koffein in Tee, Kaffee und anderen koffeinhaltigen Getränken dem Körper Flüssigkeit »entzieht«. Koffein wirkt zwar harntreibend, doch behält der Körper die Hälfte der Flüssigkeit zurück.

Verwenden Sie Gemüse in Suppen und Eintöpfen. Marinieren Sie es. Pürieren Sie Ihr Gemüse, braten Sie es, schneiden Sie es klein, legen Sie es ein, grillen Sie es, servieren Sie es mit kalorienarmen Saucen, Dressings, Relishes, Chutneys, mit Salz und Pfeffer, Gewürzen oder Kräutern. Es spielt keine Rolle, wie Sie es essen, Hauptsache, Sie essen es.

DAS SALZ UND DIE FIGUR

Etwa 95 Prozent meiner Patienten achten bei ihrer Ernähung auf den Salzkonsum. Wer permanent über das Abnehmen nachdenkt, neigt einfach zu der Annahme, dass alles, was schmeckt, eingeschränkt werden muss. Daher steht für sie alle fest, dass Leckereien wie Sojasauce, Mixed Pickles und Suppen »schlecht« sind.

Natrium, das eine wichtige Rolle im Flüssigkeitshaushalt des Körpers spielt, ist dem Fettabbau aber nicht abträglich. Es kann natürlich sein, dass Ihr Arzt Ihnen rät, den Salzkonsum aus medizinischen Gründen einzuschränken, aber das ist nicht Thema dieses Buches.

Salz kann das Abnehmen sogar fördern: Erstens hat es keine Kalorien und zweitens verleiht es den Speisen Würze. Salzige Dressings und Saucen zu Gemüse, Meeresfrüchten und Suppen können also bewirken, dass Sie mehr von diesen gesunden kalorienarmen Lebensmitteln verzehren.

Trotzdem kann es sein, dass die Waage ein oder zwei Pfund mehr anzeigt, wenn man sich für salzhaltige Lebensmittel wie Dosensuppen oder Tomatensaft entscheidet, aber das liegt nur daran, dass der Körper vermehrt Wasser speichert – Wasser, und keinesfalls Fett.

Umgekehrt kann eine salzarme Diät, vor allem bei hoher Flüssigkeitszufuhr, zunächst die Nieren anregen, viel Wasser auszuscheiden. So verliert man viel Wasser und damit scheinbar auch an Gewicht. Das Fett jedoch bleibt unangetastet.

In beiden Fällen stellt sich das Gleichgewicht übrigens von selbst wieder ein. Fett, ob mit oder ohne Salz, wird nur durch Kalorienbeschränkung und Bewegung abgebaut.

IHR FEIND – DIE WAAGE

Heute Morgen sind Sie zu Fuß ins Büro gegangen und waren den ganzen Tag über auf den Beinen. Nach der Arbeit haben Sie noch im Fitnesscenter trainiert. Zu Hause sind Sie sofort auf die Waage gestiegen, um Schwarz auf Weiß zu sehen, wie vorbildlich Sie sich verhalten haben.

Tatsächlich, die Waage zeigt fünf Pfund weniger an! Begeistert machen Sie sich auf den Weg in Ihr Lieblingslokal. Das muss schließlich gefeiert werden.

Dieser rasche Gewichtsverlust von fünf Pfund hat allerdings nichts mit Fettabbau zu

ÜBER DEN GESCHMACK

Die Geschmackswahrnehmung ist genetisch festgelegt. So wie die Wahrnehmungsschwelle – die von der Anzahl der jeweiligen Geschmacksknospen abhängig ist.

Etwa ein Viertel aller Menschen, die »Super-Schmecker«, besitzt mehr Geschmacksknospen und erlebt die unterschiedlichen Geschmacksrichtungen entsprechend intensiver. Ein weiteres Viertel besitzt weniger Geschmacksknospen als der Durchschnitt. Diese Menschen werden als »Nicht-Schmecker« bezeichnet. Super-Schmecker – in der Regel Frauen, weil Östrogen die Geschmackswahrnehmung verstärkt –, reagieren besonders sensibel auf eine Verbindung, die in einigen Gemüsesorten vorkommt und die ihnen diese Nahrungsmittel besonders schmackhaft erscheinen lässt. Nicht-Schmecker können für diesen Geschmack absolut unempfänglich sein, ebenso wie für den bitteren Nachgeschmack einiger Lebensmittel und Süßstoffe.

tun. Was Sie verloren haben, ist Wasser – der ganze Schweiß vom Training im Studio. Weil Ihr Körper dieses Wasser braucht, wird es auch bald wieder da sein – und mit ihm die fünf Pfund auf der Waage.

Stellen Sie sich eine andere, genauso wahrscheinliche Situation vor. Wieder sind Sie zu Fuß ins Büro gegangen und wieder waren Sie den ganzen Tag auf den Beinen. Auch haben Sie wieder das Fitnesscenter besucht. Zuversichtlich, abgenommen zu haben, steigen Sie, sobald Sie nach Hause kommen, auf die Waage.

Die Waage zeigt noch genau das gleiche Gewicht an wie am Morgen – vielleicht sogar ein Quentchen mehr! Der ganze Aufwand für nichts. Da kann man ja gleich aufgeben und sich etwas Leckeres gönnen!

Allerdings hat die Waage wieder gelogen. An diesem Tag haben Sie nämlich sehr viel getrunken. Vielleicht lag es auch an der salzigen Suppe, die sie zum Mittagessen gegessen haben oder an beidem zusammen. Was die Waage als minimale Gewichtszunahme registriert, ist nur Wasser – und das werden Sie schnell wieder los.

Und die Moral? Lassen Sie immer etwas Zeit verstreichen, ehe Sie sich erneut wiegen. Nichts ist deprimierender, als Bemühungen, die anscheinend keine Früchte tragen.

Wenn Sie nicht auf Ihre Waage verzichten können, dann kontrollieren Sie Ihr Gewicht höchstens einmal pro Woche.

Besser ist es, ein Kleidungsstück anzuziehen, dass entweder überhaupt nicht passt oder sehr eng ist. Wiederholen Sie diesen Vorgang

> **Ein schneller Gewichtsanstieg kann durch Wassereinlagerungen bedingt sein**

alle zehn Tage, um zu überprüfen, ob es jetzt anders sitzt. Je besser es sitzt, desto erfolgreicher waren Sie!

ES GIBT KEINE »SPERRSTUNDE«

»Essen Sie die Hauptmahlzeit mittags, nicht abends« … »nehmen Sie ein gesundes Frühstück ein, ob Sie nun Hunger haben oder nicht« … »essen Sie statt der drei Hauptmahlzeiten zu festgelegten Zeiten lieber mehrere kleine Mahlzeiten über den Tag ver-

DAS BETTHUPFERL

In Spanien hat es Tradition: Man isst erst spät abends, kurz vor dem Zu-Bett-Gehen.

Essen direkt vor der Schlafenszeit? Ist das nicht ein regelrechtes Herausfordern der Gewichtszunahme?

Augenscheinlich nicht. Die These, dass spätes Essen sich negativ auf die Gewichtsabnahme auswirkt, ist wissenschaftlich nicht haltbar. Diverse Studien belegen, dass die Essenszeit in keinem Zusammenhang mit dem Gewicht steht, und dass das Abendessen sich nicht an-

ders auf die Figur auswirkt als das Frühstück. Es kommt auf die Gesamtsumme der Kalorien an und darauf, wie viel man davon durch Bewegung wieder verbrennt.

Die Uhrzeit, zu der man Kalorien zu sich nimmt oder verbrennt, ist also nicht das Problem. Die Kalorien Ihres abendlichen Snacks werden verbrannt, wenn der Körper sie braucht. Auch im Schlaf verbrennt man nämlich 50 Kalorien pro Stunde.

teilt« … »essen Sie dreimal am Tag in regelmäßigen Abständen und täglich zu den selben Zeiten« … »essen Sie nicht nach 21 Uhr«. Kommt Ihnen das alles bekannt vor?

Es existiert eine wahre Flut an hilfreichen Hinweisen, Tipps, Regeln, Anweisungen und Formeln, wann man essen sollte und wann besser nicht.

Richten Sie sich mit dem Essen lieber nicht nach der Uhr. Essen Sie, wenn Sie Hunger verspüren. Ihr Körper macht sich schon bemerkbar, wenn er Nahrung braucht. Es mag ja sein, dass eine der obenstehenden Anweisungen sich positiv auf den Energiepegel, das Gewicht oder die Gesundheit allgemein auswirkt, was aber wirklich zählt, sind die Tagesgesamtkalorien.

Ich sehe keinen besonderen Vorteil darin, reichlich zu frühstücken – oder überhaupt zu frühstücken –, wenn man keinen Hunger hat. Und wenn Sie um vier Uhr morgens plötzlich Hunger bekommen – nur zu. Jederzeit, ob tagsüber oder nachts, kommt es auf die richtige Auswahl und nicht auf das Timing an, wenn Sie abnehmen wollen.

ZAHLENRATEN

»Wie viele Kalorien darf ich zu mir nehmen, um dabei noch abzunehmen?« Das ist die Standardfrage, die jeder stellt, aber niemand beantworten kann. Auch ich nicht. Meine Patienten bekommen keine spezielle Zahl genannt, und ebenso wenig kann ich die Leser dieses Buches damit versorgen.

Wenn Sie allerdings weniger Kalorien zu sich nehmen, als Sie brauchen, um Ihr momentanes Gewicht zu halten, nehmen Sie ab. Darum soll dieses Buch Ihre Wahrnehmung für Nahrungsmittel erweitern. Sobald Sie die kalorienarmen Alternativen zu dem kennen, was Sie momentan essen, ist der Kalorienzirkus für Sie Schnee von gestern.

Natürlich ist der Kaloriengehalt eines bestimmten Lebensmittels durch einen Blick auf die Verpackung leicht zu ermitteln.

Viel wichtiger ist es jedoch, einen Weg zu finden, mit dem gesundes und kalorienärmeres Essen für Sie angenehm wird. Sie suchen nach einem langfristigen Weg, mit dem Sie Ihre Einstellung zum Essen neu und positiv bestimmen.

NUR EINE HALBE PORTION?

Die meisten meiner Patienten glauben automatisch, dass sie zu viel essen. Sie glauben, um abzunehmen, müssten sie ihre Portionen halbieren.

Wenn man jedoch die Menge X an Essen braucht, um zufrieden zu sein, also die Menge, die man für gewöhnlich isst, dann ist das Scheitern mit der Hälfte von X – früher oder später – vorprogrammiert.

Letztlich meint man, man sei zu kurz gekommen, und das ist der Feind jeder Diät. Mit diesem Gefühl nimmt man ganz zwangsläufig wieder zu.

> **Um sich gut zu fühlen, müssen Sie Ihre Gelüste befriedigen**

Eine solche »FdH«-Diät (FdH: Friss die Hälfte; veraltete Diät-Idee) ist einfach überflüssig. Die Wahrheit ist nämlich, dass die meisten Leute, die auf ihr Gewicht achten, nicht genug essen. Was sie wirklich brauchen, sind größere Mengen an kalorienärmerer Kost. Sie müssen genug essen, um sowohl ihre Sinne als auch ihre Psyche zufrieden zu stellen.

SABOTAGE-LEBENSMITTEL

»Sabotage-Lebensmittel« gaukeln vor, beim Abnehmen zu helfen. Fakt ist aber, dass sie zur Gewichtskontrolle alles andere als geeignet sind. Gemeint sind all jene Produkte, die man sich während einer Diät genehmigt, weil sie weniger Fett oder Zucker enthalten als ihre »normalen« Verwandten.

Typischerweise hat man bei diesen Lebensmitteln kein schlechtes Gewissen und schlägt schnell mal über die Stränge. Daher sind »Sabotage-Lebensmittel« die einzigen Lebensmittel, von denen ich entschieden abrate. Sie sabotieren jegliche Bemühungen abzunehmen und untergraben den Erfolg.

Ganz oben auf der Liste der »Sabotage-Lebensmittel« stehen fettarme und fettfreie Backwaren. Glaubt man der Werbung, ist man sofort schlank. Die Erfahrung lehrt es anders. Es wird nämlich nur eine bestimmte Art der Kalorienzufuhr durch eine andere ersetzt.

Neben diesen offensichtlich irreführenden (und so verführerischen) Backwaren gibt es noch viele weitere Saboteure. Ich pflege diese in zwei Kategorien einzuteilen: die »Habenichtse« und die »Wohlhabenden«.

Die »Habenichtse« werben damit, welche »schlechten« Inhaltsstoffe sie offensichtlich nicht haben. Sie sind fettarm, fettreduziert, zuckerfrei, natriumarm und so fort. Besonders fatal ist die Bezeichnung »Ohne Cholesterin«. Auch cholesterinfreie Lebensmittel können echte Dickmacher sein. Pommes frites und Kartoffelchips zum Beispiel enthalten zwar kein Cholesterin, aber dafür umso mehr Fette und demnach Kalorien.

Die andere Kategorie der »Sabotage-Lebensmittel« – die »Wohlhabenden« – sind mit dem Etikett »gesund und natürlich« versehen. Oft verfällt man dem Irrglauben, diese Produkte zum Ausgleich für eine Sünde essen zu dürfen, ja fast essen zu müssen.

Diese Produkte sind beispielsweise mit Fruchtsaft oder Honig anstelle von raffiniertem Zucker gesüßt. Der Riegel besteht aus Johannisbrot anstatt Schokolade. Die Pommes

WORAUF DENN REDUZIERT?

Als Käseliebhaber kaufen Sie vielleicht aus Gewichtsgründen fettreduzierten Käse, aber 50 g davon enthalten genauso viel Fett und Kalorien wie 50 g Salami. Tatsächlich liefern viele fettreduzierte Käsesorten die gleiche Kalorienmenge wie der reichhaltigste Brie oder Camembert an der Käsetheke.

Unsere Ernährungswissenschaftlerin berichtet, dass sie mehr Leute kennt, die wegen fettarmer Backwaren zugenommen haben als wegen irgendeines anderen Lebensmittels. Man bildet sich nämlich leicht ein, sie seien sowohl gesund als auch kalorienarm; besonders dann, wenn man die halbe Packung futtern muss, bis man endlich satt ist. Unglaublich: Eine ganze Melone liefert die gleiche Kalorienmenge wie ein einziger fettfreier Keks.

Und nicht nur das – die Melone liefert noch dazu Ballaststoffe, Vitamine und Mineralstoffe.

Ein klassischer Saboteur ist auch das Johannisbrot. Die Nährwerte scheinen okay, und es wird als die fettarme Antwort auf Schokolade angepriesen. Tatsächlich jedoch hat dieser Schokoersatz einen der Schokolade ebenbürtigen Fett- und Kaloriengehalt – dank des Herstellungsverfahrens, mit dem Johannisbrot in Riegelform gebracht wird. Wenn Sie Schokolade brauchen, dann essen Sie Schokolade.

frites mögen aus anderem Gemüse als Kartoffeln hergestellt sein. Die Liste ist endlos. Die Ersatzstoffe scheinen gesund und natürlich, sodass man schnell dem Glauben verfällt, dass sie auf jeden Fall besser sind als leere Kalorien.

Ein mit Honig gesüßter Keks ist jedoch ebenso kalorienreich wie ein mit Zucker gesüßter. Und Pommes frites aus Süßkartoffeln oder Pastinaken unterscheiden sich von herkömmlichen Pommes frites nur in ihren Inhaltsstoffen, nicht in der Kalorienzahl. Sie sind nicht »besser«.

ERTAPPT

In der Regel ist es besser, »echte« Kekse oder Pommes frites zu essen.

Selbst wenn ein Saboteur nämlich weniger Fett, Zucker oder sogar weniger Kalorien als das normale Produkt enthält, erlaubt man sich mit fast hundertprozentiger Wahrscheinlichkeit, häufiger – und wahrscheinlich auch reichlicher – zuzugreifen. Insgesamt liefert das Produkt also mehr Kalorien.

Ein Blick auf die Nährwerttabelle der Packung würde die Erzeugnisse schnell entlarven, aber oft betrügt man sich lieber selbst, etwa so: »Jetzt brauche ich aber wirklich einen Keks – und dann greife ich lieber zum fettarmen!«. Mit anderen Worten: Man ist schnell überzeugt, dass der so genannte Diätkeks nicht »so schlimm« sein kann.

Weil der Diätkeks längst nicht so gut schmeckt wie ein normaler Keks, isst man mehr davon, um sich satt zu fühlen. Auf diese Art sabotieren diese Produkte Ihren Willen, abzunehmen.

Sicherlich sind nicht alle fettarmen oder zuckerfreien Produkte sinnlos. Wie auf den folgenden Seiten ersichtlich, empfehle ich viele davon und führe sie auch auf meiner »Jederzeit-Liste« auf Seite 138 auf. Wie auf den zahlreichen Abbildungen in diesem Buch zu sehen, gibt es eine ganze Bandbreite kalorienarmer Produkte, die Sie ohne jede Beschränkung genießen können. Hüten Sie sich aber vor den »Sabotage«-Produkten!

DIE OLESTRA-STORY – ZU SCHÖN, UM WAHR ZU SEIN?

Weil die westliche Welt nach immer mehr fettarmen Produkten verlangt, steht die Lebensmittelbranche unter großem Druck, immer neue Ersatzstoffe auf den Markt zu bringen. Einer dieser Ersatzstoffe, mit dem die Rechnung endlich aufgehen sollte, gibt Anlass zu unzähligen Kontroversen. Das synthetisch hergestellte Olestra ist ein Fettersatz, der nicht vom Verdauungssystem resorbiert wird. In den USA sehr beliebt, kommt es auch in anderen Ländern gelegentlich in Snacks wie Pommes frites vor. Es ist nicht nur kalorien-, sondern auch cholesterinfrei und friteusentauglich. Das Beste: Es schmeckt! Ein Wunder: Olestra erlaubt Pommes frites, die schmecken wie immer und trotzdem weniger Kalorien haben. Zu schön, um wahr zu sein?

Genau das, denn Olestra hat einen schmerzlichen »Nebeneffekt«: Bei vielen Konsumenten führt schon eine kleine Menge davon zu starken Magenkrämpfen und Durchfall. Außerdem ist noch immer nicht erwiesen, wie Olestra in die Aufnahme der fettlöslichen Vitamine A, E, D und K eingreift. Obwohl die Hersteller ihre Olestraprodukte mit zusätzlichen Vitaminen angereichert haben, verlassen diese den Körper vermutlich gemeinsam mit den unresorbierten Fetten wieder.

Die Versorgung mit fettlöslichen Vitaminen ist beim Verzehr eines wohlschmeckenden, kalorienreduzierten Olestra-Produkts womöglich nicht gewährleistet. Ebenso verliert man Carotinoide – wie Beta-Carotin –, die als Antioxidantien unentbehrlich sind und eine vorbeugende Rolle – zum Beispiel gegen Krebs und Herzerkrankungen – spielen. Es ist schlicht unklar, wie viele dieser Nährstoffe dem Körper vorenthalten werden und welche Langzeitfolgen zu erwarten sind. In diesem Sinne würde ich empfehlen, Olestraprodukte höchstens in kleinen Mengen und nur hin und wieder zu essen. Besser ist es, ganz darauf zu verzichten.

HEISSHUNGERATTACKEN UND APPETIT: ALLES KOPFSACHE?

Appetit ist für uns ein unbestimmtes Verlangen. Mit Heißhungerattacken hingegen verbinden wir ein starkes, fast schon zwanghaftes Bedürfnis nach einem ganz speziellen Produkt.

Die Wahrheit ist, dass kein Mechanismus im menschlichen Körper bekannt ist, der ein

> ### Heißhungerattacken haben viele Ursachen

physiologisches Bedürfnis nach einem Nährstoff in Heißhunger auf ein Produkt mit eben diesen Nährstoffen übersetzt. Außerdem weiß jeder, dass die Gelüste, die uns hin und wieder heimsuchen, selten Lebensmittel betreffen, die gesund sind. Wann hatten Sie das letzte Mal das Gefühl, »unbedingt« einen Teller Brokkoli zu brauchen? Wie sieht es aber mit einem Schokoladenbrownie aus? Machen Sie sich keine Sorgen: Ohne allzu großen Aufwand ist es durchaus möglich, eine »gute« Heißhungerattacke auszulösen.

Heißhungerattacken entstehen aus einem Zusammenspiel von neurochemischen, nährwerttechnischen, kulturellen und psychologischen Faktoren, das noch nicht genügend erforscht ist. Trotzdem sind diese Attacken real.

Auf der Suche nach einem appetitzügelnden Mechanismus haben Forscher der University of California am Irvine College of Medicine einen Rezeptor im Gehirn entdeckt, der das Essverhalten maßgeblich steuert. Dieser Rezeptor bindet sich an eine Substanz des zentralen Nervensystems, die sich Melanin-konzentrierendes Hormon (MCH) nennt und regelt, wie oft und wie viel man isst. Mit einem Medikament, das diesen Rezeptor blockiert, könnte man seinen Heißhunger wahrscheinlich in den Griff bekommen.

VERZICHT UND HEISSHUNGERATTACKEN

Einen Hinweis darauf, wie der menschliche Appetit funktioniert, liefert die Tatsache, dass Heißhungerattacken sich normalerweise auf etwas richten, dass man gerne isst, sich aber meistens versagt. Wer ständig Diät lebt, hat wesentlich häufiger mit Heißhungerattacken zu kämpfen als Nicht-Diätler. Der Verzicht auf bestimmte Produkte und/oder der Abbau von Körperfett können genau jene körpereigenen Substanzen, die den Appetit steuern, tiefgehend beeinflussen. Die gertenschlanke Frau, die nie Diät hält, muss auf nichts verzichten; von Zeit zu Zeit mag sie das Verlangen nach einem Eisbecher überkommen, doch wird dieses nie zur Besessenheit werden. Die Diätgeplagte dagegen entscheidet sich vermutlich ungefähr 15-mal um, welche Sorte sie nimmt, nur um sich anschließend vorzuwerfen, die Diät abgebrochen zu haben.

BEWUSST ÜBER DIE STRÄNGE SCHLAGEN

Fragen Sie sich bei der nächsten Heißhungerattacke, was Sie wirklich wollen. Muss es tatsächlich der Eisbecher sein? Oder tut es nicht auch ein gefrorener Joghurt? Oft kann

HORMONE UND GESCHMACK

Die Hormone scheinen den Appetit zu beeinflussen: Frauen haben häufiger Heißhungerattacken als Männer. Schwangere Frauen haben oft Appetit auf salzige oder pikante Speisen.

Ähnlich sieht es vor der Menstruation aus. Wechselnde Hormonspiegel wirken sich auf die Geschmackswahrnehmung von Salz aus.

eine Heißhungerattacke mit einem kalorienärmeren Produkt, das einen ähnlichen Geschmack und eine ähnliche Konsistenz hat, befriedigt werden.

Ein bewusstes Über-die-Stränge-schlagen verhindert das erfolgreiche Abnehmen nicht! Trotzdem scheint es wie ein Affront auf die guten Vorsätze. Es handelt sich um etwas, das man eilig tut, fast schon verstohlen, als wäre der Verzehr eines kalorienreichen Produkts eine Untat. Wenn Sie Ihr Über-die-Stränge-schlagen jedoch vorher gut überdenken und sich dann bewusst darauf einlassen, kann es Ihnen wohlverdienten Genuss ohne Reue bereiten.

Eine meiner Patientinnen, Annie, erlebte nach dem Griff in den Brotkorb stets eine solche Heißhungerattacke, dass sie hinterher todunglücklich war. Nach einem wirklich kurzen Ernährungs-Coaching erzählte sie mir von einer wundervollen Erfahrung, die sie gemacht hatte: »Ich habe mich zum Mittagessen mit einer Freundin getroffen und köstlich gegessen, Fisch mit gegrilltem Gemüse. Auf dem Weg nach Hause bin ich an meiner Lieblingsbäckerei vorbeigekommen. Gerade holten sie frisch gebackenes Brot aus dem Ofen, und es roch einfach überwältigend. Ich bin hineingegangen und habe mir ein Sesambrot gekauft. Früher hätte ich ein paar Bissen gegessen und

> **Mehr Genuss –
> weniger Verdruss**

mich total unkontrolliert gefühlt. Aber jetzt konnte ich jeden Bissen genießen und fühlte mich in keiner Weise schuldig.«

Das Brot hatte 840 Kalorien, und eine ausgewogene Mahlzeit war es sicherlich auch nicht. Da Annie jedoch den ganzen Tag lang kalorienarm und gesund gegessen hatte, brachte ihr Über-die-Stränge-Schlagen weder

eine Gewichtszunahme, noch einen Mangel an Nährstoffen, noch Schuldgefühle mit sich. So fühlte sie sich »mit sich selbst im Reinen«. Was auch immer Sie schwach werden lässt, genießen Sie es.

LANGEWEILE

Viele Diäten scheitern, weil man es schnell »satt« hat, immer und immer wieder die gleichen oder ähnliche Dinge zu essen. Mit meinem Programm kann keine Langeweile entstehen, weil kein Nahrungsmittel verboten ist.

> **Mit einer Vielfalt
> an Alternativen kommt keine
> Langeweile auf**

Sie müssen sich nicht auf bestimmte Lebensmittel in bestimmten Mengen beschränken. Im Gegenteil – ich möchte Ihre Auswahl sogar erweitern.

VERSAGEN AUSGESCHLOSSEN

Wer seine Diät einmal sausen lässt, fühlt sich meist als Versager. Immer schwingt ein moralischer Unterton mit. Rasch bezichtigt man sich einer Charakterschwäche, das Selbstbewusstsein ist angeschlagen. Darunter leidet der Plan, abzunehmen. In der Regel können sich die Patienten sehr schnell mit meinem Programm anfreunden, einerseits weil sie abnehmen wollen, andererseits weil es sich mit den aufgezeigten Alternativen gut leben lässt. Natürlich gibt es immer wieder Tage, an denen sie nicht abnehmen. Das ist normal und menschlich. Es sagt nichts über ihre Persönlichkeit aus. Rechnen Sie auch damit. Akzeptieren Sie, dass Sie an dem einen oder anderen Tag mehr Kalorien essen als sonst, und machen Sie einfach weiter. Diese Umstellung ist ein dauerhafter Prozess, und langsam ändert sich Ihre Einstellung zum Essen.

STARTSCHUSS FÜR DAS BILDERBUCH-PROGRAMM

Jede noch so lange Reise beginnt mit dem ersten Schritt.

Auch das Programm in diesem Buch ist der erste Schritt einer Reise, die immer weitergeht, der erste Schritt in ein Abenteuer, das Ihr Leben verändert.

Neue Patienten kommen häufig auf Empfehlung anderer Patienten in meine Praxis. Eine meiner Patientinnen, Karen, legt dabei besonders viel Eifer an den Tag.

Wenn mich ein neuer Patient auf Empfehlung von Karen besucht, ist es immer überraschend, woher die beiden sich kennen. Vielleicht ist sie beim Friseur unter der Wärmehaube mit einer anderen Kundin ins Gespräch gekommen, oder mit einem weiteren Gast auf einer Hochzeit. Vielleicht hat sie sich auch mit ihrem Sitznachbarn im Zug unterhalten.

Ich weiß nicht, wie diese Gespräche sich anbahnen, aber sowie das Thema Gewicht aufkommt, überzeugt sie jeden davon, an meinem Training teilzunehmen.

Vor etwa einem Jahr tauchte Karen eines Tages gegen Mittag unerwartet in meinem Büro auf. Sie war mit einem guten Freund essen gewesen und hatte ihn aus dem Restaurant direkt in meine Praxis gebracht.

Dies ist natürlich eine absolute Ausnahme. Die meisten halten sich nach einem ausgiebigen Mittagessen wohl eher fern von mir und meinen Kollegen. Karens Freund sah jedoch gutmütig darüber hinweg, »entführt« worden zu sein. Er hatte allerdings anscheinend Bedenken. Nachdem ich ihm die Prinzipien meines Programms erklärt hatte, bat ich ihn, in Ruhe und zu Hause darüber nachzudenken. Ich war nicht sicher, ob er sich wieder melden würde, doch fünf Tage später rief er an. Nach sechs Monaten wog er über 20 Kilo weniger.

Heute ist Ihr erster Tag, an dem Sie anders essen

WAS FÜHRT SIE HER?

In einer Studie mit Teilnehmern, die mindestens zwölf Kilo abgenommen und dieses Gewicht auch mindestens ein Jahr lang gehalten hatten, berichteten alle Teilnehmer von einer besonderen »Stunde der Wahrheit«, einem Ereignis oder einer plötzlichen Erkenntnis, die sie motivierte, mit dem Abnehmen zu beginnen. Für jenen war es ein inspirierender Artikel in einer Zeitschrift. Für einen anderen, dass er sich in voller Körpergröße in einem Spiegel gesehen hatte. Von einem weiteren weiß ich, dass er nicht mit seinem Sohn spielen konnte, ohne ins Keuchen zu geraten.

Einigen wurde von ihrem Hausarzt aus medizinischen Gründen dazu geraten, abzunehmen: Drohender Diabetes, erhöhter Blutdruck oder ein zu hoher Cholesterinspiegel waren die häufigsten Ursachen. Andere Patienten waren ihr Leben lang schlank und erlebten nun, im mittleren Alter, eine gravierende Gewichtszunahme. Auch ein traumatisches Ereignis, wie das Scheitern einer Ehe, eine berufliche Krise oder die Midlifecrisis kann eine Gewichtszunahme herbeiführen.

DIE KRAFT DES VERSTEHENS

Auch wenn jeder Patient seine persönlichen Gründe für den Besuch bei mir hat, teilen sie doch alle das gleiche Bedürfnis: Sie wollen ihre Einstellung zum Essen verändern. Gewogen wird bei uns niemand! Sobald jemand den überaus wichtigen ersten Schritt durch meine Tür getan hat, nimmt er oder sie an einem Beratungsgespräch mit mir, mit einem Ernährungswissenschaftler und einem Psychologen teil. Denn alle drei Disziplinen – Medizin, Ernährungswissenschaft und Psychologie – sind wichtig, wenn es darum geht, die Einstellung jedes einzelnen Patienten zum Essen zu verstehen. Wenn jemand dabei helfen soll, diese Einstellung zu ändern, müssen alle drei Einflussfaktoren berücksichtigt werden. Die Veränderung wird letztlich die Waage deutlich machen, doch weder beginnt, noch endet sie dort.

Jeder Mensch hat sein ganz persönliches Essmuster. Immer wieder haben sich diese Muster bei den Tausenden von Leuten, denen wir im Laufe der Zeit zugehört haben, herauskristallisiert. Wie auch immer die persönliche Diätgeschichte des Einzelnen ist, diese Muster hängen weitestgehend vom Lebensstil ab.

Fast jeder erkennt sich in einem der vier klassischen Esstypen wieder, die nicht nur den jeweiligen Lebensstil, sondern auch die damit einhergehenden Essgewohnheiten charakterisieren. Bevor es an die Veränderung geht, müssen die Patienten ihre eigenen Essgewohnheiten erkennen.

DIE VIER KLASSISCHEN ESSTYPEN

Die Typen sind so lebensecht, dass ich sie nach Patienten von mir benannt habe, die die klassischen Charakteristika am besten verkörperten:

■ Susan ist das klassische Beispiel einer Büroangestellten, die an den Schreibtisch gefesselt ist.

> **Voraussetzung für die Veränderung ist, dass Sie erkennen, welcher Esstyp Sie sind**

■ Dann gibt es Stan, den Geschäftsreisenden, der ständig an Geschäftsessen teilnimmt.
■ Diana ist die typische Hausfrau und Mutter, die sich rund um die Uhr um Kinder und Haushalt kümmert.
■ Doug verkörpert den Studenten oder Schichtarbeiter, der immer nur auf die Schnelle isst.

Nach dem Eingangsgespräch rate ich meinen Patienten, ein Ess-Tagebuch anzulegen, in dem sie auflisten, was sie unter welchen Umständen essen und wie ausgeprägt das jeweilige Hungergefühl ist bzw. war.

Auf den folgenden Seiten sehen Sie die Ess-Tagebücher von Susan, Stan, Diana und Doug, bevor sie mit meinem Programm begonnen haben. Diese Tagebücher illustrieren die vier klassischen Esstypen sehr anschaulich. Ich weiß, dass Sie möglicherweise weder ein Schreibtischtäter, noch ein Manager, noch eine Mutter mit kleinen Kindern, noch ein Student oder Schichtarbeiter sind. Aber ich wette dennoch, dass Sie Ihr eigenes Essverhalten in einem der vier Typen wiedererkennen.

ESSTYP NUMMER 1: DER SCHREIBTISCHTÄTER

Susan gestand mir, dass sie glaubt, von jeweils 60 Sekunden ihres Lebens rund 45 ans Essen zu denken. Obwohl sie »die halbe Zeit« Diät lebt, hält sie sich für die dickste Person »und für die einzige, die gleich verhungert«. Diese Aussage kann man als Leitspruch für das Essverhalten des »Schreibtischtäters« sehen.

Kommt Ihnen das bekannt vor? Die Chancen stehen gut, wenn Sie jeden Tag mit dem Wunsch beginnen, möglichst nichts zu essen. Sie reihen sich in die Schlange an der Sandwichtheke, der Cafeteria oder am Teewagen ein, fest entschlossen, diesmal nur einen Kaffee zu trinken. Aber irgendwie hören Sie Ihre innere Stimme nach dem Plunderteilchen betteln. »Manchmal«, sagt Susan, »kaufe ich stattdessen den Diätdonut – ganz schlicht,

Der Tagesrhythmus wird vom Essen und den Gedanken daran bestimmt

ohne Zucker, ohne Konfitüre. Der muss ja ein paar Kalorien weniger haben, nicht wahr?«

Stress macht Appetit, und Sorgen führen zu Stress, und ich wette, dass eine Ihrer größten Sorgen das Übergewicht ist. Vielleicht liegt bei Ihnen, wie bei Susan, eine erbliche Vorbelastung für eine Herzkrankheit oder Diabetes oder ein anderes Leiden vor, und eine Gewichtsabnahme könnte Ihnen buchstäblich das Leben verlängern. Trotzdem reicht Ihre Angst nicht aus, um an Ihrem Verhalten wirklich etwas zu ändern. Davon abgesehen findet man ganz leicht einen Weg, nicht aktiv zu werden. Susan hörte mit dem Laufen auf, weil ihr das Knie wehtat. Als Steuerberaterin ist sie sowieso von Januar bis April im Dauerstress, sodass sie während dieser Monate »wirklich keinen Kopf für andere Dinge« hat. Diese Erklärung macht sie selbst stutzig. »Nicht, dass der Rest des Jahres so einfach wäre«, fügt sie schließlich hinzu.

Wahrscheinlich nehmen Sie Ihr Mittagessen am Schreibtisch ein. Und ich wäre nicht verwundert, wenn Sie immer wieder beim gleichen Imbiss bestellen. Vielleicht eilen Sie auch in die Cafeteria. Dort versuchen Sie, möglichst etwas »leichtes« zu essen. Susans übliche Mahlzeit besteht aus »einem Hühnersalat mit Caesar Dressing oder, wenn ich wirklich zurückschraube, Salat mit Hähnchenbrust und nur mit etwas Essig-Öl-Dressing und eventuell einer oder zwei Scheiben Baguette. Manchmal, wenn ich unbedingt ein Dessert haben muss, esse ich Reispudding.«

Ihre Arbeit ist hart – das sagen alle – und am späten Nachmittag ist Ihre Energie auf dem Nullpunkt. Irgendjemand im Büro hat immer Süßigkeiten oder Nüsse auf dem Schreibtisch. Natürlich haben Sie selbst keinen solchen Vorrat – sie haben viel zu viel Angst, ständig den Mund voll zu haben –, aber gelegentlich greifen sie in besagte Schüssel. Es würde mich nicht wundern, wenn Sie der Kollegin hin und wieder Ersatz besorgten, damit Sie sich nicht so schlecht dabei fühlen, wenn Sie sich ab und zu bei ihr bedienen.

Wenn Susan einen Snack braucht, geht sie zum Automaten. Sie nimmt die fettarmen Kekse oder den fettarmen Müsliriegel, in dem

Automaten kann man nur schwer widerstehen

Glauben, diese seien allemal besser als ein Schokoladenriegel.

Nach Feierabend gehen sie und eine Gruppe Kollegen oft noch etwas trinken. Gelegentlich nimmt man dabei auch noch einen kleinen Feierabendsnack zu sich. Susan versucht, sich am Riemen zu reißen, macht sich aber letztlich doch über Chicken Wings und Fleischbällchen her – ihrer Meinung nach die beste Wahl. Immerhin sind es ja Eiweiße.

Anschließend geht sie nach Hause. Man hatte einen langen, anstrengenden Tag, einige Kleinigkeiten zum Essen, auf die man nicht verzichten konnte und einen oder zwei Drinks. Jetzt hat sie Hunger. Susan trinkt in

SUSANS ESS-TAGEBUCH

Zeit	Gericht	Hungergrad (0-4)	Situation	Kommentar
9:00 Uhr	Trockener Bagel und un-gesüßter Grapefruitsaft	3	Am Schreibtisch während der Arbeit	Guter Start in den Diättag
Mittag	Helles Truthahnfleisch auf Roggenbrot mit Senf	3	Am Schreibtisch während der Arbeit	Immer noch auf Diät
15:00 Uhr	Fettreduzierte Kekse (eine Packung)	3	Kaffeepause am Automaten	Fühlte mich schwach; brauchte einen Energieschub
18:30 Uhr	Chinesisches Essen zum Mitnehmen: gedünstetes Gemüse mit Rindfleisch; weißer Reis; ½ Frühlingsrolle	3	Zu Hause beim Fernsehen	Diätessen ohne Geschmack; habe eine halbe Frühlingsrolle gegessen, die andere Hälfte weggeworfen; musste es haben
21:00 Uhr	Fettarme Eiscreme; ein Stück fettarmer Kuchen, tiefgefroren	1	In der Küche beim Telefonieren	Brauchte etwas Süßes, wollte aber nicht unkontrolliert essen – kein schlechter Diättag

der Regel mehrere Gläser Saft, um den Appetit zu dämpfen. »Und dann, wenn es gar nicht anders geht, mache ich mir ein Hühnerbrustfilet. Doch hinterher habe ich immer noch Hunger und greife zu einer Tüte Karottensticks. Aber die schmecken wie Medizin.«

Danach hat man sich natürlich eine Belohnung verdient. Bei Susan sind es oft Kekse und fettarmer Käse. Nach dieser salzigen Kost steht ihr der Sinn nach etwas Süßem. Also gönnt sie sich etwas fettarme Eiscreme oder fettreduzierten Kuchen aus dem Gefrierschrank. Susans Tag ist wirklich vom Essen dominiert. Klingeln da nicht die Alarmglocken?

MEIN KOMMENTAR ZU SUSAN

Susan trinkt Fruchtsaft, weil sie glaubt, ihren Hunger damit schon vor dem Essen stillen zu können. Da Fruchtsaft viel Zucker und Kalorien enthält, ist dies allerdings eine schlechte Wahl. Tagsüber isst sie schale, langweilige »Diätprodukte« und verzehrt damit zweifellos weit mehr Kalorien als sie glaubt. Außerdem ist sie ständig hungrig. Ich würde ihr zu sättigenderen, schmackhafteren Alternativen raten. Susan könnte viel mehr leckere Kost mit viel weniger Kalorien essen. Sie nimmt sehr wenig Obst und Gemüse mit wertvollen Ballaststoffen zu sich.

Fazit: Susan ist der Prototyp einer Person, die Diät hält. Sie bevorzugt fettarme Produkte in der Annahme, diese seien die Lösung für ihr Gewichtsproblem. Sie ahnt nicht, dass fettarm nicht gleichbedeutend mit kalorienarm ist. Außerdem ist ihre Lebensmittelauswahl so langweilig, dass sie zum Abendessen die fettige, kalorienreiche Frühlingsrolle braucht, um den ansonsten faden Geschmack ihres Essens zu kompensieren.

ESSTYP NUMMER 2:
DER GESCHÄFTSREISENDE

Für jemanden, der geschäftlich viel unterwegs ist, sind Mahlzeiten ein wesentlicher Bestandteil seiner Arbeit. Viele der wichtigsten Meetings und Konferenzen finden zu den typischen Essenszeiten statt. Ein reichhaltiges Frühstück, ein mittägliches Geschäftsessen, ein Abendessen mit Kunden: Das ist der Kern Ihres Berufslebens. Und es wird erwartet, dass Sie mitziehen. Einige Komponenten dieses Geschehens – das Wann, das Wo und das Was – liegen meist nicht in Ihrem Einflussbereich. Bei Überseereisen ist es häufig schwierig, den Jetlag zu kompensieren und einen normalen Rhythmus für die Mahlzeiten zu finden.

> **Wo oder wann Sie das nächste Mal essen, ist oft nicht vorherzusehen**

Wenn Sie mit dem Flugzeug reisen, können Sie niemals sicher sein, welche Bordmahlzeit oder welcher Snack Sie erwartet – wenn es überhaupt etwas gibt. Daher essen viele Geschäftsreisende »auf Vorrat«. Auch Stan nimmt oft etwas zu sich, für den Fall, dass er später nicht mehr dazu kommt, sogar während der Fahrt ins Büro: Einen Muffin und Kaffee. Im Büro versucht er nämlich, mindestens eine Stunde Arbeit einzuschieben, ehe er geschäftlich wieder außer Haus muss.

Später, am Flughafen, »schnappe ich mir noch schnell ein belegtes Brötchen oder etwas in der Art, weil ich nicht weiß, was es im Flugzeug gibt. Manchmal warte ich auch ab und hoffe, dass etwas serviert wird, und das esse ich dann auch, egal was es ist.«

Essen, was da ist, wenn es denn da ist: Das scheint das Mantra. Typische Geschäftsreisende fühlen sich dem von anderen diktierten Zeitplan hilflos ausgeliefert. Darum sind sie auf den Treibstoff, den das Essen liefert, angewiesen und sorgen sich, wann und womit sie das nächste Mal »auftanken« können.

Eine Diät ist für jemanden wie Stan nicht machbar. »Ich kann nicht im Voraus planen, wann ich unterwegs bin. Dafür bin ich nicht verantwortlich. Diäten habe ich schon versucht, aber glauben Sie mir, man kann keine Mahlzeiten in der Aktentasche herumtragen oder den Kollegen sagen, dass man zum Abendessen nur 150 Gramm Lammfleisch essen darf. Das geht einfach nicht.«

Konferenzen, Seminare und Briefings stellen eine besondere Herausforderung dar. Ununterbrochen wird ein Teller nach dem anderen serviert. Zum Mittagessen, erzählt Stan, »werden einfach belegte Brötchen und Kekse verteilt, und ich habe keine andere Wahl. Genauso läuft es beim Abendessen auf einer Konferenz: Das Menü ist festgelegt. Daran kann ich nichts ändern.«

Oft steigen Geschäftsreisende auch in einem Hotel ab. Dort gibt es natürlich einen Speisesaal, aber wenn man später kommt, isst man manchmal lieber ungestört in seinem Zimmer. Nur leider »ist die Auswahl beim Zimmerservice in der Regel mehr als bescheiden«, weiß Stan. Die Alternative? Ein Schokoladenriegel und eine Tüte Erdnüsse aus der Minibar.

Endlich ist der Tag oder die Woche zu Ende. Wenn man dann nach Hause kommt, beschwert sich Stan, »ist es zu spät, um noch essen zu gehen, weil die Restaurantküchen geschlossen haben. Dann plündere ich die Vorräte.«

Sogar am Wochenende lädt der vielbeschäftigte Manager noch ein oder wird selbst eingeladen. Zum Auftakt bei einem Restaurantessen gibt es traditionell einen oder zwei Drinks. »Wenn ich den Fehler begehe, einen zweiten Drink zu mir zu nehmen, ist es vorbei mit meiner Wachsamkeit und ich achte kaum noch darauf, was ich bestelle. Ich sage mir immer, dass ich ja Sport machen kann – morgen.«

MEIN KOMMENTAR ZU STAN

Stan isst im Auto. Daran ist nichts verkehrt – es gibt weder eine »falsche« Zeit, noch einen »falschen« Ort, etwas zu essen. Aber er könnte den Muffin durch eine kalorienärmere Alternative ersetzen, die ebenso praktisch wie zufrieden stellend ist.

Gelegentlich isst Stan aus gesellschaftlichen Gründen, obwohl er nicht hungrig ist. In solchen Situationen kann er weiterhin mitessen; wenn er sich sein Handeln bewusst macht. Er sollte sich über kalorienärmere Kost informieren, die er mag und die in den Restaurants, die er besucht, erhältlich ist. Abends hat Stan am meisten Hunger. Durch eine Vorspeise, zum Beispiel eine Suppe, könnte er den Appetit frühzeitig dämpfen.

Ebenfalls sollte er statt des ersten alkoholischen Getränkes ein Mineralwasser bestellen. Um seinen Weinkonsum einzuschränken, kann Stan abwechselnd Wasser und Wein trinken. Schließlich hätte er so manchen späten Schokoriegel wahrscheinlich nicht gegessen, wenn der Alkohol beim Abendessen ihm nicht seine Widerstandskraft geraubt hätte.

Eine gute Faustregel: Halten Sie sich von der Minibar fern. Fast nichts darin ist eine gute Wahl, wenn Sie sich kalorienarm ernähren wollen.

Fazit: Sowohl Stans Privat- als auch sein Berufsleben sind unabänderlich. Er kann aber besser mit diesen Umständen umgehen, wenn er mehr über Essen, Kalorien und Nährwerte weiß.

STANS ESS-TAGEBUCH

Zeit	Gericht	Hungergrad (0–4)	Situation	Kommentar
8:00 Uhr	Kleiemuffin (150 g)	2	Während der Fahrt zur Arbeit	Unterwegs zu einer Präsentation
9:00 Uhr	2 Rühreier; 3 Streifen Speck; Bratkartoffeln; Bagel mit Butter	1	Frühstücksmeeting im Restaurant	Nicht sehr hungrig
13:00 Uhr	Caesar-Salat mit Huhn; Wenige Scheiben Baguette	2	Beim Gespräch im Restaurant	Geschäftsessen
20:00 Uhr	Scotch; Mozzarella-Penne à la Wodka; 2 Gläser Wein	4	Geschäftsessen im Restaurant	
23:00 Uhr	Großer Schokoladenriegel aus der Minibar	2	Beim Fernsehen im Hotelzimmer	Nicht wirklich hungrig, aber Lust auf etwas Süßes

ESSTYP NUMMER 3:
MUTTER UND HAUSFRAU

Diana – die am besten in dieses Profil passt – sitzt selten beim Essen und wiegt doch mehr als je zuvor. Warum, ist ihr schleierhaft. Wieso nimmt man denn zu, wenn man nur hier und da ein bisschen isst, einen Happen hier, ein paar Reste da? Nun, auch Naschen kann sich ganz schön summieren, wenn man es über den ganzen Tag verteilt immer wieder tut.

Morgens macht Diana zuerst das Frühstück für die Kinder. Wenn sie die Frühstücksflocken in die Schüsseln füllt, nascht sie gern ein paar Hand voll. Dann essen die Kinder, sie macht sie fertig für die Schule und verabschiedet sie am Schulbus – der übliche morgendliche Trubel in einer Familie mit Kindern. Sie kehrt in ein ruhiges Haus und eine unordentliche Küche zurück und isst die Reste der Frühstücksflocken ihrer Kinder.

Danach schneidet sie sich noch ein kleines Stück vom Kaffeekuchen ab, den sie eigentlich für ihren Mann Joe gekauft hat, und isst es, während sie die Spielsachen aufhebt. Beim Zusammenlegen der Wäsche isst sie noch ein Stück. Anschließend schaut eine

DIANAS ESS-TAGEBUCH				
Zeit	Gericht	Hungergrad (0–4)	Situation	Kommentar
8:00 Uhr	Mehrere Hand voll fettarmes Müsli	0	Küche, Zubereiten des Frühstücks für die Kinder	Beschäftigt
8:45 Uhr	Kleines Stück Kaffeekuchen	1	Küche, Wäsche zusammenlegen	Kuchen für den Mann gekauft
10:00 Uhr	Hand voll Käsecracker	0	Beim Holen des Staubsaugers	Hand voll aus der Crackerschachtel gegriffen
13:00 Uhr	Grüner Salat mit Essig und Öl; 4 Cracker; Muffin, trocken	3	Mit Freundinnen im Restaurant	Im »Wer-kann-am-wenigsten-essen«-Kontest; Muffin statt Kuchen, weil bessere Wahl
15:00 Uhr	Schokoladeneis	0	Nach der Schule mit den Kindern am Eiswagen	Nicht wirklich hungrig, brauchte etwas Süßes
18:00 Uhr	Übrig gelassene Käsemakkaroni (kleine Schüssel)	3	Reste von den Kindern gefuttert	
20:00 Uhr	½ Brathähnchen (170 g) mit Reis und Gemüse	1	Im Esszimmer mit Ehemann	
22:00 Uhr	3 Schokoladencookies	1	Beim Zubereiten der Pausenbrote für die Kinder	Erschöpft

Nachbarin vorbei. Diana legt eine kleine Pause ein und kocht Kaffee. Als die Nachbarin gerne ein Stück Kuchen annimmt, schneidet sich auch Diana noch etwas davon ab.

Da Diana nicht mehr erwerbstätig ist, hilft sie an der Schule ihrer Kinder aus. Sie ist gerne unter Leuten. Für die Freiwilligen gibt es Tee und Kuchen. Wenn sie etwas nimmt, rückt Diana automatisch den Rest zurecht, damit niemand merkt, dass etwas fehlt. Tatsächlich wird ihr oft gesagt, dass sie ja kaum etwas isst, allerdings weiß Diana auch, dass die Leute sich wundern, warum sie dann nicht dünner ist.

Früher hatte Diana eine Vollzeitstelle – und war bedeutend schlanker. »Mit dem Gewicht hatte ich nie Probleme«, erinnert sie sich. Sie plant, wieder arbeiten zu gehen, wenn die Kinder größer sind, und hofft, dann »automatisch« abzunehmen.

Nach der Geburt ihres ersten Kindes hat Diana 20 Kilo zugenommen. Einen Großteil dieses Gewichts war sie bald wieder los, doch dann kam das nächste Kind und mit ihm noch mehr Kilo. Als wir uns das erste Mal sahen, wog Diana rund 25 Kilo mehr als am Tag ihrer Hochzeit. »Früher konnte ich Handstand machen. Jetzt kann ich kaum noch mit den Kindern mithalten. Nicht, dass ich schon so alt wäre, aber ich habe einfach keine Energie.«

Sie bemüht sich, Produkte zu essen, die »nicht so schlimm« sind, wie sie es nennt. Beim Mittagessen mit einer Freundin, kurz vor unserem ersten Termin, bestellte sie Thunfischsalat, ohne Brot. Der Thunfischsalat wurde stattdessen mit Kartoffelsalat serviert. Das war nicht ihre Schuld. Gegessen hat sie ihn trotzdem.

Als Nachtisch wählte sie einen trockenen Muffin. Eine langweilige Entscheidung – so ein Dickmacher kann der Muffin also nicht sein, dachte sie sich.

Der Alltag von Diana wird von den Bedürfnissen ihrer Kinder bestimmt. Das wirkt sich auch auf ihr Essverhalten aus. Wenn sie die Kinder von der Schule abholt und sie zu einer Geburtstagsfeier bringt, macht auch sie kurz »Feierabend«. Zu dieser Tageszeit ist sie

Dianas Tag ist geprägt von unbewusstem Naschen

sowieso erledigt, und Eis ist da ein willkommener Energielieferant. Abends kocht sie in der Regel zweimal – einmal für die Kinder und einmal für Joe. Wie immer stochert sie im Essen der Kinder herum und nimmt hinterher einige Cracker oder Baguettescheiben zu sich, weil das Warten auf Joe sie hungrig macht. Dann isst sie noch etwas mit ihm, weil er beim Abendessen nicht gerne alleine ist.

Zum Nachtisch gibt es normalerweise nichts. Daher nascht Diana spät abends oft noch von der Erdnussbutter der Kinder oder den Crackern.

MEIN KOMMENTAR ZU DIANA

Diana isst den ganzen Tag über, aber nie eine richtige Mahlzeit am Tisch. Sie hat überhaupt kein Gefühl mehr dafür, ob sie wirklich hungrig ist oder nicht. Darauf muss sie den Blick richten. Sie nimmt beim Naschen ungeheuer viele Kalorien zu sich. Weiterhin unterliegt sie einigen Irrtümern, zum Beispiel glaubt sie, dass ein trockener Muffin weniger Kalorien enthält als der Kuchen, den sie eigentlich essen möchte.

Wenn Diana es wirklich für erforderlich hält, den ganzen Tag über Kleinigkeiten zu essen, muss sie bessere Alternativen parat haben: Bonbons, Obst und kalorienarme Lollies.

Fazit: Klassisches Beispiel für unüberlegtes Essen. Diana konzentriert sich nicht darauf. Außerdem trifft sie die falschen Entscheidungen.

ESSTYP NUMMER 4: STUDENT ODER SCHICHTARBEITER

Für unregelmäßiges Essen gibt es viele Gründe: Während des Studiums jobbte man nebenher und hetzte von einer Verpflichtung zur nächsten. Während der üblichen Essenszeiten war man selbst am Lernen, am Arbeiten oder beides auf einmal. Oder vielleicht liegt es in der Natur Ihres Berufs? Unregelmäßige Arbeitszeiten erlauben einfach keine regelmäßigen Tischzeiten. Außerdem haben Sie sowieso noch keinen Hunger oder können sich gerade jetzt keine Pause erlauben.

Warum auch immer: Realität ist, dass Sie immer nur zufällig essen – wo und wann sich die Gelegenheit ergibt. Dementsprechend werden Sie auch genau das essen, was es gerade gibt und keine Auswahl treffen.

Doug ist Polizist. Als er das erste Mal in meine Praxis kam, war er zwar groß und kräftig, aber mit wesentlich mehr Bauch als ihm lieb war.

Doug war, so erzählt er, schon immer recht stattlich, und in seiner Collegezeit noch dazu »ständig am Essen«. Er sagt von sich selbst, er »habe eine recht ausgeprägte Bier-und-Pommes-Kultur gepflegt«.

Coole Klamotten? In meiner Größe Fehlanzeige!

Mittlerweile hat Doug seine Figur mehr als satt. »Was tolle Klamotten und neue Bekanntschaften angeht, wäre ich lieber schlank«, gesteht er. »Die meisten Frauen stehen wohl eher auf den Brad-Pitt-Typ. Gut für meine Selbstachtung ist das nicht.«

Doug arbeitet von 12:00 bis 20:00 Uhr, also genau dann, wenn alle anderen zu Mittag oder zu Abend essen, und er schläft noch, wenn die anderen frühstücken.

Meist lässt er das Frühstück ausfallen. In der Regel isst er gegen 14:00 oder 15:00 Uhr zu Mittag. »Meistens gibt es Burger mit Pommes frites oder Steak mit Spiegelei und Pommes frites oder so etwas in der Art. Was gerade passt. Auf jeden Fall sind das zwei Mahlzeiten in einer: Mittagessen und Frühstück, auf das ich vorher verzichtet habe.«

Ohne regelmäßige, »normale« Essenszeiten landet man oft beim Takeaway. Häufig bringt ein Kollege für die anderen etwas mit, meistens das, was gerade fertig ist; in der Regel ein Fleischgericht mit Kartoffelbrei.

Viel Abwechslung bietet sein Speiseplan nicht. »Ab und zu gehe ich mit ein paar Kollegen essen. Möglichst dahin, wo wir die größte Portion für das wenigste Geld kriegen. Es ist schon verrückt – wir essen dort, wo wir das meiste bekommen, auch wenn es nicht wirklich schmeckt. Je voller der Teller, desto besser. Unsere Favoriten sind Lokale, in denen man Suppe, Salat, Brot, die Hauptspeise und noch ein Dessert bekommt. Wie der Italiener gestern.« Anschließend gehen die Kollegen meist noch auf ein paar Drinks aus.

Auf dem Heimweg schaut Doug dann noch bei McDonalds vorbei, vorzugsweise dann, wenn er seit mehreren Stunden nichts mehr gegessen hat. »Es gilt wohl als Mahlzeit, für mich ist es aber eher ein Snack: ein Big Mac, eine große Pommes und Cola und ... ach ja, warum nicht auch noch eine Apeltasche, wenn man schon einmal dabei ist? Das alles esse ich im Wagen.«

Die Mengen scheinen ungewöhnlich, nicht aber das Essmuster. Heutzutage gibt es unzählige Menschen mit unkonventionellen Essmustern. Und das bedeutet unkonventionelle Essgewohnheiten. Natürlich bleibt dieses Essverhalten nicht ohne Folgen. Als Doug zu mir kam, hatte er gerade eine typische Crash-diät hinter sich. Mit einem genau vorge-

DOUGS ESS-TAGEBUCH

Zeit	Gericht	Hungergrad (0–4)	Situation	Kommentar
10:00 Uhr	McDonald's: Würstchen- und Eiermuffin	2	Beim Zeitunglesen im Restaurant	Nicht wirklich hungrig
14:00 Uhr	2 Stücke Pizza mit Pepperoniwurst; dazu Cola	3	Mittagessen	Alle haben Pizza bestellt
18:30 Uhr	2 Scheiben Knoblauchbrot; Spaghetti Bolognese; Caesar Salad; Apfeltasche; Cappuccino	3	Essen im Restaurant mit einem Freund	Riesenportion
23:00 Uhr	Cheeseburger; Pommes frites und Cola	1	Im Auto	Fühle mich vollgestopft

schriebenem Plan hatte er rasch und viel an Gewicht verloren. Dann trat das Ziel in den Hintergrund, alte Gewohnheiten kehrten zurück und Doug nahm genauso schnell wieder zu – sogar noch etwas mehr.

Auch nach einer Diät bei den Weight Watchers hat er seine Figur nur eineinhalb Jahre gehalten. »Irgendwann wurde ich plötzlich nachlässig, und dachte, ich könne jetzt alles essen, weil ich bereits viel abgenommen hatte.« Er gibt sogar zu, derzeit fast ständig zu essen: »Mit Überlegung hat das wenig zu tun. Ich nehme, was da ist, ohne lange darüber nachzudenken.«

> **Doug greift bei allem zu, was gut schmeckt, auch wenn er keinen Hunger hat**

MEIN KOMMENTAR ZU DOUG

Doug isst auch dann, wenn er keinen Hunger hat. Er isst, um dazuzugehören, Teil der Gruppe zu sein. Er überdenkt seine Wahl überhaupt nicht. Er benutzt seine ungewöhnlichen Arbeitszeiten als Ausrede, um das Essen als soziales Ereignis zu genießen.

Doug sollte nicht nur die Restaurants, die er aufsucht, kritischer auswählen, sondern auch besser über die richtigen Lebensmittel informiert sein. Seine Kollegen stellen Quantität über Qualität. Quantität muss nicht unbedingt problematisch sein: Doug könnte etwas anderes und trotzdem genauso viel essen.

Fazit: Doug muss die richtigen Alternativen kennen lernen. Dann kann er mit seinen Kollegen weiterhin dieselben Restaurants aufsuchen und dort gesündere Speisen bestellen.

WELCHER ESSTYP SIND SIE?

Natürlich entspricht niemand ausschließlich einem Esstyp. Jeder ist anders – und jeder muss seine persönlichen Herausforderungen meistern. Es ist wichtig, die Wirkung des Alltags auf die eigenen Essgewohnheiten zu kennen und zu akzeptieren. Ob Sie ans Büro gefessel oder beruflich viel unterwegs sind, ob Sie die Kinder und den Haushalt managen oder besonderen Arbeitszeiten unterworfen sind, es ist sowohl unmöglich als auch vollkommen unnötig, Ihr Leben komplett umzukrempeln, nur weil Sie den Entschluss gefasst haben, abzunehmen.

Jeder der vier Esstypen konnte mit dem Ernährungs-Coaching Resultate erzielen. Einige nahmen mehr, andere weniger ab. Alle jedoch haben zu ihrem persönlichen Weg gefunden, gut zu essen, den Appetit zu stillen, ihren täglichen Verpflichtungen nachzukommen und gleichzeitig Essgewohnheiten zu entwickeln, die zu einer dauerhaften Gewichtsreduktion führten.

Alle Personen, die sich bei uns einer Esstyp-Analyse unterzogen haben, aßen aus unterschiedlichen Gründen, aber auf die gleiche Art: nämlich unüberlegt – fast sogar gedankenlos. Sie haben nicht im Geringsten auf ihre Ernährung und das, was sie gegessen haben, geachtet. Über die Qualität der Nahrungsmittel, die sie zu sich genommen haben, haben die jeweils akuten Umstände oder Gefühle entschieden.

DAS ESS-TAGEBUCH

Selbstverständlich gibt es die unterschiedlichsten Wege, eine kalorienärmere Wahl zu treffen, auch ohne ein Tagebuch zu führen. Aber wenn Sie voll und ganz vom Ernährungs-Coaching profitieren wollen, ist das Führen eines Tagebuchs – wenn auch nur für kurze Zeit – das Beste, was Sie für sich tun können. Es hilft, die eigene Auswahl und das eigene Essverhalten zu erkennen, wie es auch meinem Team hilft, die Wahl und das Verhalten meiner Patienten zu analysieren. Der bloße Gedanke an ein solches Ess-Tagebuch kann natürlich alle möglichen negativen Reaktionen hervorru-

fen. Eine davon ist Angst: Möchte ich wirklich, dass jemand erfährt, was es heißt, ich zu sein und das zu essen, was ich esse?

Bei vielen zeigt sich auch die Tendenz, es mit der Wahrheit nicht so genau zu nehmen. Es ist wesentlich einfacher, zu sagen »Ich habe

> **Sie lernen, sich Ihrer Gefühle dem Essen gegenüber bewusst zu werden**

gestern mehrere Kleinigkeiten gegessen«, als sein Gedächtnis zu befragen und über jeden Snack, den man über den Tag verteilt zu sich genommen hat, Buch zu führen.

Möglicherweise versuchen Sie auch ganz einfach nur, sich davor zu drücken, den ganzen Tag lang das Tagebuch parat und den Stift gezückt zu haben. Wer hat schon Lust, das alles aufzuschreiben, Mahlzeit für Mahlzeit, Snack für Snack?

Wenn Sie allerdings lernen, Ihre Essgewohnheiten wahrzunehmen und beginnen, ein Muster darin zu sehen, werden Sie gleichzeitig mehr Verantwortung für Ihre Ernährung übernehmen.

Hunger entsteht durch das Zusammenspiel interner und externer Reize, deren wir uns nicht unbedingt immer bewusst sind. Wir können sie nicht sehen, weil es sich um die Wirkung von Hormonen und Neurochemikalien oder um Gefühlszustände wie Sorge, Wut, Depression, Langeweile oder Einsamkeit handelt. Auch die externen Reize können uns auf seltsame oder unbewusste Weise beeinflussen: die Uhr, die die Essenszeit ankündigt, die Familie, die sich um den großen Tisch versammelt, der Anblick von oder der Duft nach Essen, ein Bild in einer Zeitschrift oder ein Werbespot im Fernsehen.

Das Ess-Tagebuch zwingt, die Aufmerksamkeit auf die Gefühle, die man für das Essen hat, zu richten und macht die Möglichkeit, Entscheidungen zu treffen, deutlich.

DENKEN SIE DARAN: NIE MEHR VERZICHTEN MÜSSEN!

Einige Menschen, die eine »Diät« machen wollen, essen noch »ein letztes Mal« alles, wonach es sie gelüstet. Von einigen Patienten weiß ich, dass sie vom spätabendlichen Essen Abschied nehmen. Noch kurz bevor sie das erste Mal in meine Praxis kommen, stopfen manche sich mit all den Kalorienbomben voll, die sie lieben. Diese Lebensmittel müssen sie, so fürchten sie, für immer und ewig aufgeben.

Eine solche Einstellung zeugt von einem chronischen »Hungerkünstler«, der Diät mit Selbstkasteiung und persönlichem Versagen gleichsetzt. Das Ess-Tagebuch muss als Werk-

> ### Das Ess-Tagebuch ist ein Werkzeug Ihrer eigenen Kraft

zeug erkannt und darf nicht als Folterinstrument angesehen werden.

Häufig stellen wir fest, dass die Tagebücher nicht wirklich deckungsgleich mit dem sind, was wir im ersten Gespräch erfahren haben. In diesem Gespräch, in dem wir gemeinsam das Essverhalten an einem ganz normalen Tag unter die Lupe nehmen und versuchen, die schwachen Stunden zu erkennen, werden viele Snacks vergessen.

Natürlich ist es nur allzu menschlich, sich von seiner Schokoladenseite präsentieren zu wollen – und eben deswegen ist das Tagebuch die einzig verlässliche Quelle. Ich glaube allerdings auch, dass das Gedächtnis allein, selbst wenn man sich um die Wahrheit bemüht, ein schlechter Partner ist. Bevor man seine Einstellung zum Essen steuern kann, muss man seine

Essgewohnheiten ganz genau dokumentieren. Dazu müssen Sie mindestens eine Woche lang den Stift und das Tagebuch parat haben.

IHR SPIEGEL – DAS TAGEBUCH

Wenn das Tagebuch hilfreich sein soll, muss es ganz genau und gewissenhaft geführt werden. Die Einstellung, dass das Tagebuch nur eine weitere Obliegenheit ist, um die man sich später kümmern kann, führt ins Verderben. Einer meiner Patienten, ein vielbeschäftigter Manager, wollte diese Aufgabe seiner Frau und seiner Sekretärin überlassen. Weil die Sekretärin sein Mittagessen besorgte und seine Frau mit ihm aß, wüssten die beiden besser darüber Bescheid als er. Außerdem sei er ein vielbeschäftigter Mann und es sei für ihn gang und gäbe, Tätigkeiten, für die er keine Zeit habe, zu delegieren. Ich forderte ihn auf, sein Tagebuch gewissenhaft und selbst zu führen, da er anderenfalls meiner Ansicht nach kein ernsthaftes Interesse an unserem Programm habe.

Einigen reicht die bloße Tatsache, dass sie einem Blatt Papier – dem Tagebuch – Rechenschaft ablegen müssen: In dem Moment, in dem sie aufschreiben müssen, was sie essen, siegt die Vernunft – gemeinsam mit einem gesteigerten Verantwortungsgefühl für die Entscheidungen, die Sie treffen.

> ### Dies ist der erste Schritt in Richtung besserer Alternativen

Genau darum geht es in diesem Programm: um Entscheidungen. Durch das gezielte Ernährungs-Coaching werden Sie zur Verantwortung für das, was Sie essen, gezogen, es ändert Ihre Einstellung zum Essen, ohne Ihr Leben zu ändern. Der erste Schritt dahin ist Bedacht. Das ist der Sinn des Tagebuchs, und darin liegt sein Wert.

LEGEN SIE LOS!

Der erste Schritt: Erstellen Sie eine Tabelle mit den gleichen Überschriften wie in den Tagebuchauszügen auf den vorangegangenen Seiten. Tragen Sie immer eines der Blätter bei sich. Halten Sie mindestens eine Woche lang jeden Bissen und jeden Schluck schriftlich fest – mit Ausnahme von Wasser und sonstigen kalorienarmen Getränken.

Schreiben Sie um der Genauigkeit willen, alles, was Sie essen, sofort auf. Wenn Sie den Eintrag aufschieben, werden Sie fast sicher einen wesentlichen Punkt vergessen.

Die Tabellenspalten sind folgendermaßen auszufüllen:

■ **Zeit:** Schreiben Sie den genauen Zeitpunkt auf, zu dem Sie essen.

■ **Gericht:** Notieren Sie, was Sie gegessen haben und, soweit möglich, wie es zubereitet wurde – bei Hühnerfleisch zum Beispiel, ob es gegrillt, gebraten, gedünstet oder gebacken wurde. Notieren Sie außerdem die ungefähre Menge. Beschreiben Sie möglichst viele Zutaten des Gerichts – nicht nur »Brathähnchen«, sondern »Brathähnchen mit Lauch und Wildreis«, oder nicht einfach »Thunfisch-Sandwich«, sondern »Vollkorn-Thunfisch-Sandwich mit Salat, Tomaten und Majonäse«.

■ **Hungergrad:** Definieren Sie Hunger für dieses Tagebuch – unabhängig vom Grund – als das Bedürfnis zu essen. Stufen Sie das Bedürfnis auf einer Skala von 0 bis 4 ein: 0 bedeutet, Sie haben keinen Hunger und 4 bedeutet, Sie haben sehr großen Hunger.

■ **Situation (Ort/Tätigkeit):** Wo waren Sie, als Sie gegessen oder getrunken haben – im Restaurant, in der Küche, im Büro? In welcher Situation passierte es – mit einem Freund, beim Lesen, während eines Meetings? Diese Information kann sehr hilfreich sein. Schließlich wollen Sie Ihre Einstellung zum Essen ändern und nicht Ihren Lebensstil.

■ **Kommentar:** Notieren Sie alles, was mit Ihrer Entscheidung und ihrem anschließenden Gefühl zusammenhängt. Beispiele: »Dieses Stück Kuchen war die Sünde wert«, »Es war dumm von mir, die Kekse zu essen«, »Ich war bei jemandem zu Gast und hatte keine Wahl«.

IHR TAGEBUCH AUSWERTEN

Haben Sie sich in einem der vier Esstypen wieder erkannt? Wahrscheinlich gibt es bei allen Grundzüge, die mit Ihrem Verhalten übereinstimmen und Ihnen plötzlich bewusst geworden sind. Dabei spielen die genauen Lebensumstände keine Rolle. Jetzt ist es an der Zeit, Ihr Tagebuch auszuwerten, um angemessen beurteilen zu können, welche Einstellung Sie zum Essen haben.

Nachdem Sie Ihr Tagebuch eine Woche lang gewissenhaft geführt haben, schauen Sie

> **Einige Entscheidungen sind vielleicht »typischer« für Sie als Sie dachten**

es durch und machen Sie sich an die Auswertung. Ähnliche Kommentare, wie die zu Susan, Stan, Diana und Doug, die Sie weiter oben gelesen haben, können Sie sich nun zu Ihrem eigenen Essverhalten machen. Halten Sie nach konkreten Mustern Ausschau, nach häufig wiederkehrenden Situationen, in denen Sie sich für etwas Bestimmtes zu essen entscheiden. Mithilfe des Tagebuchs erkennen Sie genau, wann Sie die kalorienarme und wann Sie die weniger gesunde Alternative gewählt haben.

Einige Situationen mögen Ihnen aus den vier Esstypen bekannt vorkommen, und einige Entscheidungen werden Ihnen als unnötig, ja sogar unangemessen ins Auge fallen. Genau danach suchen wir.

■ **Zeit:** Wird aus Ihren Aufzeichnungen ersichtlich, dass Sie zu bestimmten Tageszeiten mehr essen müssen? Stehen Ihnen zu diesen Zeiten Alternativen zur Verfügung?

Haben Sie zum Beispiel erkannt, dass Sie am späten Nachmittag fast immer Opfer einer Heißhungerattacke werden, können Sie bestimmt etwas zu Hause, im Büro, ja sogar in Ihrer Hand- oder Aktentasche bereithalten. Das ist höchstwahrscheinlich sinnvoller, als den Automaten, den Tee- oder den Eiswagen zu plündern.

■ **Gericht:** Welche Art Entscheidung treffen Sie für gewöhnlich? Wählen Sie proteinreiche oder stärkehaltige Kost? Oder morgens Stärke und nachmittags Eiweiß?

Ihre Aufzeichnungen enthüllen, ob Sie Unmengen an Süßigkeiten essen oder Ihnen der Sinn eher nach etwas Salzigem steht. Wissen Sie einmal Bescheid, können Sie über kalorienärmere Alternativen im jeweiligen Bereich nachdenken.

■ **Hungergrad:** Fällt Ihnen auf, dass Sie etwas gegessen haben, obwohl Sie eigentlich gar keinen Hunger hatten? Kommt das häufiger vor, oder sogar oft?

Vielfach wird aus Langeweile oder Anspannung gegessen. War das auch bei Ihnen so? War Ihnen das Gefühl bewusst, als Sie Ihre Wahl getroffen haben?

■ **Situation (Ort/Tätigkeit):** Können Sie einen Zusammenhang zwischen der jeweiligen Situation und Ihrem Essverhalten herstellen? Denken Sie einen Augenblick über die Einträge nach, bestimmt fällt Ihnen das eine oder andere auf.

■ **Kommentar:** Nehmen Sie Ihre Aufzeichnungen unter die Lupe. Was sagen sie über Ihre Essgewohnheiten? Was enthüllen sie über Ihren Hunger?

Seien Sie ehrlich. Und denken Sie immer daran: Dies ist eine Übung für Ihr Bewusstsein. Niemand verlangt von Ihnen – weder jetzt noch später –, dass Sie Ihre Essgewohnheiten ändern. Ziel ist es, gesündere und kalorienärmere Wege zu finden, die mit Ihrem Essmuster zu vereinbaren sind. Um dahin zu gelangen, müssen Sie mit dem Bewusstsein beginnen. Und das sollte doch wohl gelingen…

WARUM AUFSCHREIBEN FUNKTIONIERT

Wahrscheinlich denken Sie: »Das muss ich nicht aufschreiben, ich führe mein Tagebuch im Kopf.«

Ein Tagebuch im Kopf ist allerdings erwiesenermaßen nicht annähernd so effektiv wie eines auf Papier: Laut einer Studie, die im Zentrum für Verhaltensmedizin in Chicago durchgeführt wurde, wirkt das Aufschreiben wie eine Art Aufmerksamkeitsfokus. Die Erfordernis, ein Tagebuch zu führen, lenkt den Blick auf den Vorgang an sich und hilft so, das Essverhalten besser wahrzunehmen.

Aufschreiben fördert auch die Motivation, indem es hilft, ein abstraktes Langzeitziel in kurze Gedächtnisstützen umzusetzen. Das Ess-Tagebuch »hilft, einen inneren Dialog herzustellen«, sagen die Forscher. Und mit diesem realisiert man besser, was man gerade tut.

Schließlich macht das Aufschreiben objektiv deutlich, was gegessen wird: Es geht um ein Problem, das gelöst werden muss, nicht um eine Situation, der man hilflos ausgeliefert ist.

Und die Moral? Schreiben Sie es auf – konsequent, gewissenhaft, schwarz auf weiß.

SICH EIN BILD MACHEN

»Ein Bild sagt mehr als tausend Worte«, so verkündet ein altes Sprichwort. Diese Erkenntniss bildet einen der wichtigsten Eckpfeiler meines Programms. Die Patienten kommen normalerweise einmal wöchentlich in unsere Praxis. Die Ernährungswissenschaftlerin führt ihnen jedes Mal einen anderen Vergleich vor. Zum Beispiel legt sie einen Scone (Brötchen aus Rührteig) neben einen Teller voller Rosinenbrot mit Diätmarmelade. Beides enthält die gleiche Menge Kalorien (siehe Abbildung). Oder ein kleines Stück Zitronenkuchen neben sieben Kugeln Zitronensorbet.

So unterschiedlich diese Bilder auch sein mögen, eines haben sie gemeinsam: Der visuelle Eindruck macht den Unterschied. Selbst ein Satz, den man schon hundert Mal gehört hat, wird erst durch Veranschaulichung richtig verstanden.

ES MIT EIGENEN AUGEN SEHEN

Sie finden in diesem Buch viele Bilder, damit Sie mit eigenen Augen sehen können, wie groß Ihre Auswahl ist, wie einfach Sie ein Gericht durch ein anderes ersetzen können und wie riesig der Unterschied sein kann.

Die folgenden Bilder sind keine Trickfotografien! Sie werden überrascht sein: Sie werden entdecken, dass ein Lebensmittel, das Sie gemieden haben, weil Sie dachten, dass es »dick macht«, in Wahrheit eine gute Wahl darstellt. Andererseits werden Sie feststellen, dass etwas, was Sie als »gutes« Lebensmittel eingestuft hatten, sehr kalorienreich ist. Zum Beispiel kann eine kleine Portion Nüsse und Dörrobst durchaus mehr Kalorien besitzen als eine Schüssel Bonbons (siehe Seite 73). Man muss es eben mit eigenen Augen gesehen haben.

Wie Sie wissen, sollen diese Bilder nicht einfach nur den Appetit anregen. Sie zeigen Ihnen genau Ihre Alternativen und die mit der jeweiligen Auswahl verbundenen Konsequenzen auf. Jede der abgebildeten Portionen wurde sorgfältig nachgewogen. Die Kalorienangabe stimmt. So entfällt das lästige Rätselraten, was 50 Gramm von diesem oder jenem Lebensmittel sind. Rufen Sie sich bei Bedarf einfach die Bilder ins Gedächtnis, und Sie können Ihre Auswahl treffen wie alle anderen – ohne die Menge abzumessen und ohne Kalorientabelle.

Vielleicht trauen Sie Ihren Augen nicht: In einigen Abschnitten werden Sie große Portionen mit relativ wenigen Kalorien sehen. Dann wiederum entdecken Sie scheinbar kalorienarme Speisen, die mehr versteckte Kalorien enthalten als man ahnt. Sie werden einige der zahlreichen Alternativen für diese »heimlichen« Kalorienbomben kennen lernen und in Zukunft in Ihre Auswahl einbeziehen.

WIE DIE BILDER FUNKTIONIEREN

Hier das Prinzip, nach dem die Bildvergleiche auf den folgenden Seiten funktionieren:

■ **IDENTISCHE KALORIEN, GRÖSSERE PORTIONEN:** Beim Betrachten der Abbildungen erfahren Sie, wie viel mehr Sie essen können, ohne zusätzliche Kalorien zu sich zu nehmen – und Sie entdecken gesündere Alternativen.

■ **IDENTISCHE PORTIONEN, WENIGER KALORIEN:** Finden Sie heraus, wie Sie sich zwischen zwei gleich großen Portionen für die richtige Alternative entscheiden.

■ **GRÖSSERE PORTIONEN, WENI-GER KALORIEN:** Besonders dann, wenn Sie einen gesunden Appetit haben, werden die Bilder dieser Kategorie für Sie besonders hilfreich sein. Warum? Weil Sie mehr von diesen Lebensmitteln essen können und dabei weniger Kalorien zu sich nehmen, als es bei kleineren Portionen von kalorienhaltigeren Alternativen der Fall wäre.

Es gibt keine Anleitung dafür, wie Sie diese Bilder am besten betrachten sollten. Ob Sie nun überrascht sind oder Ihre bereits vorhandene Ahnung durch die Bilder bestätigt wird: Lassen Sie sich davon leiten, wenn Sie in Zukunft eine gute Wahl treffen wollen.

Das, was Sie beim Betrachten der Bildvergleiche über das Essen erfahren, bleibt mit hoher Wahrscheinlichkeit in Ihrem Gedächtnis haften. Trotzdem können Sie bei Bedarf einfach nachschlagen. Haben diese Bilder eine appetitanregende Wirkung auf Sie, so lernen Sie dabei, wie Sie diesen Appetit auf kalorienarme und gesunde Weise stillen können. All das ist Teil des Lernprozesses, den unser Programm in Gang setzen wird.

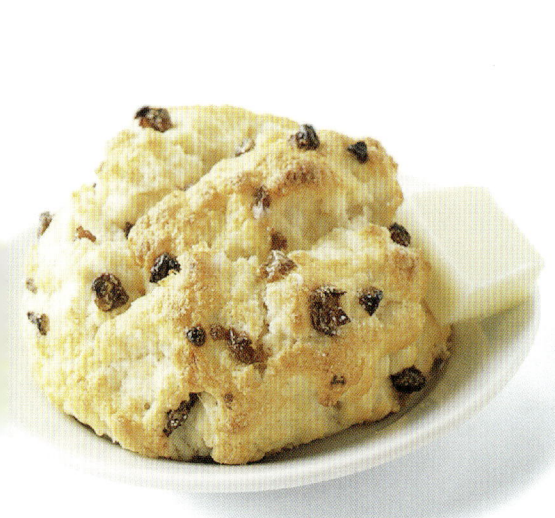

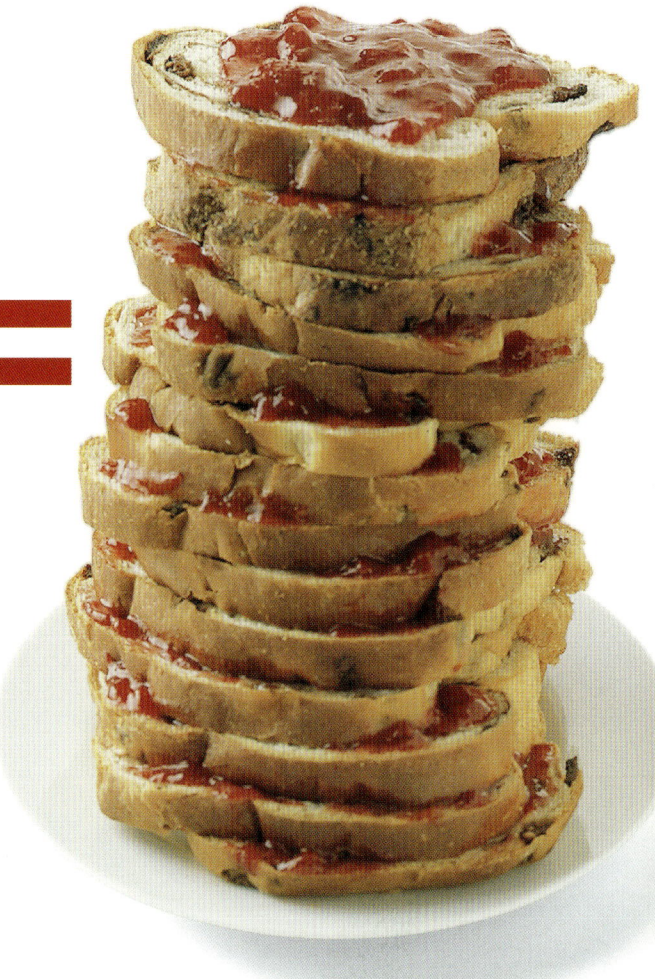

Ein Scone mit Butter oder ein ganzer Stapel Rosinenbrot mit Diätmarmelade?

Ob Sie es glauben oder nicht: beides enthält gleich viele Kalorien, und die eine der beiden Portionen ist so groß, dass Sie sie wahrscheinlich nicht auf einmal bewältigen können.

FRÜHSTÜCK

Eine einzige Gegenüberstellung sagt hier alles. Das Croissant sieht harmlos aus, doch sogar ohne Butter hat es ganze 250 Kalorien.

Betrachten Sie jetzt die größere Abbildung auf der rechten Seite. All das frische Obst plus Brötchen und Marmelade kommen auf die gleiche Menge Kalorien wie das Croissant. Und wenn man sich für die Früchte entscheidet, ist das mehr als nur eine Kalorienbewusste Wahl. Früchte liefern reichlich antioxidative Vitamine und Mineralstoffe.

Entscheidet man sich für die gesunde Alternative, deckt man die empfohlenen fünf Portionen Obst und Gemüse an diesem Tag ab.

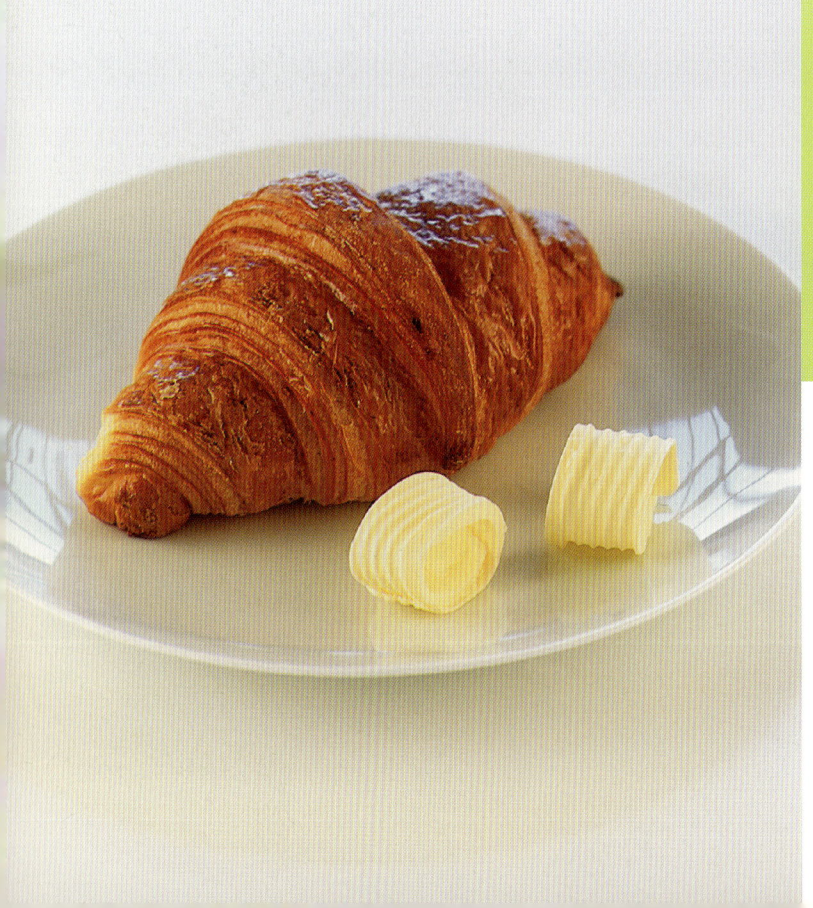

1 Croissant (67 g)
250 Kalorien
+
2 Butterflocken (32 g)
120 Kalorien
_____

370 Kalorien

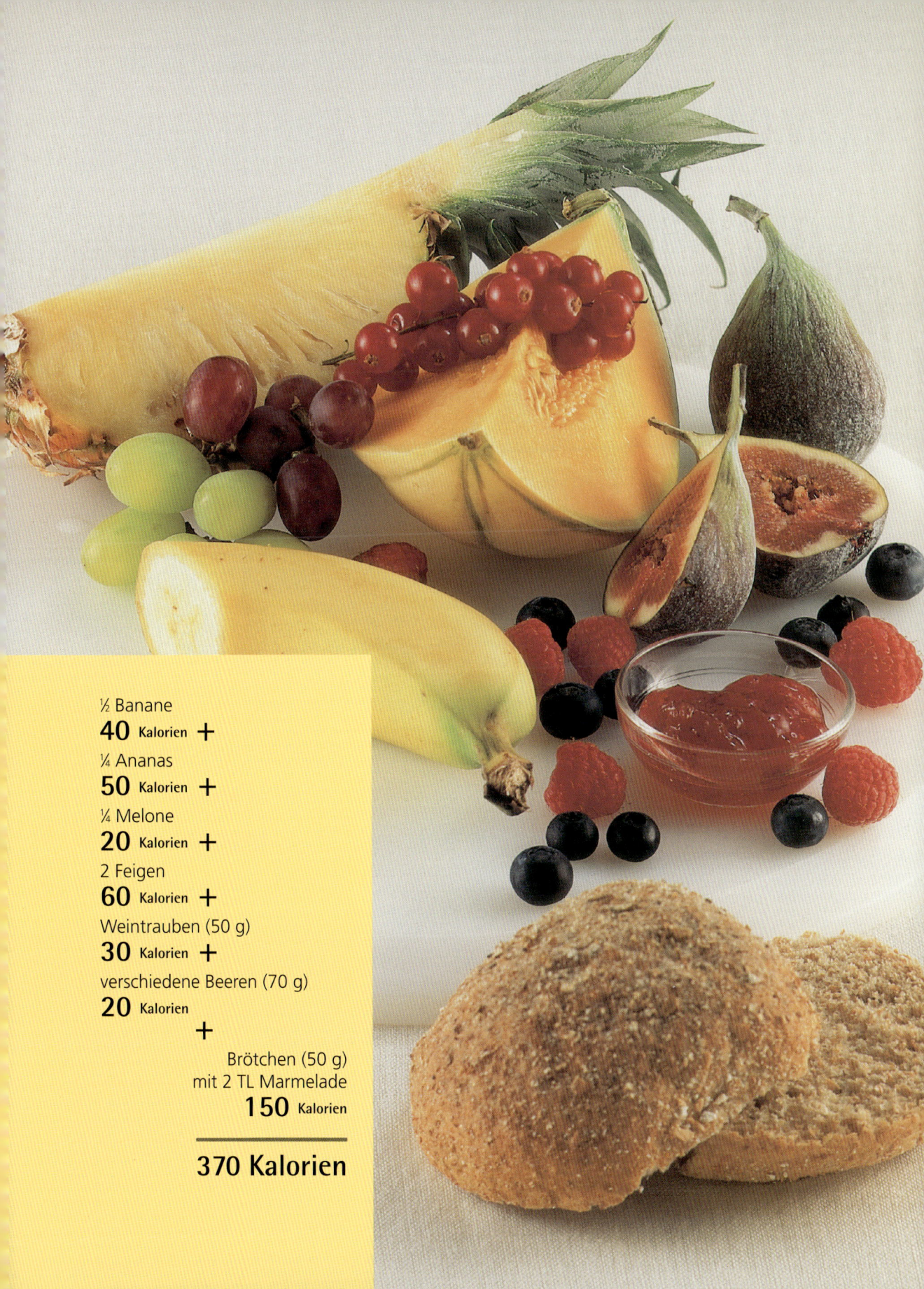

½ Banane
40 Kalorien **+**

¼ Ananas
50 Kalorien **+**

¼ Melone
20 Kalorien **+**

2 Feigen
60 Kalorien **+**

Weintrauben (50 g)
30 Kalorien **+**

verschiedene Beeren (70 g)
20 Kalorien

+

Brötchen (50 g)
mit 2 TL Marmelade
150 Kalorien

_____

370 Kalorien

VORMITTAGSSNACK

Unsere Ernährungswissenschaftlerin ist sich sicher, mehr Menschen zu kennen, die durch fettarme Snacks zugenommen haben als durch irgend ein anderes Produkt. Werfen Sie einen Blick auf die Abbildungen: hat ein fettreduzierter Keksriegel wirklich die selbe Menge an Kalorien wie eine Banane und acht getrocknete Aprikosenhälften? Ja! Und das Obst enthält außerdem wichtige Ballaststoffe, Vitamine und Mineralstoffe.

Der fettarme Snack ist oft nicht die beste Wahl.

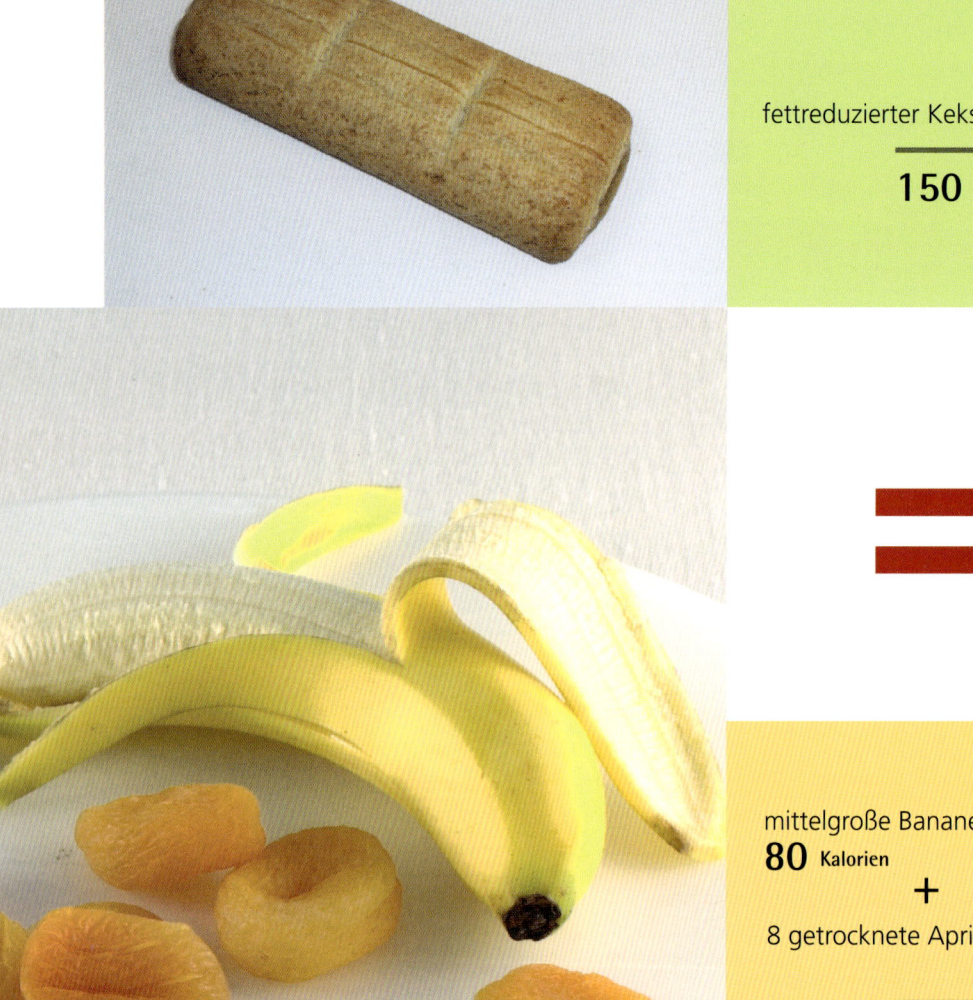

fettreduzierter Keksriegel

150 Kalorien

=

mittelgroße Banane
80 Kalorien
+
8 getrocknete Aprikosenhälften
70 Kalorien

150 Kalorien

Nüsse und Dörrobst sind nahrhaft und gesund. Aber schauen Sie einmal auf den Vergleich unten. Diese eine Schale mit Nüssen und Dörrobst enthält 600 Kalorien – ebenso viel wie eine große Schale Bonbons!

Ein Blick auf die Bonbons, und man glaubt, nur mit größter Anstrengung widerstehen zu können. Sind solche Leckereien nicht verboten? Schauen Sie genauer hin. Bezüglich der Kalorien sind Sie mit den Bonbons besser dran. Und die halten lange, wenn Sie jeden einzeln im Mund zergehen lassen.

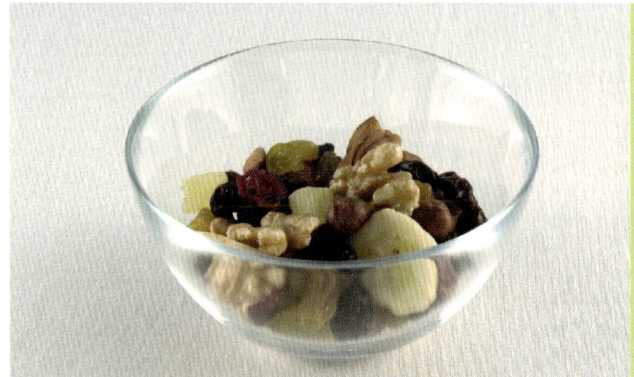

Schale mit verschiedenen
Nüssen und Dörrobst (100 g)

600 Kalorien

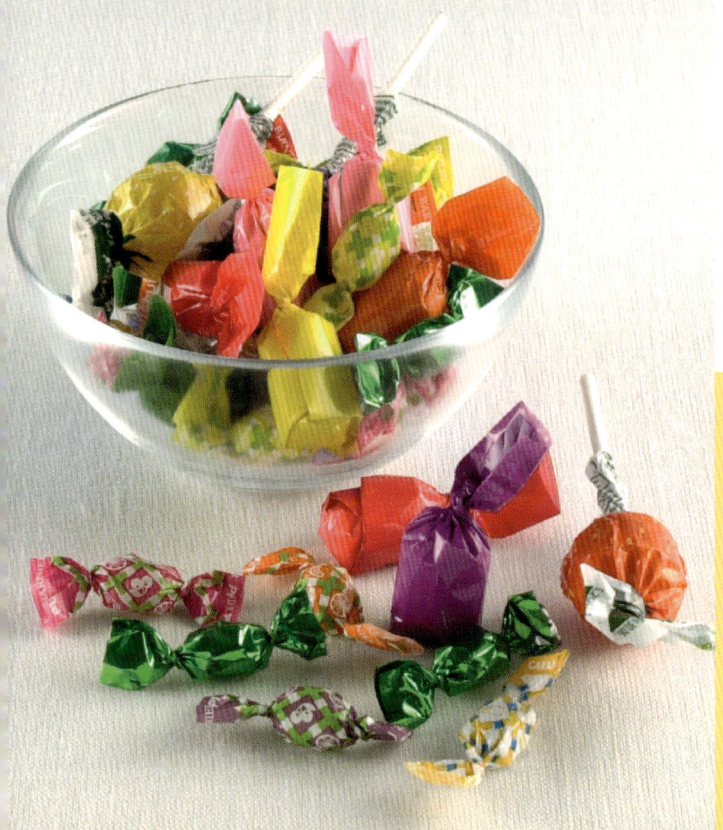

=

Bonbonmix (180 g)

600 Kalorien

VORSPEISEN

Beginnen Sie Ihr Essen gerne stilvoll? Beim nächsten Mal denken Sie an das, was Sie hier sehen. Eine halbe Scheibe Toast mit Leberpastete enthält 130 Kalorien. Stattdessen könnten Sie eine großzügige Portion Räucherlachs mit saftigen Kapern und erfrischender Gurke genießen.

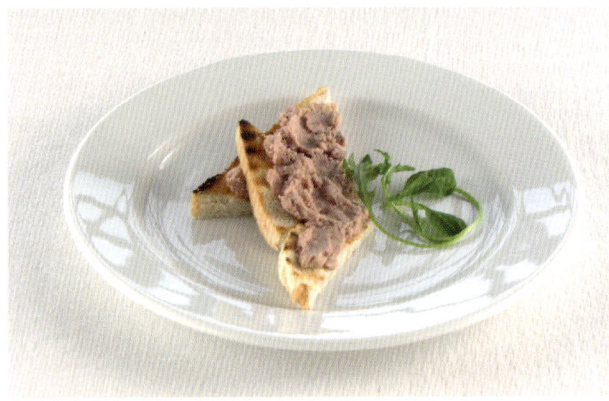

Leberpastete (20 g)
90 Kalorien

+

halbe Scheibe Toast
40 Kalorien
_____

130 Kalorien

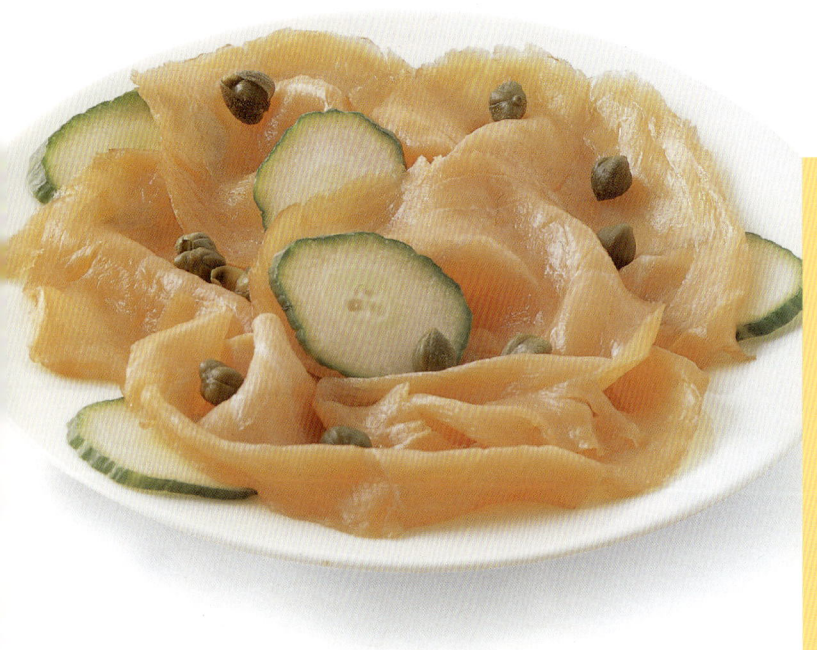

Räucherlachs (90 g) mit Kapern und Gurke
_____

130 Kalorien

Vielleicht haben Sie Appetit auf einen kleinen Wurstteller. Wie wäre es dagegen mit etwas geschmacklicher Vielfalt – salzig, mild und pikant? Probieren Sie einmal geräucherten Heilbutt mit Blinis, Kaviar und Sauerrahm – und Sie erhalten eine elegante, reichliche Vorspeise und diese hat keine einzige Kalorie mehr als der langweilige Wurstteller.

Wählen Sie unterschiedliche Geschmäcke und Konsistenzen – und genießen Sie das Essen in vollen Zügen!

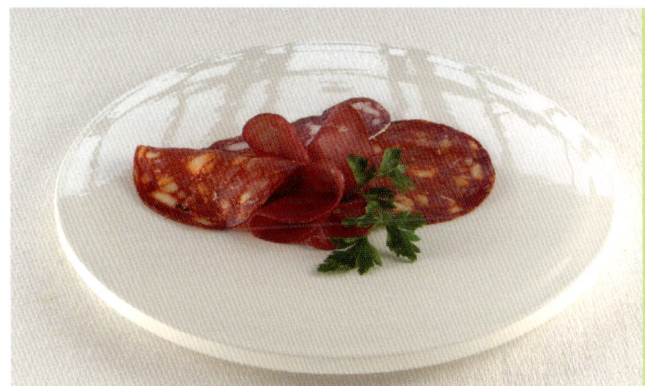

Tellerchen mit Wurst (60 g)

175 Kalorien

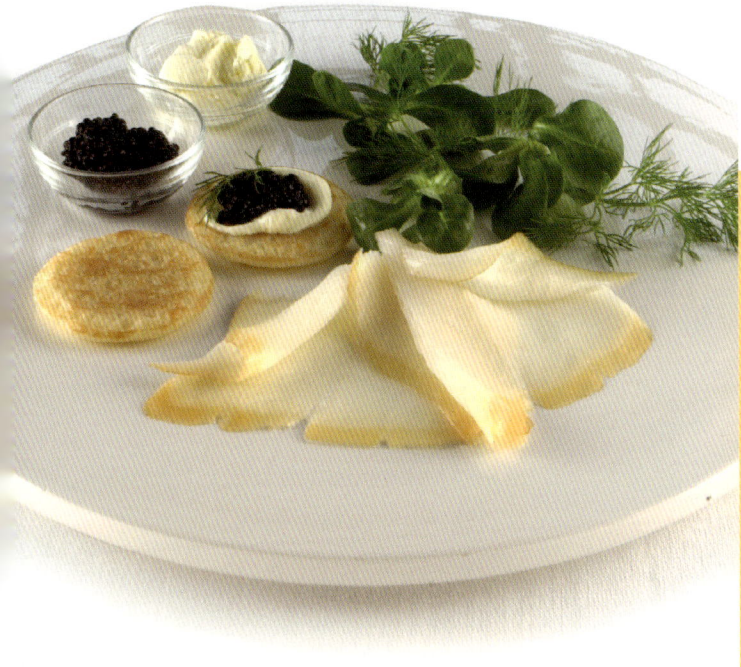

geräucherter Heilbutt (30 g)
40 Kalorien **+**

2 Blinis
60 Kalorien **+**

Kaviar (20 g)
60 Kalorien **+**

Sauerrahm (½ EL)
15 Kalorien

175 Kalorien

HÄPPCHEN

Lieben Sie Käse? Wer nicht. Doch Käse kann ganze Tagesrationen an Kalorien liefern. Hier als Gedächtnisstütze ein kleines Bild. Ein einziger Würfel Cheddar reicht allenfalls als Appetithäppchen, ist kalorisch aber mit einem Teller Suppe gleichzusetzen. Ganz abgesehen davon, dass die Suppe wertvolle Nährstoffe liefert.

Käse ist ein sehr kalorienreicher Snack.

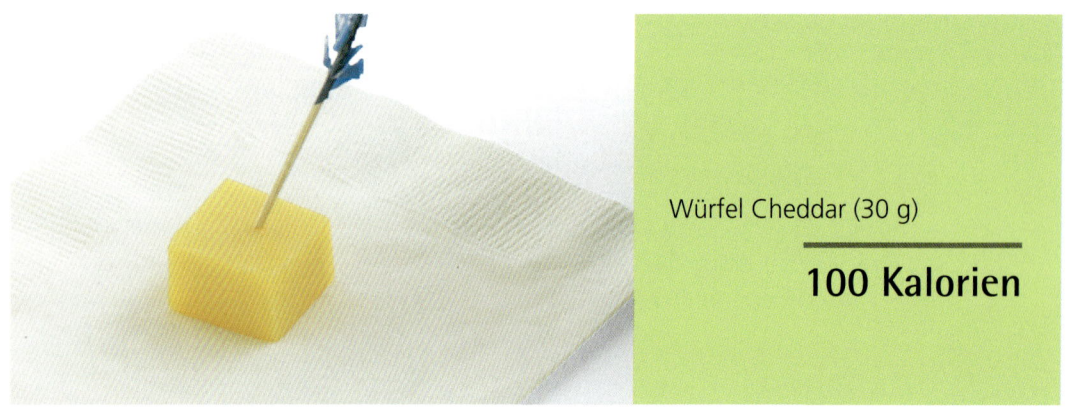

Würfel Cheddar (30 g)

100 Kalorien

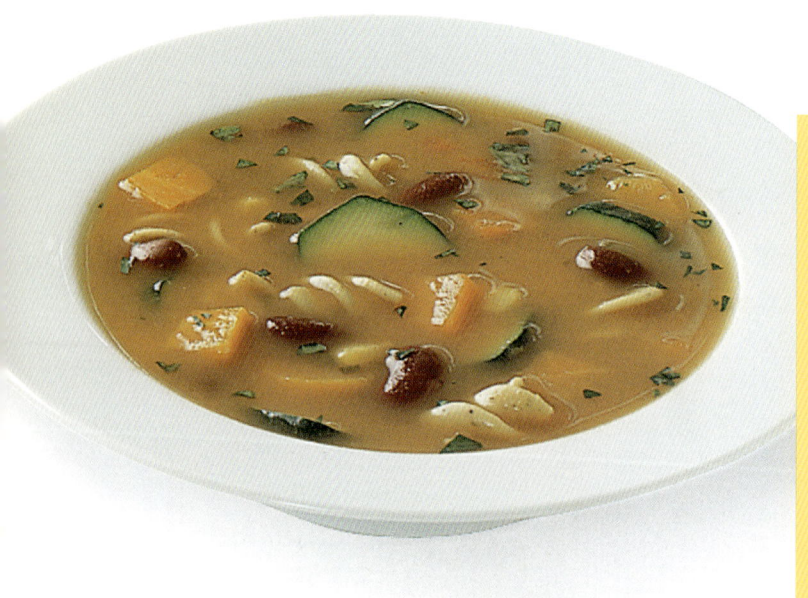

reichhaltige Gemüsesuppe (200 ml)

100 Kalorien

Cheeseburger mit Bacon gefällig? Nur zu, der Preis ist allerdings hoch. Dieser eine Bissen hat 220 Kalorien. Essen Sie den ganzen Burger, dann schlägt das mit 660 Kalorien zu Buche – ganz zu schweigen von den gesättigten Fettsäuren und dem Cholesterin.

Warum greifen Sie nicht zu einem vegetarischen Burger auf Sojabasis? Für den Kaloriengehalt eines Drittels vom Cheeseburger kann man auch einen ganzen Burger genießen – ohne schlechtes Gewissen. Der vegetarische Burger ist nämlich ohne Einschränkung zu empfehlen.

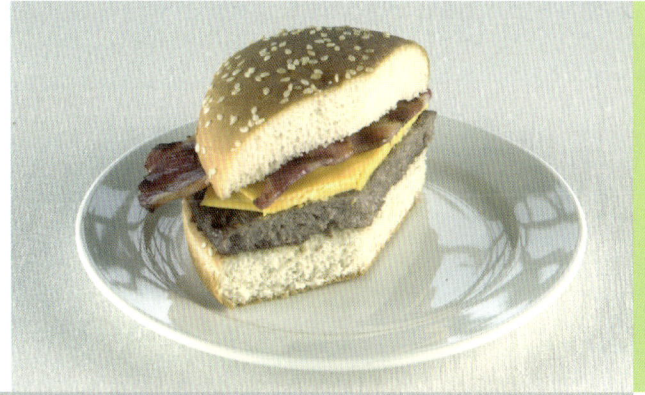

ein Drittel eines großen Cheeseburgers mit Bacon

220 Kalorien

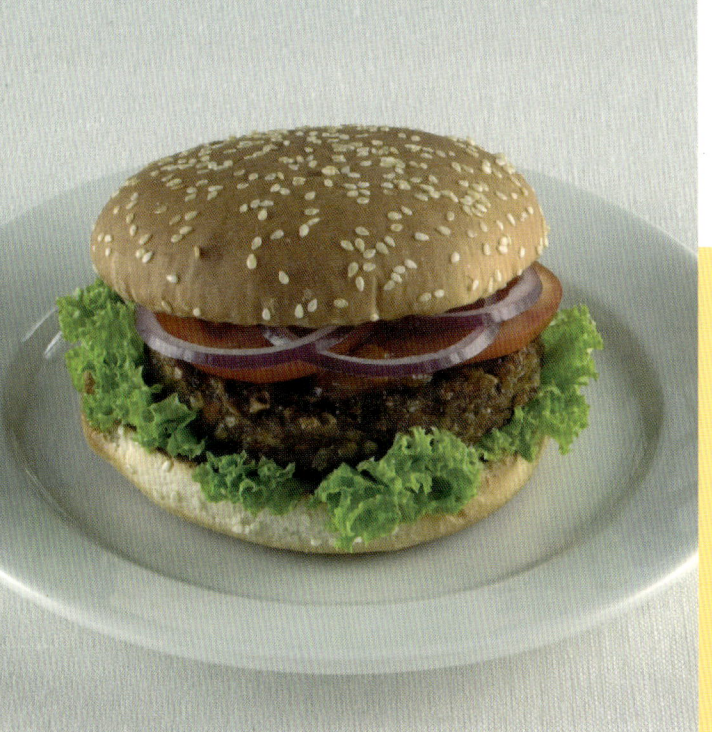

vegetarischer Burger:
Sojaburger (60 g)
80 Kalorien **+**
Brötchen (50 g)
120 Kalorien **+**

Salat, Tomate, Zwiebel und Soße
20 Kalorien

220 Kalorien

FLEISCH ODER FISCH?

Häufig üben Klassiker wie Steak oder Schnitzel und Pommes frites beim Bestellen im Restaurant eine unwiderstehliche Anziehungskraft aus. Jeder weiß: Dieses Gericht ist schmackhaft und sättigend.

Vergleichen Sie dieses Gericht mit dem Augenschmaus auf der gegen-überliegenden Seite – ein Essen mit allem Drum und Dran, inklusive einem Beilagensalat, einem Dessert und einem Glas Wein: Dieses Menü liefert keine einzige Kalorie mehr als das Steak mit den Pommes frites. Vielleicht überdenken Sie Ihre Bestellung noch einmal?

Ein Steak mit Pommes frites hat genauso viele Kalorien wie ein Drei-Gänge-Menü.

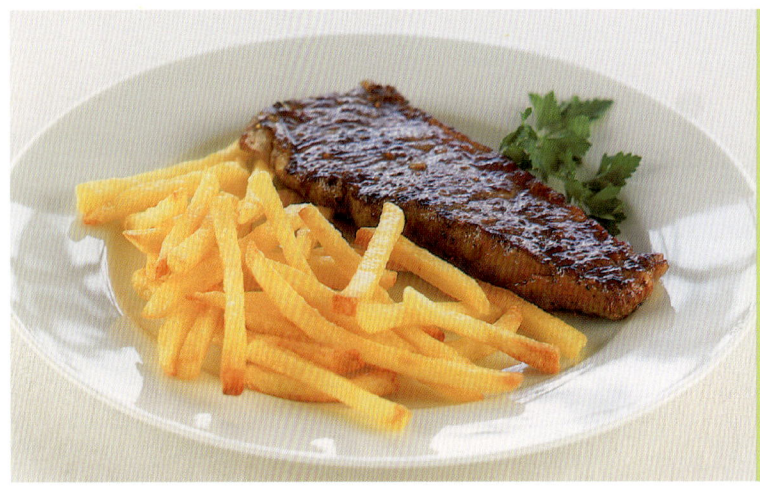

gebratenes Steak (100 g)
250 Kalorien

+

mittlere Portion Pommes frites
400 Kalorien
_____

650 Kalorien

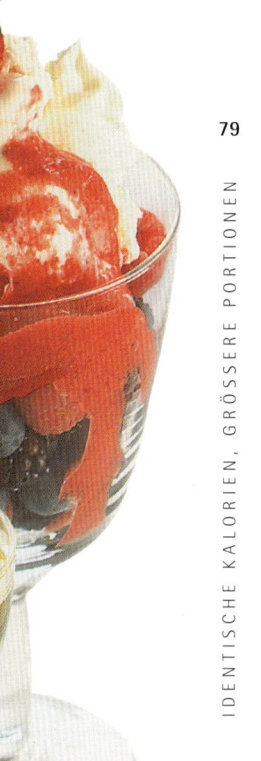

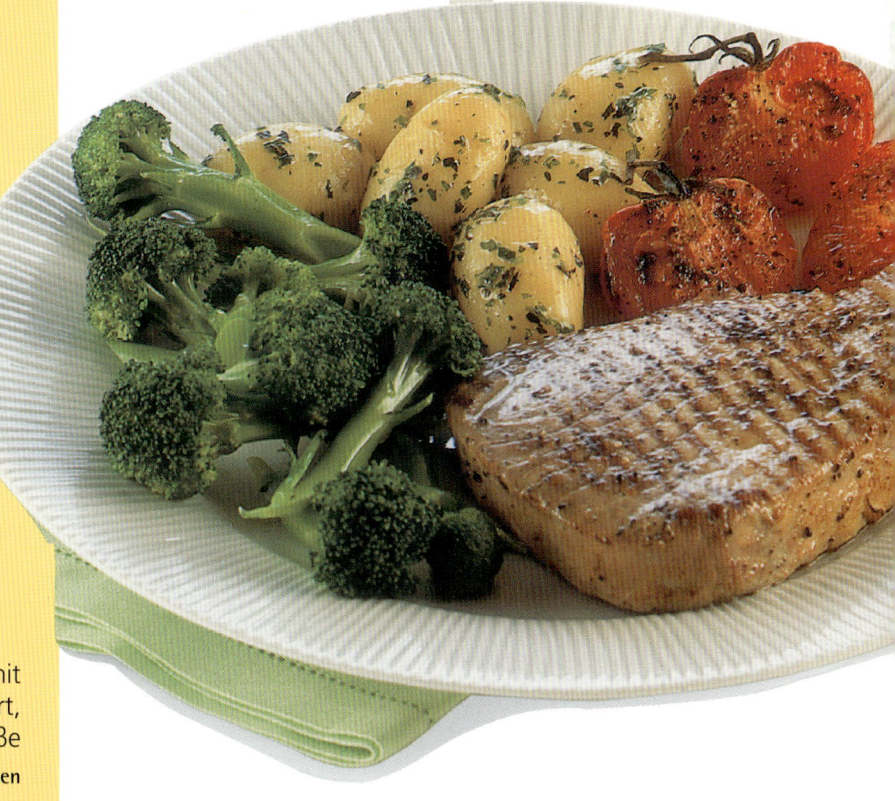

Eine üppige Mahlzeit muss keine
Kalorienbombe sein.

gegrillter Thunfisch (200 g)
mit Zitrone
200 Kalorien **+**

neue Kartoffeln mit Kräutern
(150 g)
110 Kalorien **+**

Brokkoli (50 g)
20 Kalorien **+**

gegrillte Tomaten (100 g)
20 Kalorien **+**

Salat mit roter und
gelber Paprika
30 Kalorien **+**

ein Glas Weißwein (150 ml)
100 Kalorien **+**

gemischte Beeren mit
gefrorenem Erdbeerjoghurt,
Sahne und Soße
170 Kalorien

650 Kalorien

BARBECUE

Ein Freund feiert an seinem Geburtstag eine Grillparty. Wie kann man das Festmahl genießen und den Kalorienverzehr dennoch niedrig halten? Bevor Sie sich für die scheinbar fettarme Alternative entscheiden, werfen Sie einen Blick auf die Bilder. Anstelle der zwei fettarmen Bratwürstchen und der beiden Scheibchen Knoblauchbaguette könnten Sie wahlweise auch einen Teller mit Garnelen, Pilzen, einer Ofenkartoffel und Gemüse sowie anschließend ein Stück Wassermelone verzehren. Beides hat gleich viele Kalorien.

Fettreduzierte Bratwürstchen sind nicht die beste Wahl für die Figur – Meeresfrüchte und Gemüse haben weniger Kalorien als diese angeblich fettarme Alternative.

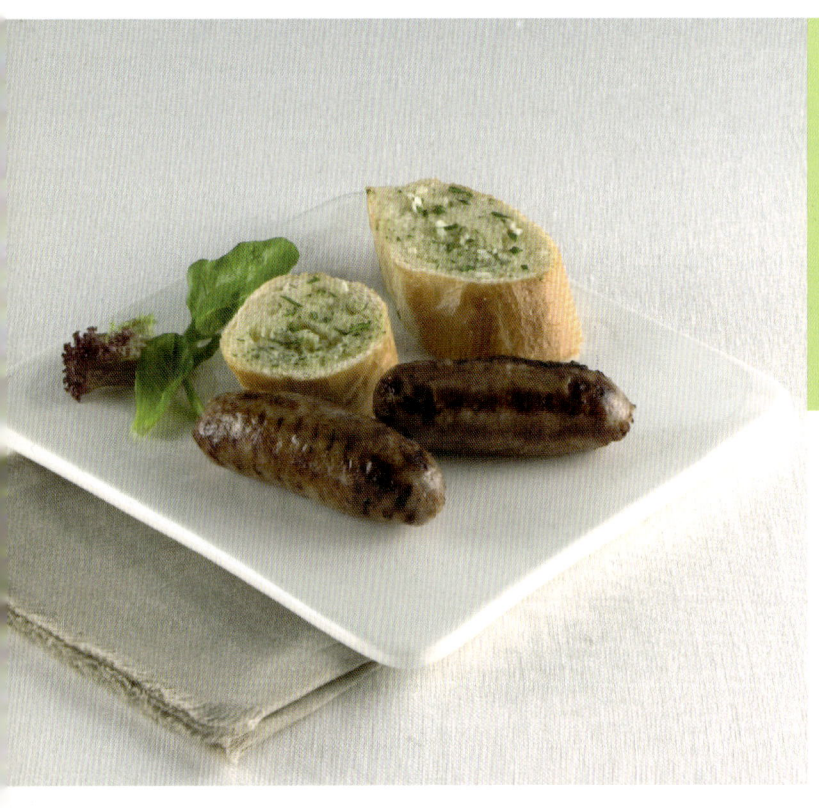

2 fettarme Bratwürstchen (100 g)
180 Kalorien

+

Knoblauchbrot (50 g)
200 Kalorien

380 Kalorien

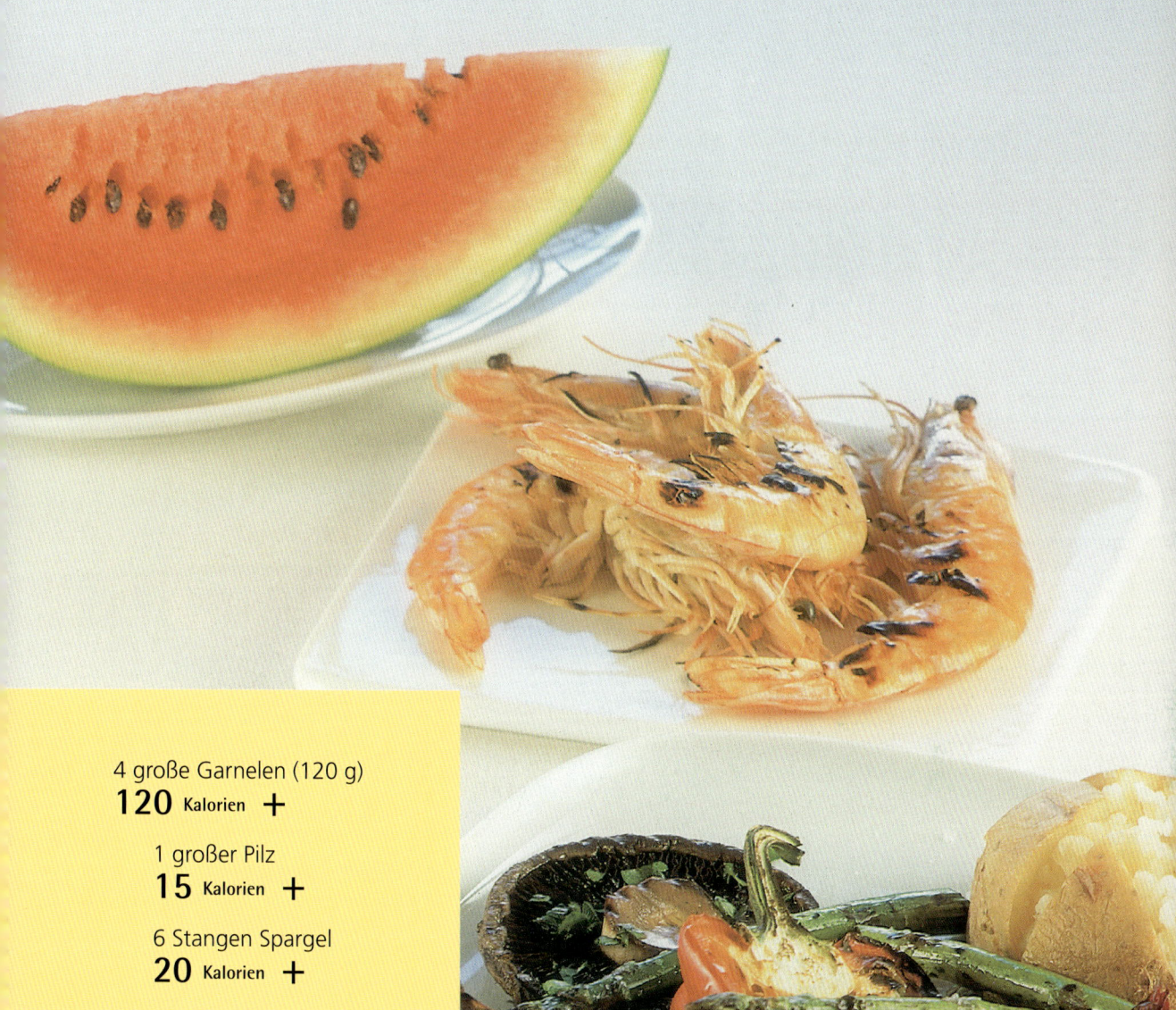

4 große Garnelen (120 g)
120 Kalorien **+**

1 großer Pilz
15 Kalorien **+**

6 Stangen Spargel
20 Kalorien **+**

Rote Paprika (80 g)
30 Kalorien **+**

Zwiebel (80 g)
25 Kalorien **+**

große Ofenkartoffel
120 Kalorien **+**

1 großes Stück Wassermelone
50 Kalorien
_____

380 Kalorien

BEILAGEN

Dass Reis gesund ist, weiß jeder. Immerhin gilt er als »Grundnahrungsmittel«. Leider wird die Kalorienmenge von gedämpftem Reis mehr als bei jedem anderen stärkehaltigen Lebensmittel unterschätzt. Überlegen Sie es sich zweimal, ehe Sie das nächste Mal zu Reis greifen. Eine Portion Reis hat 320 Kalorien, was dem Kaloriengehalt einer großen wohlschmeckenden Gemüseplatte entspricht.

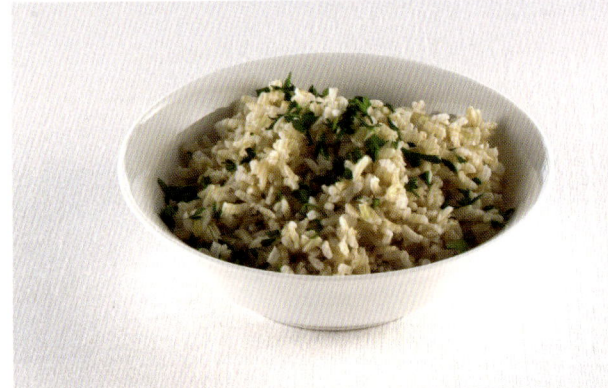

Schüssel Vollkornreis (230 g)

320 Kalorien

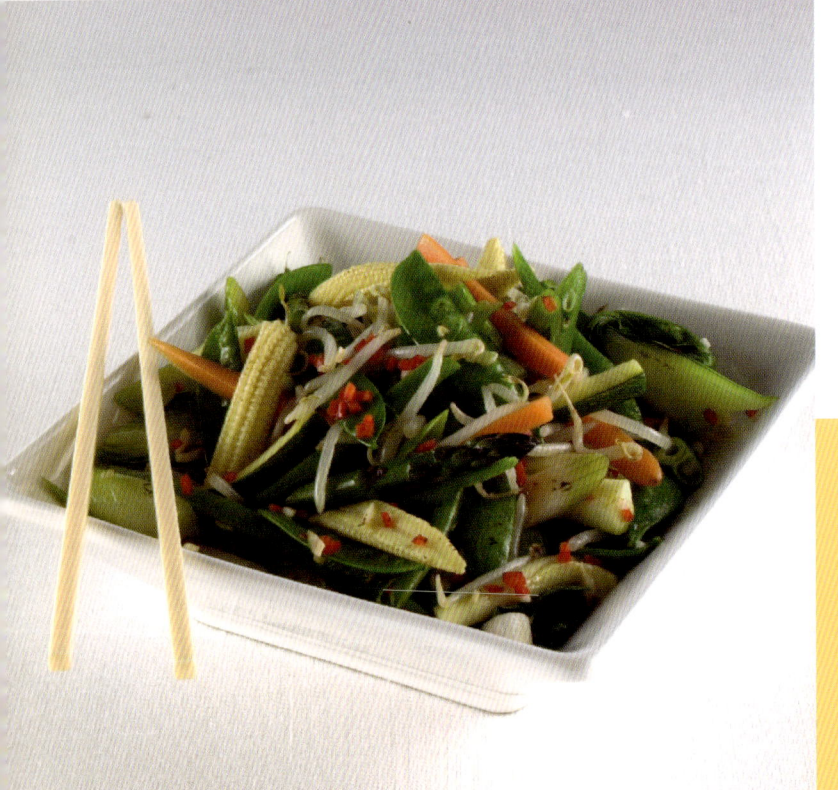

Teller Wokgemüse (600 g)

320 Kalorien

FRITTIERT ODER GEBACKEN?

Frittiertes ist immer sehr fetthaltig. Tatsächlich enthalten diese Pommes frites so viel Fett, dass Sie wahrscheinlich mehr Kalorien aus dem Frittierfett als aus den Kartoffeln beziehen. Was halten Sie stattdessen von diesen drei Ofenkartoffeln mit Ratatouille? Der Kaloriengehalt ist der selbe. Wenn Sie nur zwei Kartoffeln essen, reduzieren Sie Ihre Kalorienzufuhr um ein weiteres Drittel.

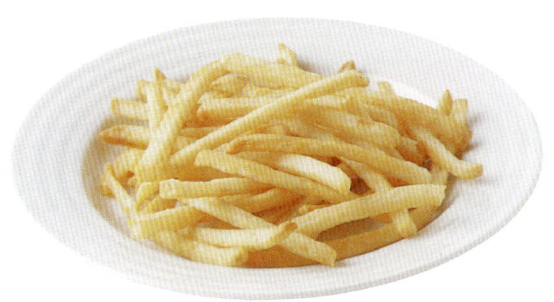

mittlere Portion
Pommes frites (110 g)

400 Kalorien

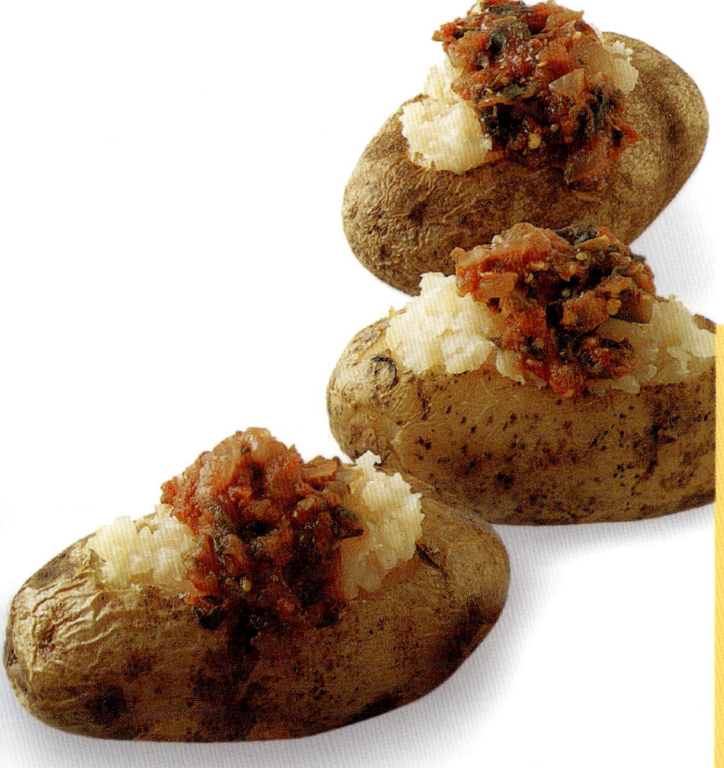

3 kleine Ofenkartoffeln
360 Kalorien
+
Ratatouille (60 g)
40 Kalorien

400 Kalorien

KALB ODER GEFLÜGEL?

Kalbfleisch mag im Vergleich zu anderen Fleischsorten wie Rindfleisch oder Lamm gesünder und kalorienärmer wirken. Sobald es aber plattgeklopft und frittiert als Wiener Schnitzel auf dem Teller landet, ist die Kalorienzufuhr enorm, selbst wenn man eine bescheidene Portion wählt. Ganz zu schweigen von den gesättigten Fettsäuren.

Wenn Sie Lust auf Fleisch haben, können Sie fast doppelt so viel essen und brauchen trotzdem nicht mehr Kalorien zu sich zu nehmen. Schauen Sie sich den Schaschlikspieß mit mariniertem Truthahn und Gemüse an. Greifen Sie zu!

Truthahn- und Gemüsekebab sind gesunde Alternativen. Sie können ordentliche Portionen essen und nehmen dabei nicht zu viele Kalorien zu sich.

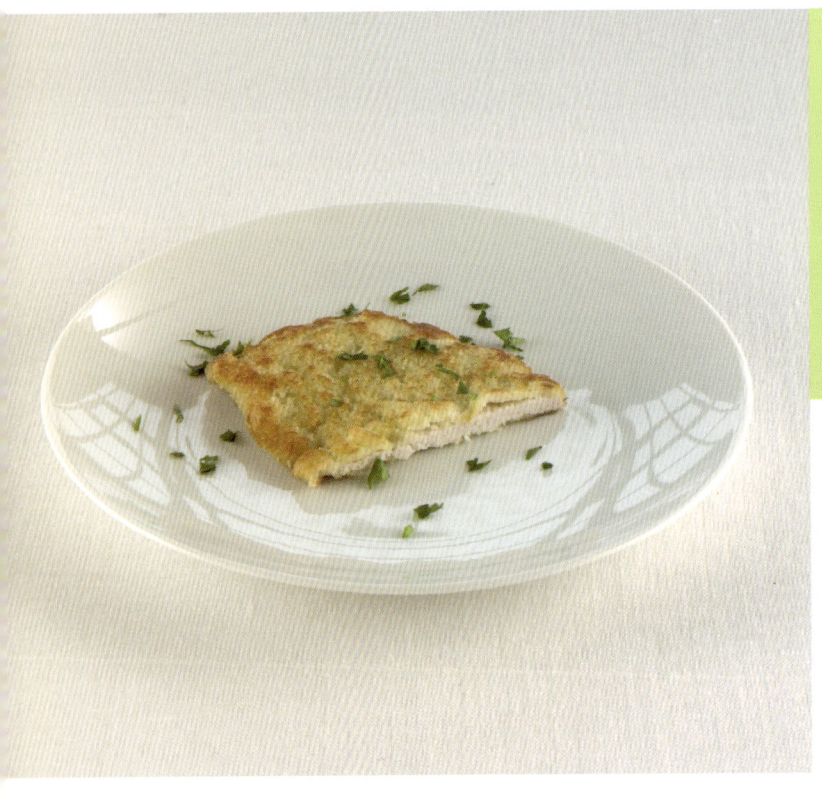

Wiener Schnitzel (65 g)

190 Kalorien

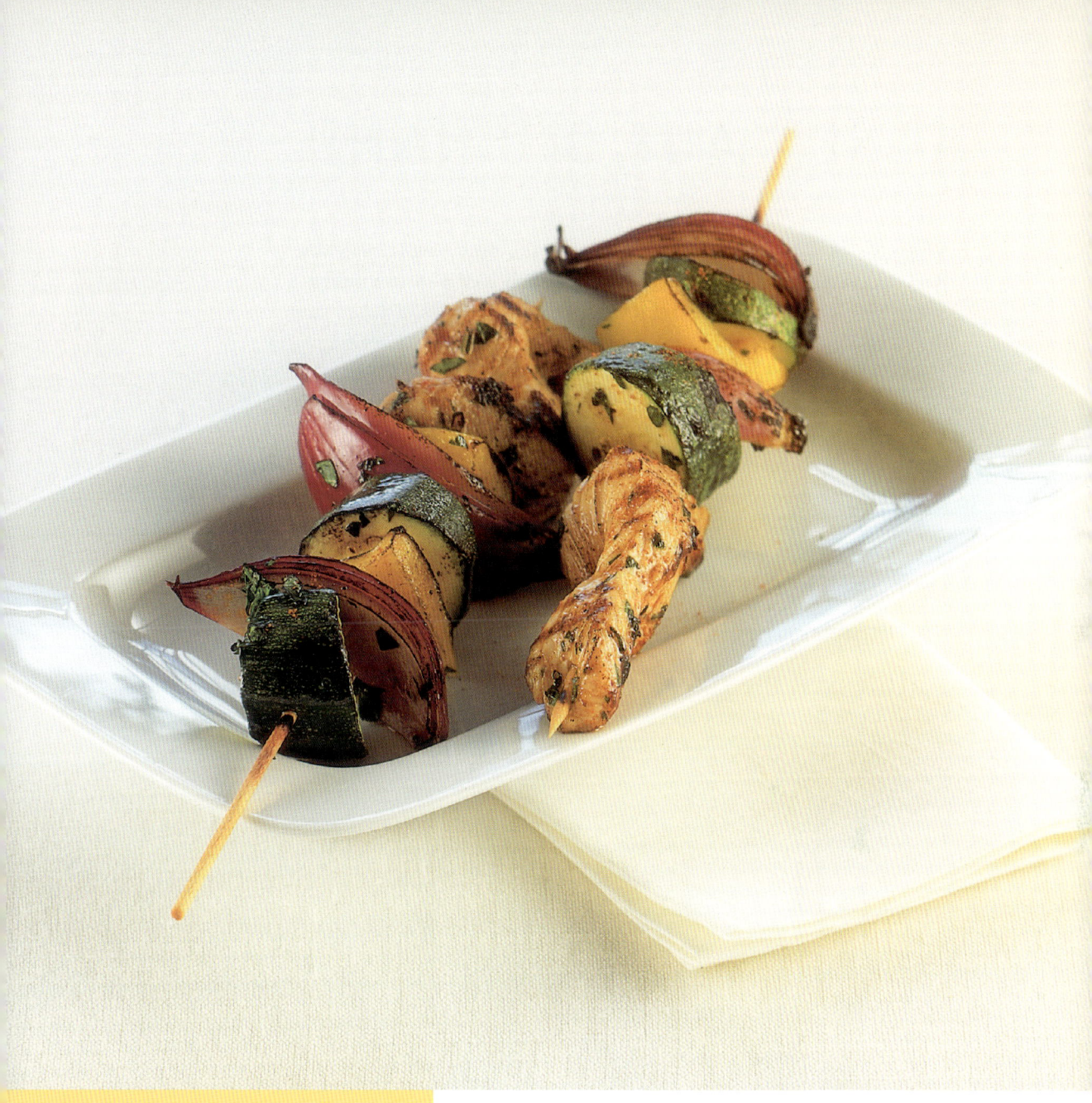

Gegrilltes ist besser für die Linie als
Frittiertes oder in Öl Gebackenes.

2 Spieße mit mariniertem
Truthahn (125 g) und Gemüse

190 Kalorien

ESSEN AUF DIE HAND

Wenn Sie in Eile sind, ist ein schneller Snack unterwegs genau das Richtige. Vergessen Sie aber nicht, dass Sie auch hier wählen können. Wenn Sie Hot Dogs lieben, wird Ihnen das eine Wiener Würstchen auf der Abbildung unten wohl nicht reichen. Doch schauen Sie erst einmal, was Sie stattdessen essen könnten:

Drei Falafelbällchen in Pitabrot mit Salat und pikanter Raita (Joghurtsoße). Weil Falafel pflanzliche Eiweiße enthält, ist dieser Imbiss auch die gesündere Alternative.

Wer auf Gewicht und Gesundheit achtet, sollte den Hotdog-Stand links liegen lassen und stattdessen die nächste Falafelbude ansteuern.

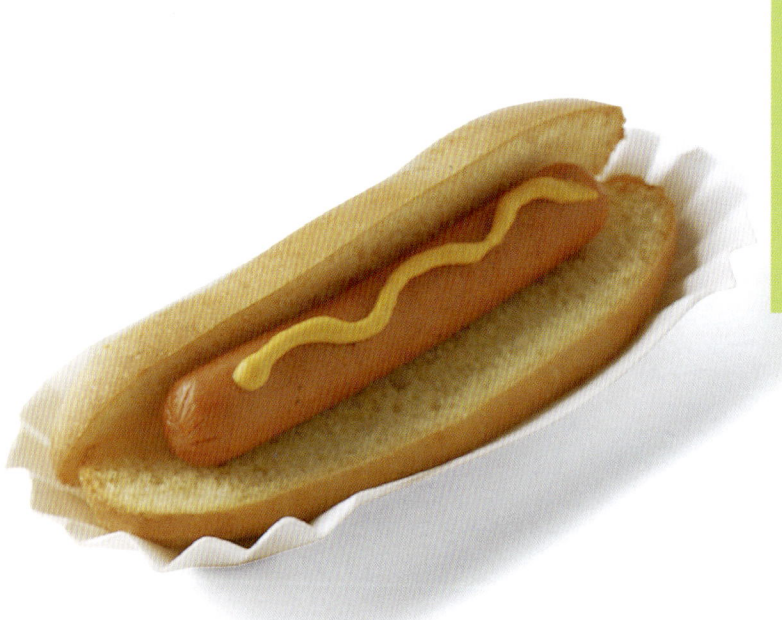

Hotdog mit Senf

360 Kalorien

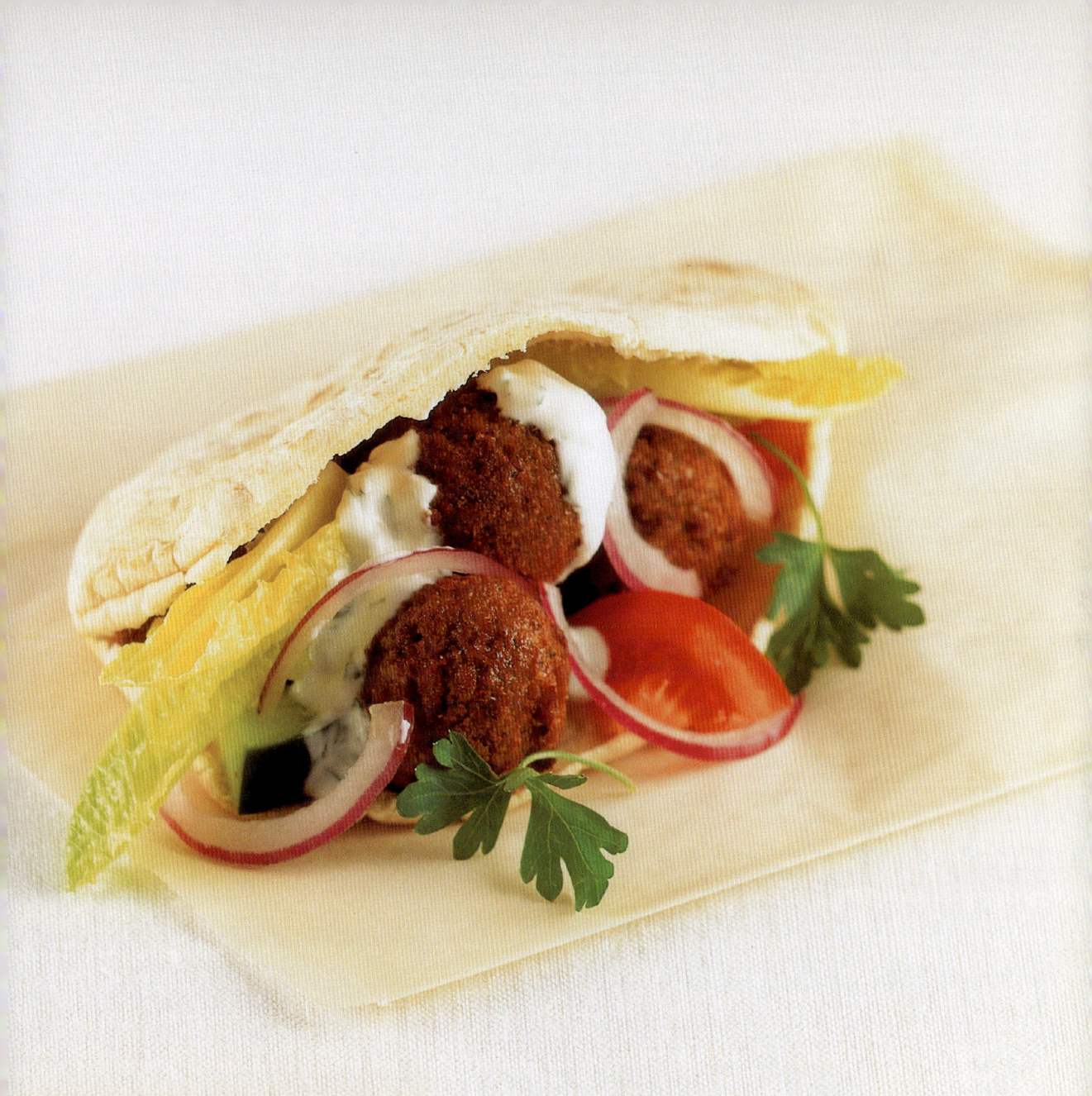

3 Falafelbällchen (70 g)
180 Kalorien

+

Pitabrot
150 Kalorien

+

Salat und Raita
30 Kalorien

---

360 Kalorien

WINTERWÄRMER

An kalten Winterabenden erliegt man schnell dem Reiz herzhafter, sämiger Gerichte. Die gute alte Hausmannskost bietet wahre Seelentröster, z.B. ein pikantes Hackfleischragout mit Kartoffelpüree oder eine Lasagne. Wenn diese Gerichte nur nicht so viele Kalorien hätten!

Auch jemand, der auf sein Gewicht achtet, muss sich jedoch nicht alles versagen. Vergleichen Sie die beiden winterlichen Gerichte: Anstelle eines kleinen Stücks Lasagne könnten Sie einen großen Teller Cassoulet mit Baguettebrot genießen – beide Gerichte liefern die selbe Menge Kalorien, versteht sich.

Hausmannskost muss keine Kalorienbombe sein – Cassoulet mit Bohnen und Würstchen strotzt nur so vor Nährstoffen und macht außerdem satt.

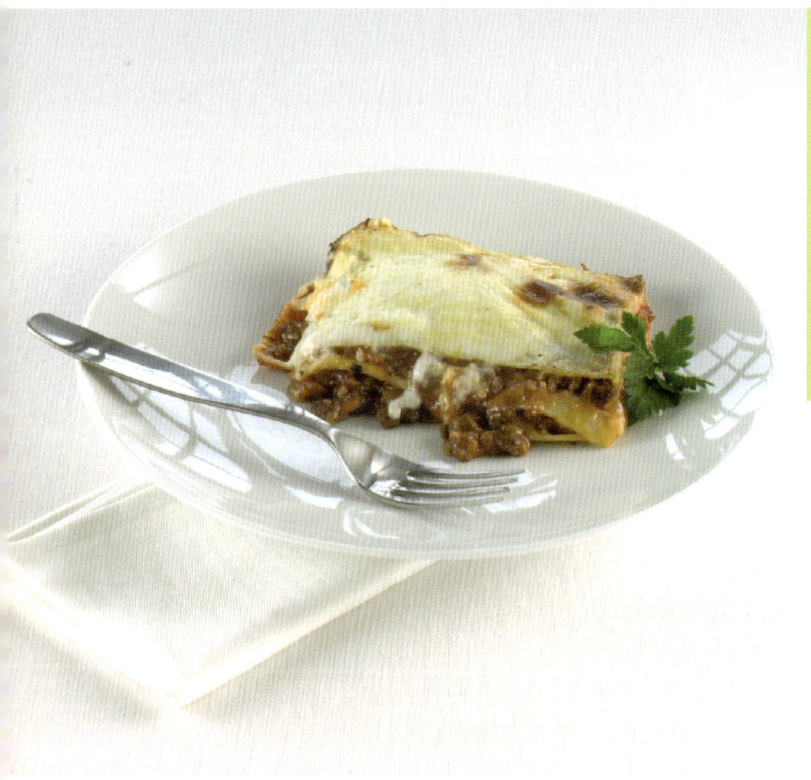

kleines Stück Lasagne (300 g)

600 Kalorien

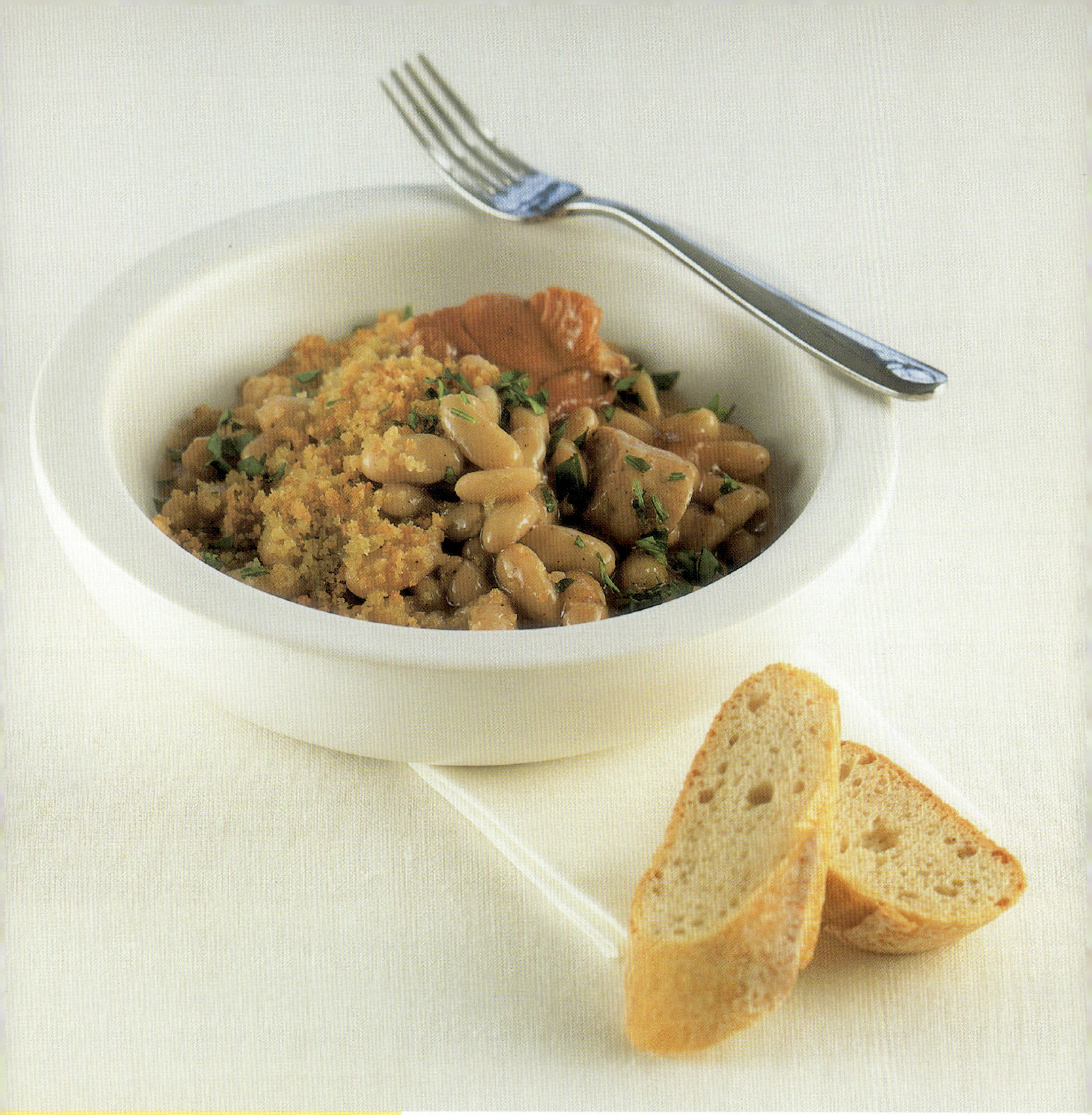

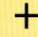

Cassoulet mit Würstchen
und Bohnen (400 g)
500 Kalorien
+
zwei Scheiben Baguettebrot
100 Kalorien
_____
600 Kalorien

GEBÄCKTEILCHEN

Ein Obsttörtchen wirkt harmlos gegen ein Dessert wie Käse- oder Schokoladenkuchen. Überdenken Sie diesen Eindruck lieber noch einmal – am besten mit Hilfe dieser Bilder.

Statt eines einzigen Obsttörtchens kann man auch sechs Schälchen Himbeeren mit Sahne essen – diese haben genauso viele Kalorien!

Der Teig des Törtchens ist so fett- und zuckerhaltig, dass man ganze sechs Schälchen frischer Himbeeren mit Schlagsahne braucht, um den Kaloriengehalt eines einzigen Himbeertörtchens »aufzuwiegen«. Wenn Ihnen das Törtchen so sehr am Herzen liegt, dann dürfen Sie es natürlich essen – aber bestimmt nicht, weil es so kalorienarm ist. Für kalorienarmen Himbeergeschmack schwelgen Sie in Himbeeren pur oder mit etwas Sahne – das ist unübertroffen!

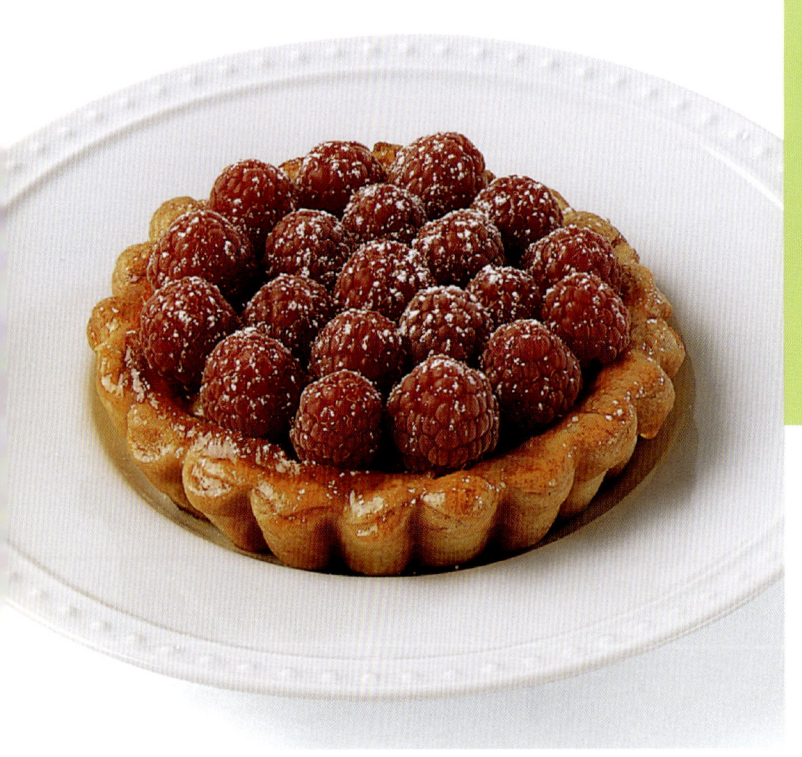

Obsttörtchen (100 g)

440 Kalorien

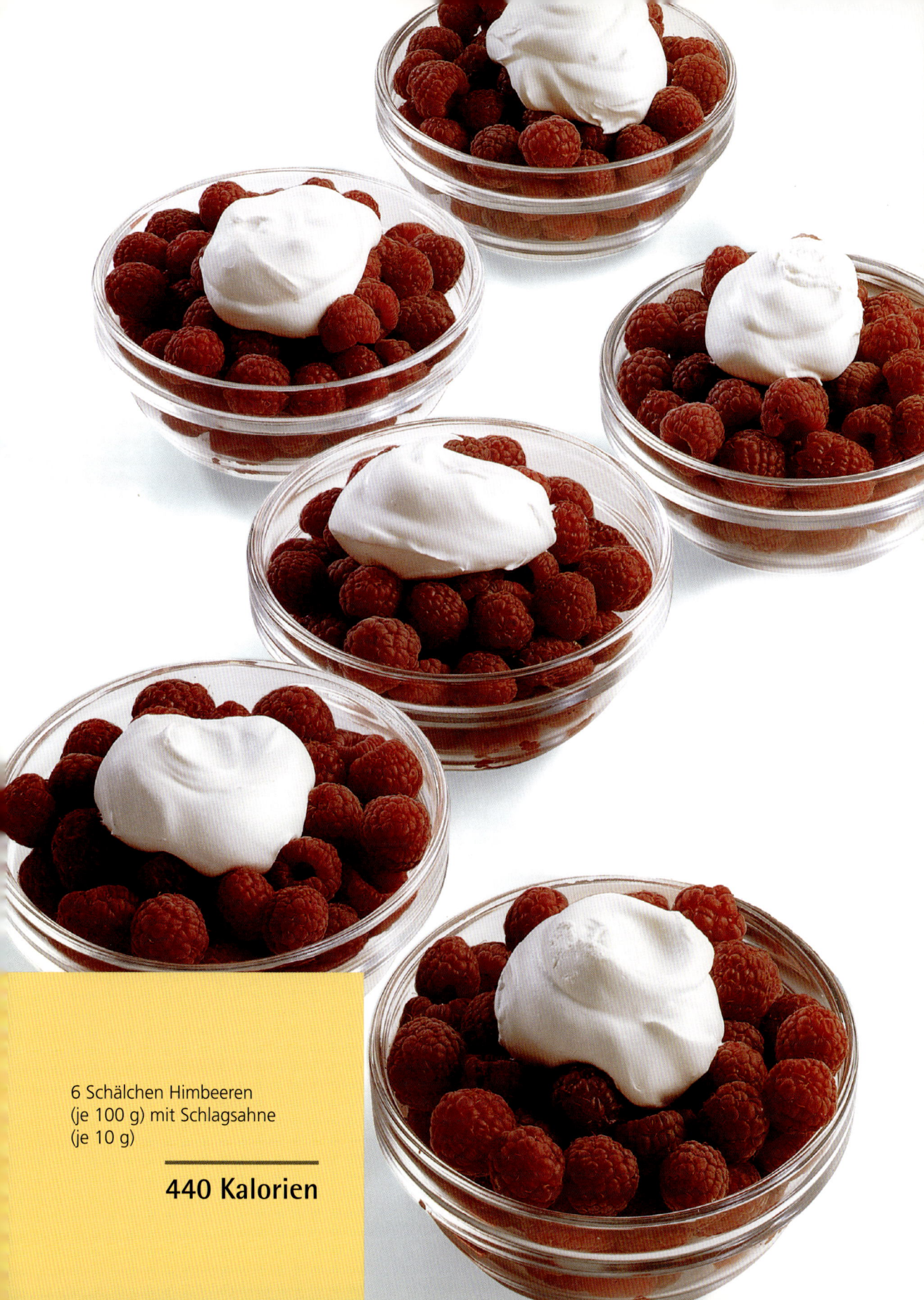

6 Schälchen Himbeeren
(je 100 g) mit Schlagsahne
(je 10 g)

440 Kalorien

KÄSE ODER DESSERT?

Nach einer ausgedehnten Mahlzeit könnte man schnell auf die Idee kommen, auf das Dessert zu verzichten und ganz bescheiden nur noch ein Stück Käse und einen Cracker zu essen.

Sehen Sie Käse und Cracker in der Abbildung unten? Beides zusammen enthält so viele Kalorien wie zwei Waffeln mit Beeren und Sirup. Wofür entscheiden Sie sich?

Wenn Sie das köstliche üppige Dessert anstelle eines Käsehappens wählen, entscheiden Sie sich – welch Überraschung – keineswegs für mehr Kalorien.

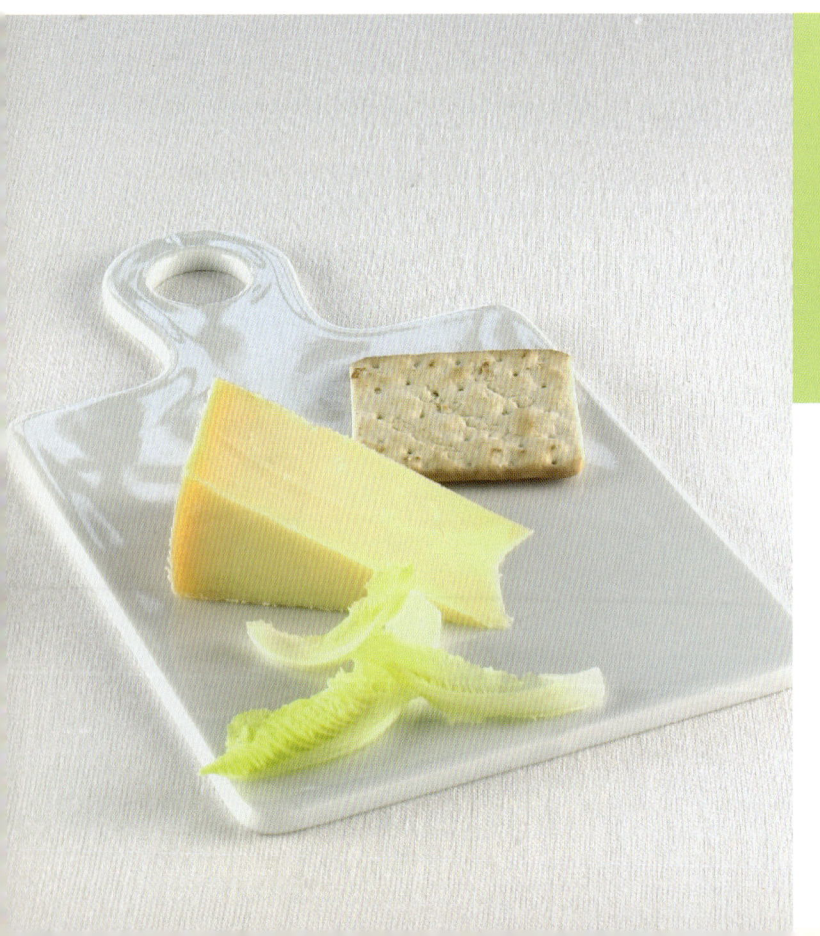

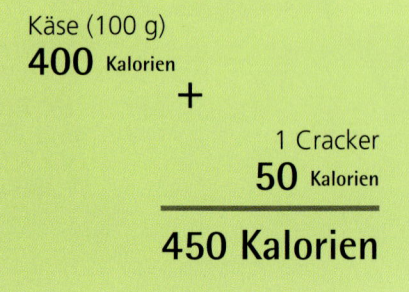

Käse (100 g)
400 Kalorien

+

1 Cracker
50 Kalorien

―――――――――

450 Kalorien

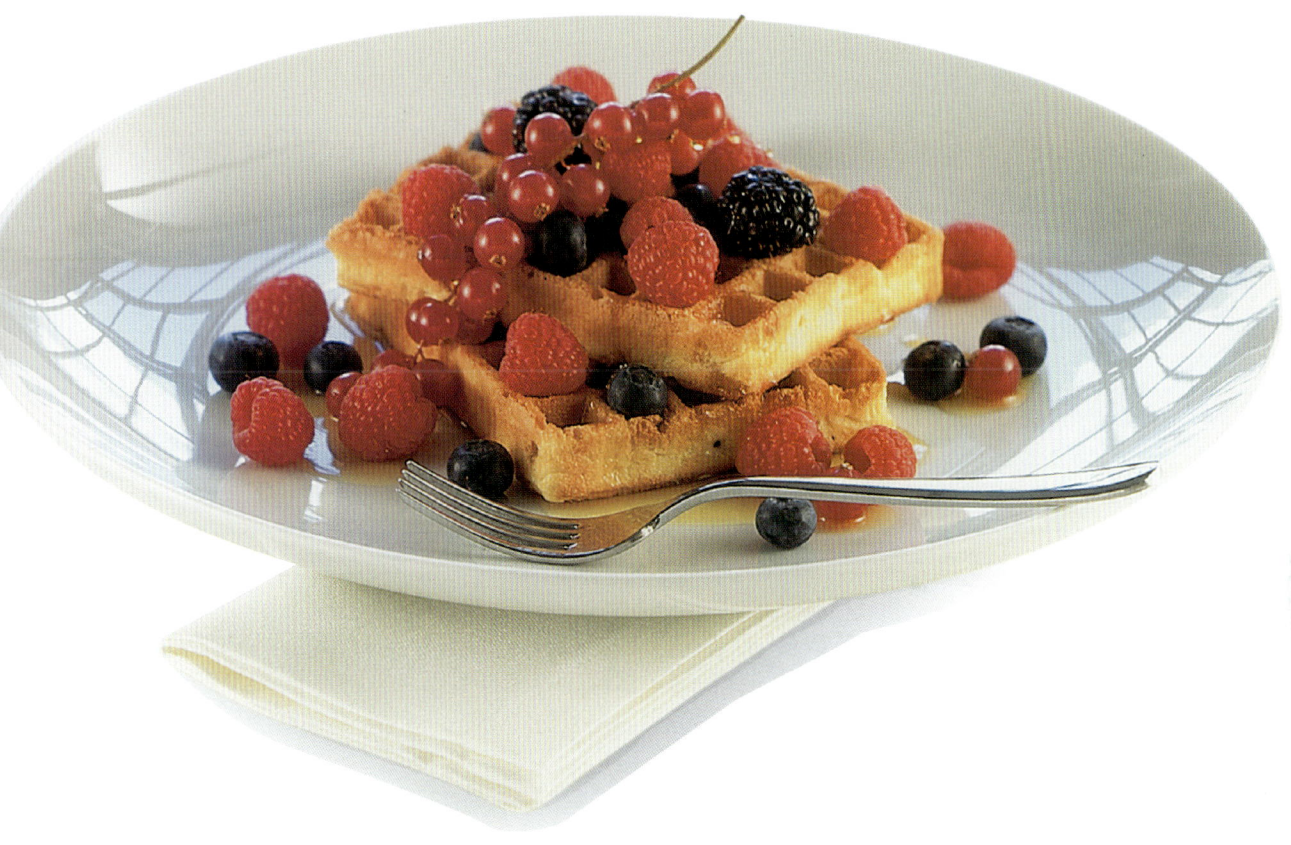

2 Waffeln
300 Kalorien
+

Sirup (3 EL)
100 Kalorien
+

Beeren (175 g)
50 Kalorien

_____

450 Kalorien

DESSERT

Wer findet, dass dieser eine Crêpe mit einer Kugel Vanilleeis nicht wirklich viel hermachen, der hat Recht. Wahrscheinlich hätten Sie nach deren Verzehr nichts gegen einen Nachschlag einzuwenden. Die Alternative rechts sollte Ihnen daher eine Überlegung wert sein.

Wenn Sie eine Naschkatze sind, wählen Sie Ihr Dessert mit Bedacht – und das schlechte Gewissen hat keine Chance.

Die gleiche Anzahl Kalorien nehmen Sie zu sich, wenn Sie drei Eisbecher – mit Sorbet, frischem Obst, Schlagsahne und Soße – essen. Wer sagt dazu schon nein? Sie werden allerdings ganz schön zu kämpfen haben, wenn Sie das alles auf einmal essen wollen. Essen Sie nur einen Becher davon, ist Ihre Kalorienzufuhr natürlich deutlich niedriger.

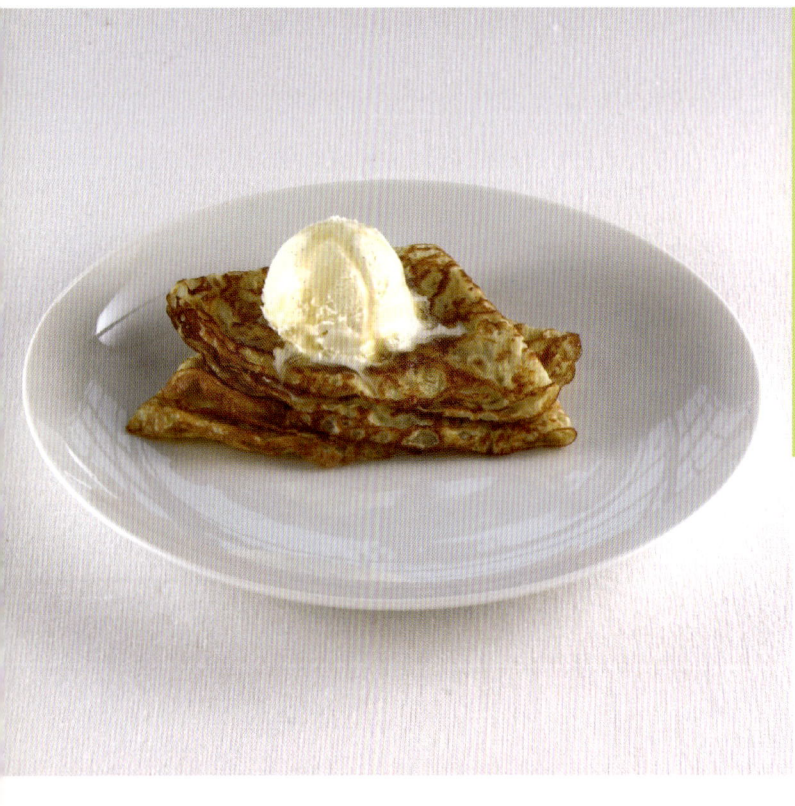

Crêpe (100 g)
280 Kalorien **+**

Kugel Vanilleeis (60 g)
100 Kalorien **+**

Sirup (2 EL)
70 Kalorien

450 Kalorien

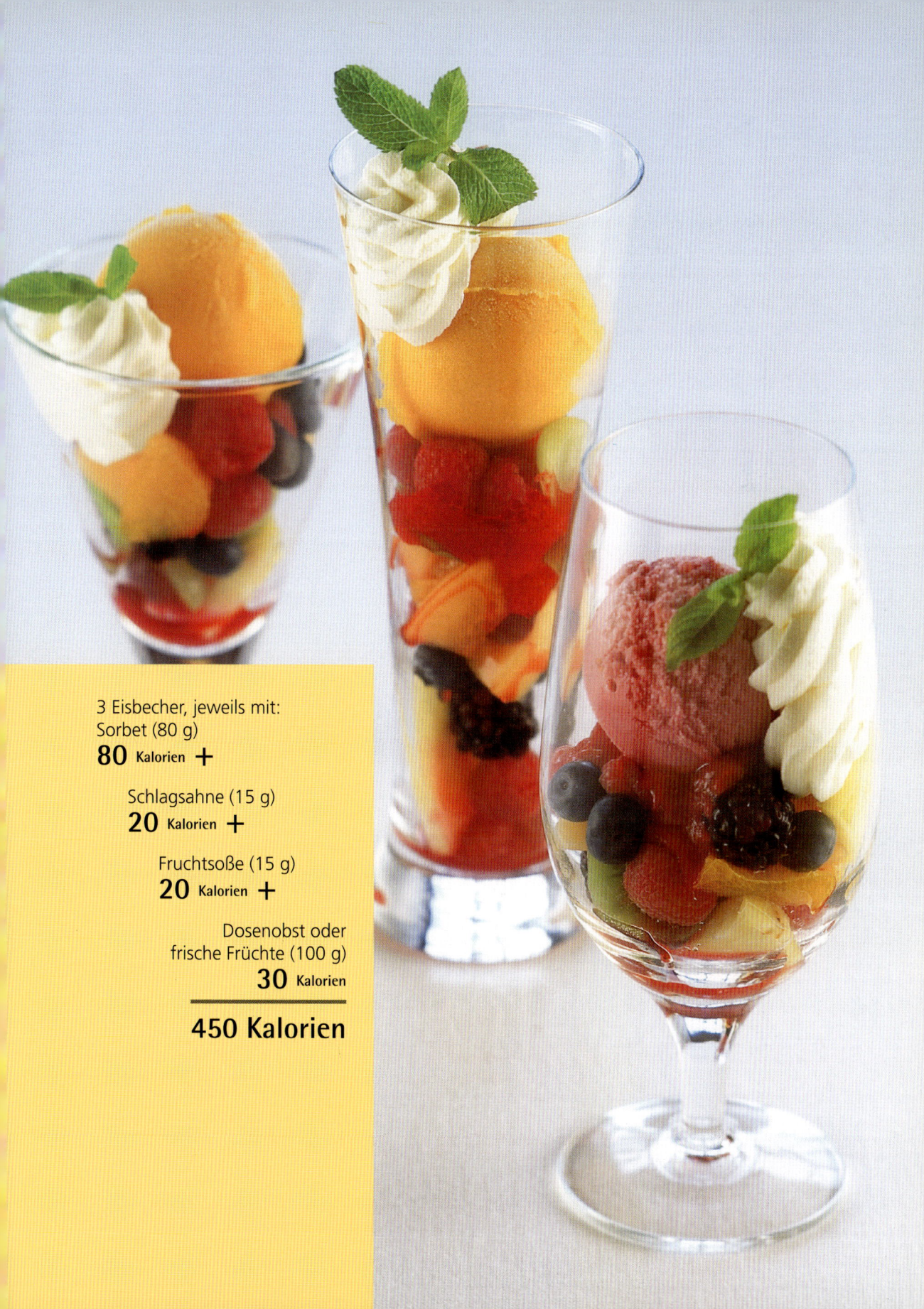

3 Eisbecher, jeweils mit:
Sorbet (80 g)
80 Kalorien **+**

Schlagsahne (15 g)
20 Kalorien **+**

Fruchtsoße (15 g)
20 Kalorien **+**

Dosenobst oder
frische Früchte (100 g)
30 Kalorien

─────────────

450 Kalorien

TAPAS

Wenn man abends mit Freunden in eine Tapas Bar geht, hat man schnell von allen Tellern gekostet, die vor einem stehen. Die Auswahl an diesen kleinen Leckerbissen ist bisweilen geradezu gigantisch, und weil die Portionen klein erscheinen, kann die Versuchung groß sein, und man gibt die Kalorienzählerei für diesen Abend kurzerhand auf.

Nehmen Sie die Auswahl besser unter die Lupe. Es ist gut möglich, dass der Kalorienunterschied zwischen den einzelnen Gerichten Sie in Erstaunen versetzt: Eine Portion Tortilla hat nämlich fast doppelt so viele Kalorien wie acht Knoblauchgarnelen, wohingegen die Würz-pilze eine schlaue Wahl für jeden Figurbewussten sind.

Vergessen Sie nicht, auch die Kalorien im Alkohol mitzuzählen.

junge Champignons (50 g)
in Würzmarinade
mit Rosmarin

25 Kalorien

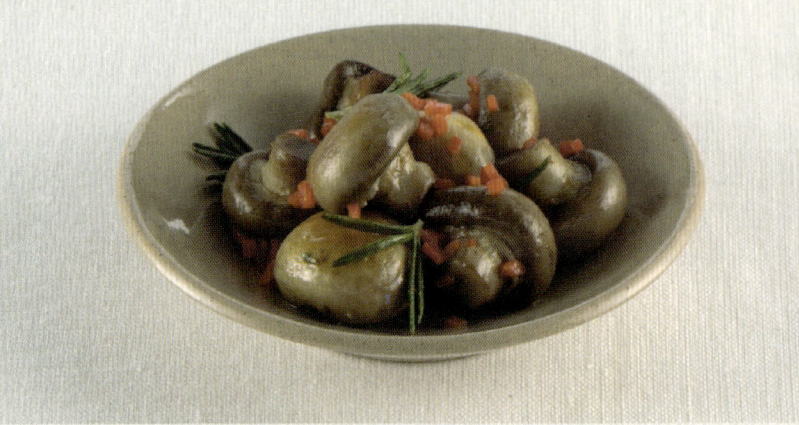

10 gefüllte Oliven

60 Kalorien

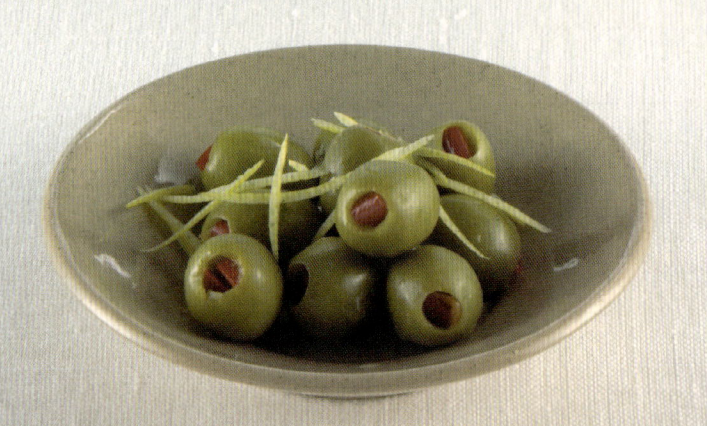

Sherry (50 ml)

60 Kalorien

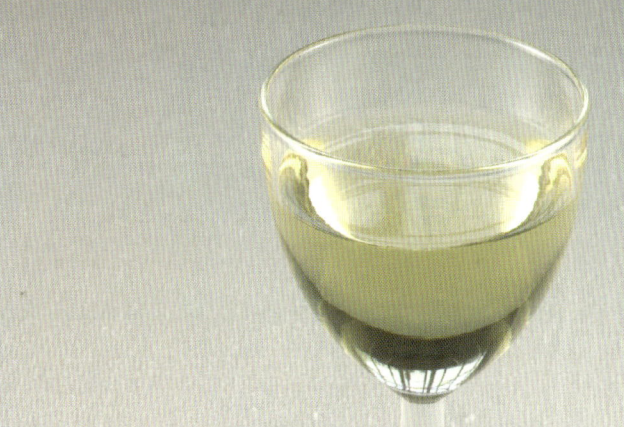

8 Knoblauchgarnelen (60 g)

100 Kalorien

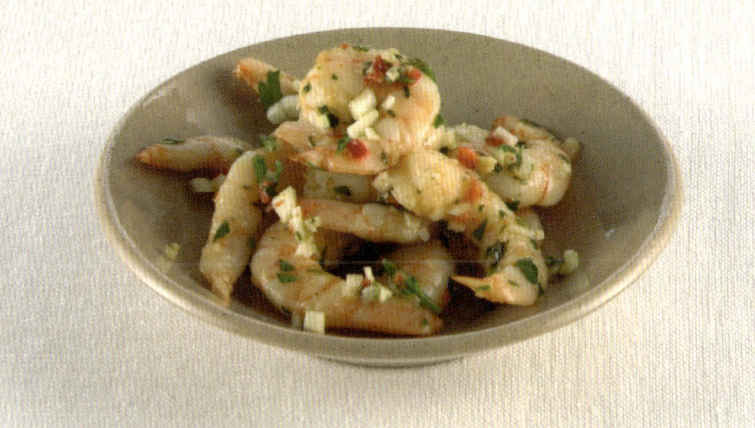

Chorizo (delikate
spanische Wurst) (40 g)

150 Kalorien

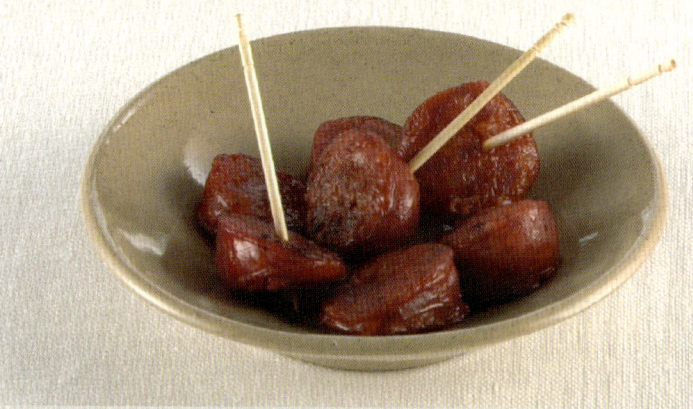

Tortilla (90 g)

180 Kalorien

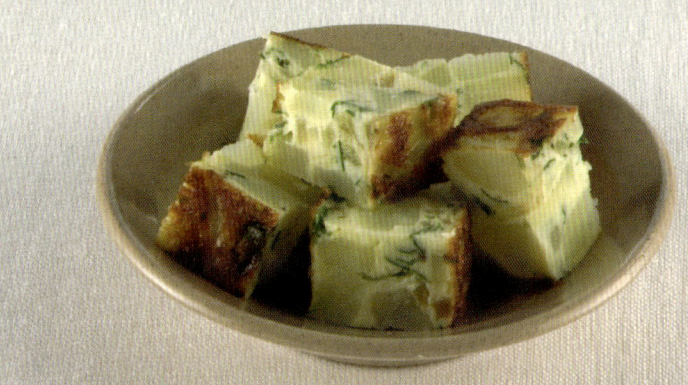

SALATBAR

Die große Vielfalt an der Salatbar macht die Wahl nicht leichter. Wenn man sich allerdings den unterschiedlichen Kaloriengehalt der einzelnen Alternativen ansieht, wird sie wahrscheinlich sehr eindeutig ausfallen.

Salat hält man schnell für ein kalorienarmes Mahl, aber wie Sie sehen können, ist das nicht immer der Fall. Wenn Sie das nächste Mal vor Ihrer Lieblings-Salattheke stehen, denken Sie an die Bilder.

Hüten Sie sich vor Salaten mit reichhaltigen, cremigen Dressings und Vinaigrettes – genau da verstecken sich die Kalorien.

grüner Salat mit Tomate

40 Kalorien

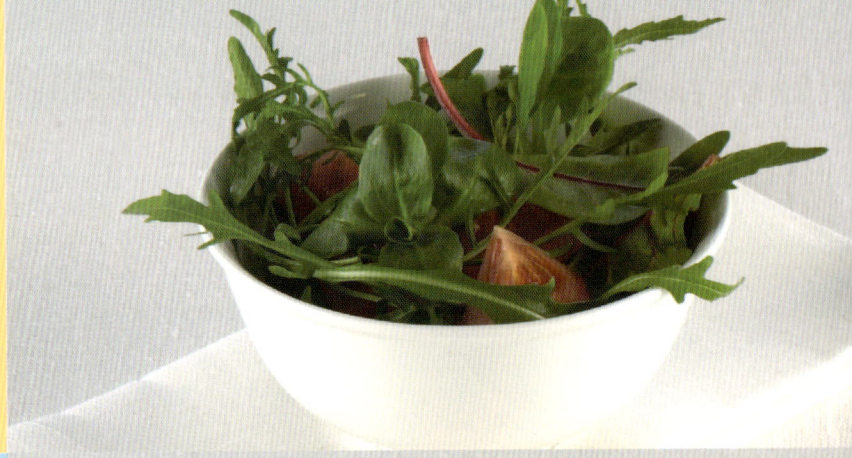

Orangen-Rote-Beete-Salat

80 Kalorien

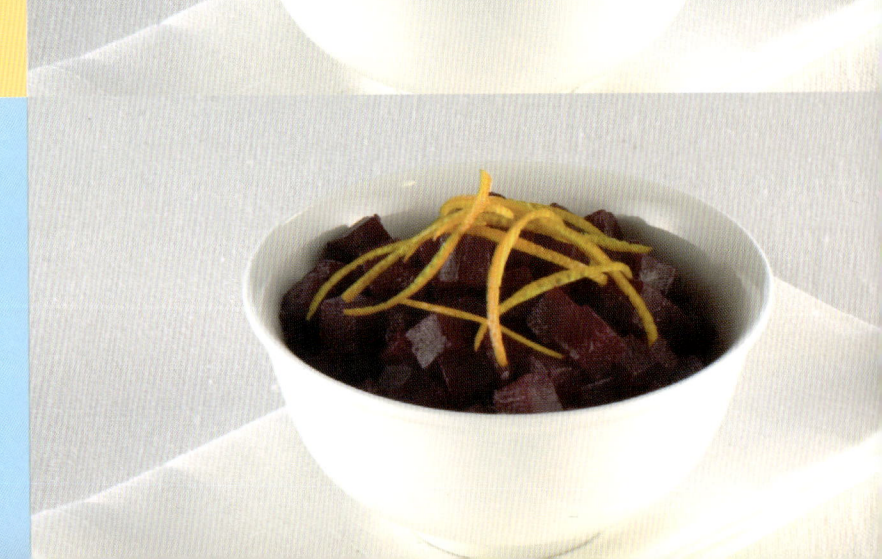

Krautsalat
150 Kalorien

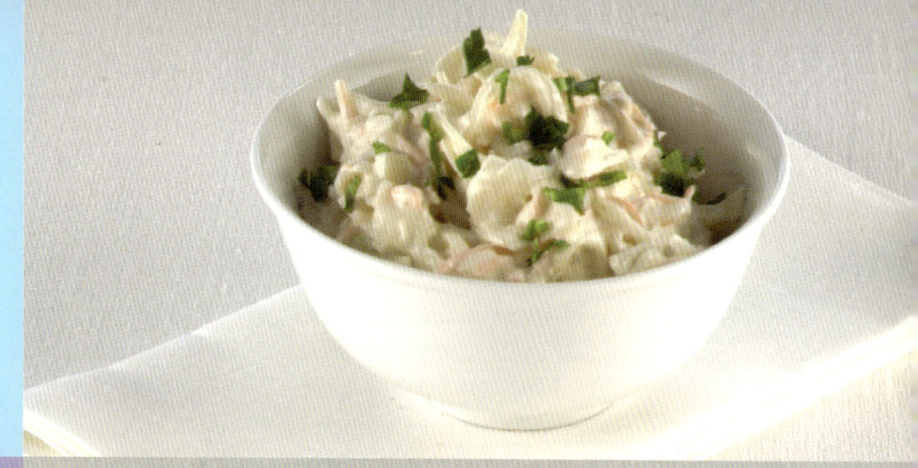

gemischter Bohnensalat
180 Kalorien

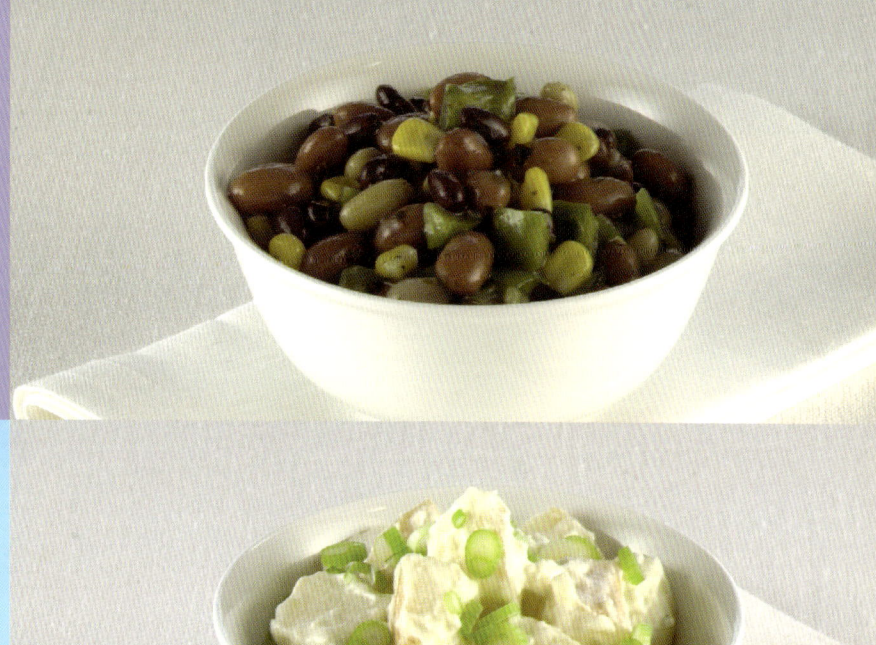

Kartoffelsalat
300 Kalorien

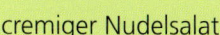

cremiger Nudelsalat
400 Kalorien

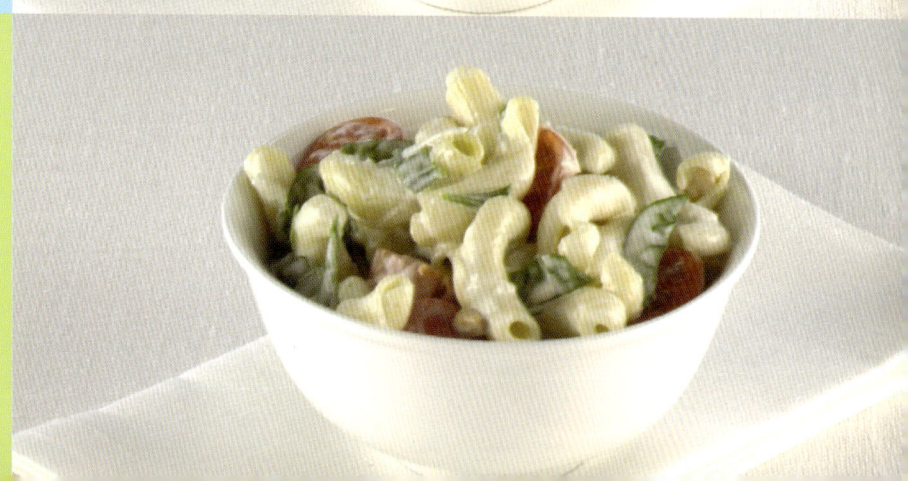

BROTKORB

Nehmen Sie im Restaurant auch immer das angebotene Brötchen? Essen Sie täglich Brot? Dann sollten Sie sich die unten stehenden Bilder genau ansehen. Offensichtlich enthält ein Bagel ebenso viele Kalorien wie fünf Scheiben Pumpernickel und mehr als doppelt so viele Kalorien wie ein kleines Vollkornbrötchen. Vergessen Sie diese visuelle Information nicht, wenn es darum geht, mehr Brot mit weniger Kalorien zu essen

1 Scheibe Pumpernickel

50 Kalorien

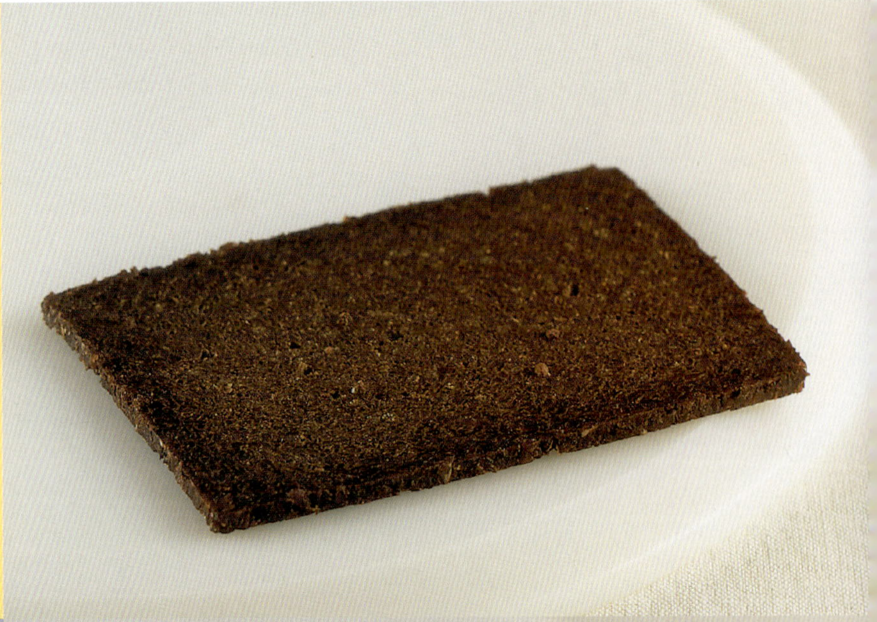

1 Scheibe Baguette
(ca. 2,5 cm)

50 Kalorien

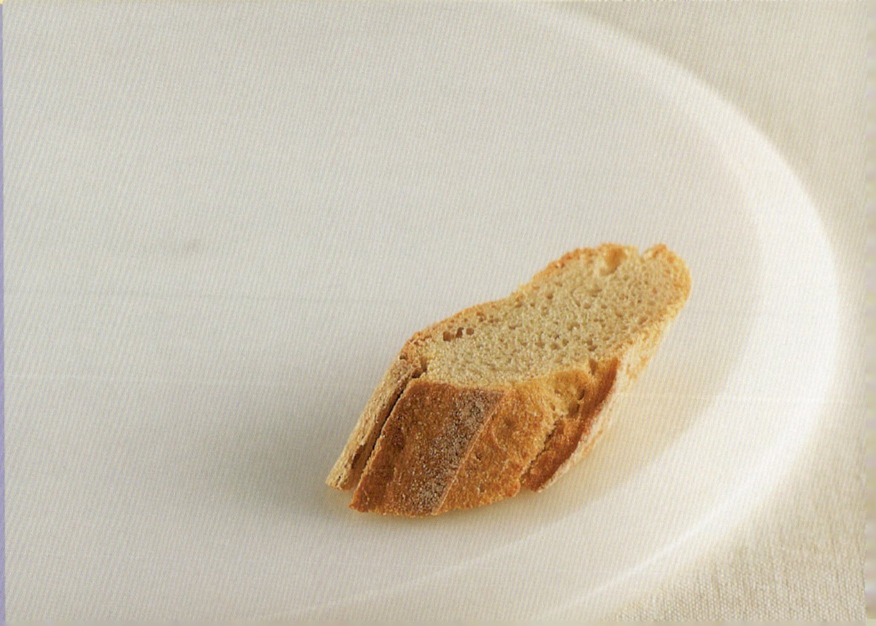

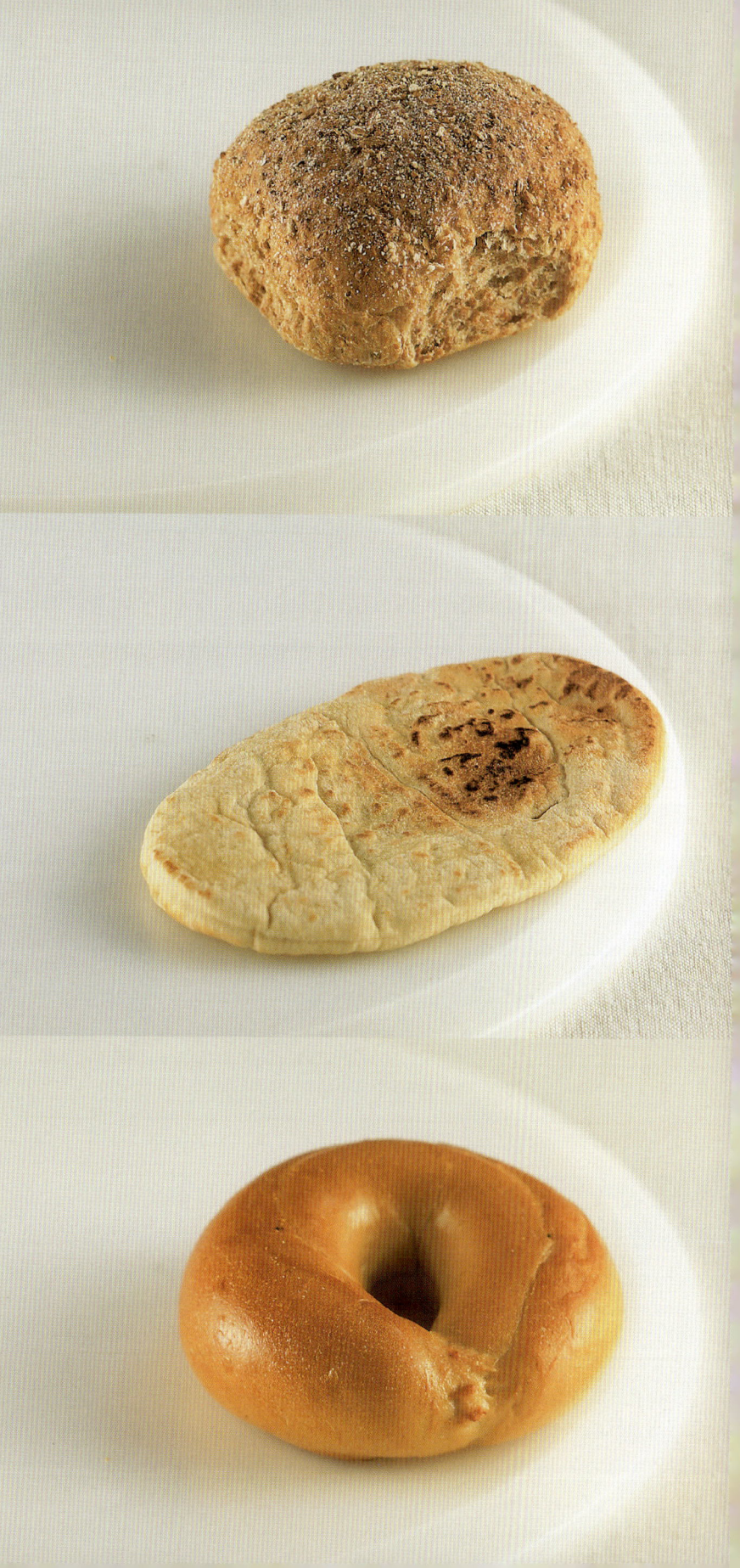

1 kleines Vollkornbrötchen
(40 g)

100 Kalorien

1 Pitabrot

150 Kalorien

1 mittelgroßer Bagel (90 g)

250 Kalorien

FASTFOOD

Manchmal muss es einfach Fastfood sein, und manchmal hat man trotz aller guten Vorsätze auch keine andere Wahl. Wenn man dann schon einmal an der Bestelltheke steht, wirft man schnell seine Ziele über Bord und stürzt sich auf alles, was viele Kalorien hat. Warum nicht anstelle des Milchshakes, den man aus alter Gewohnheit nimmt, eine durstlöschende Cola Light bestellen? Oder wählen Sie einen gesunden Gemüseburger anstatt des großen Burgers mit Käse – auch da können Sie noch Kalorien sparen.

Selbst bei Fastfood hängt die Kalorienzufuhr ganz erheblich von Ihrer Wahl ab.

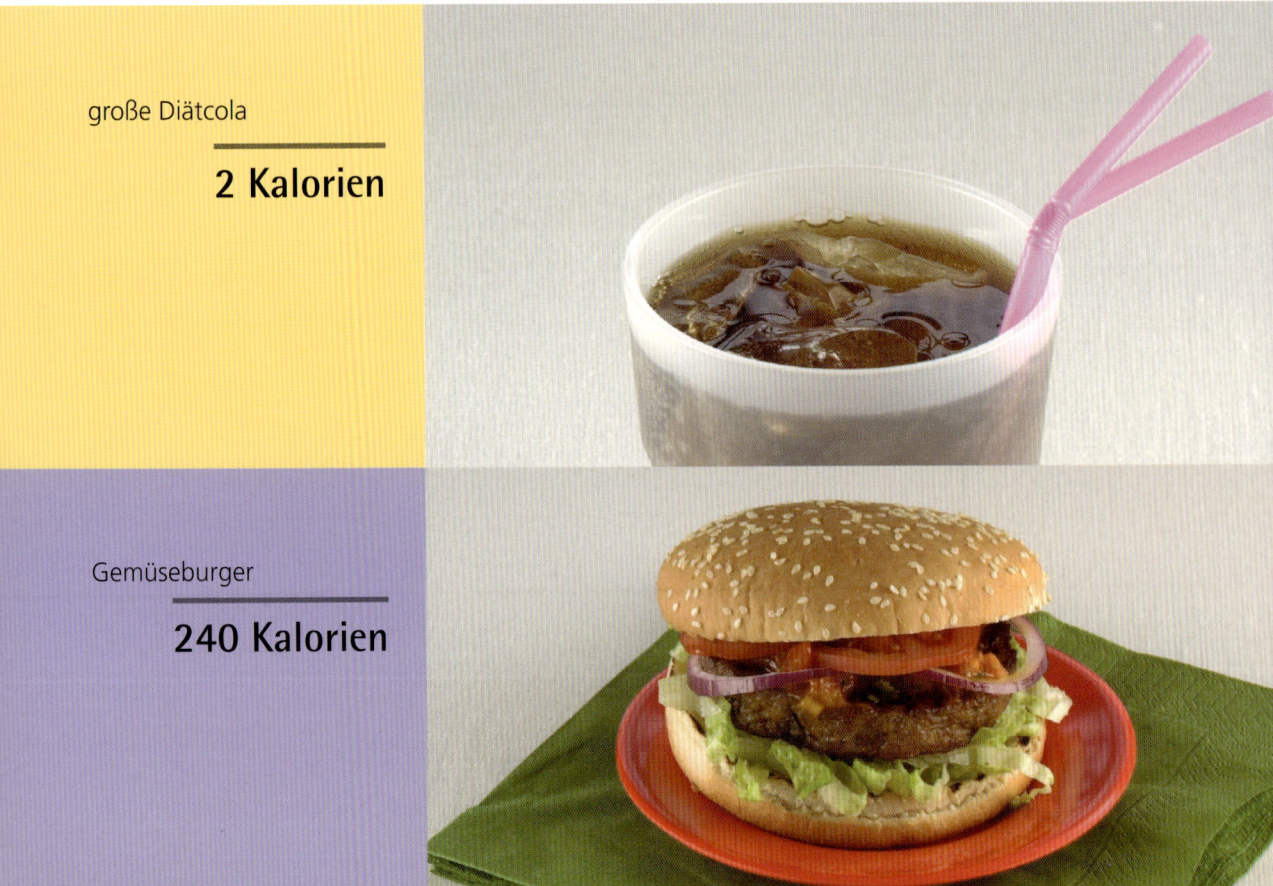

große Diätcola

2 Kalorien

Gemüseburger

240 Kalorien

6 Chicken Nuggets

250 Kalorien

mittlere Pommes frites
(110 g)

400 Kalorien

mittleres Milchshake

400 Kalorien

großer Burger mit Käse

520 Kalorien

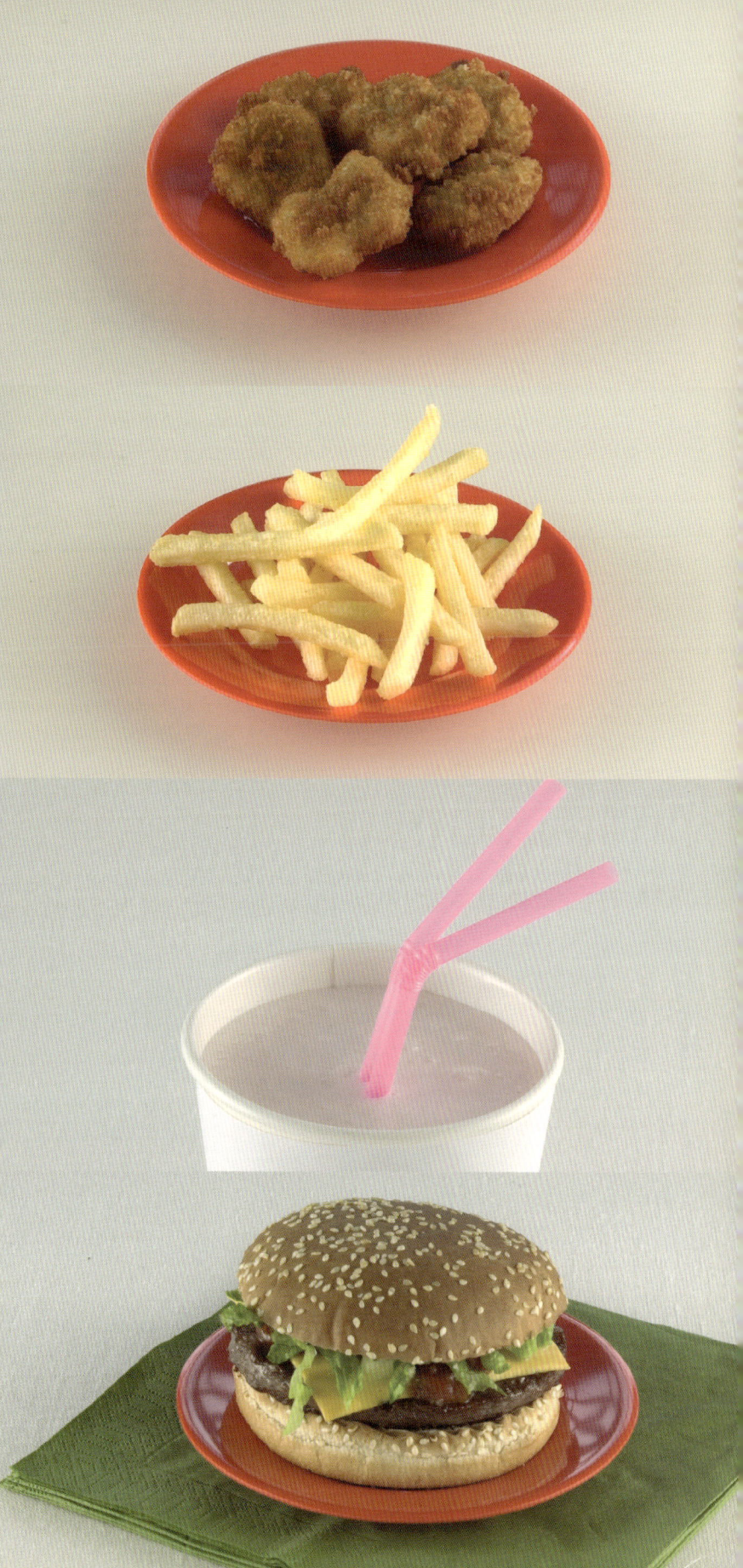

INDISCH

Indisches Essen wartet mit einer Vielfalt an Geschmäckern, Konsistenzen und Kalorien auf. Hier sehen Sie zwei gleich große Portionen: Lamm Biriyani und Tandoori Garnelen, die aber im Fett- und im Kaloriengehalt stark voneinander abweichen. Das Lamm Biriyani – zubereitet mit Rosinen, Kokosmilch und Ghee – ist reich an gesättigten Fettsäuren und enthält 800 Kalorien. Die Tandoori Garnelen mit Gemüse in einer pikanten Marinade sind fettarm und liefern viel gutes Eiweiß, außerdem enthalten sie nur halb so viele Kalorien wie das Lamm.

Wählen Sie die Beilage sorgfältig aus – so können Sie die Kalorienzufuhr halbieren.

Mit der richtigen Beilage können Sie die Kalorien drastisch reduzieren: Das pikante, in Fett gebratene indische Brot Keema Paratha hat etwa 330 Kalorien – so viel wie eine vollständige Mahlzeit. Im Gegensatz dazu liefert ein Teller köstlicher Kichererbsen mit Spinatcurry nur 120 Kalorien.

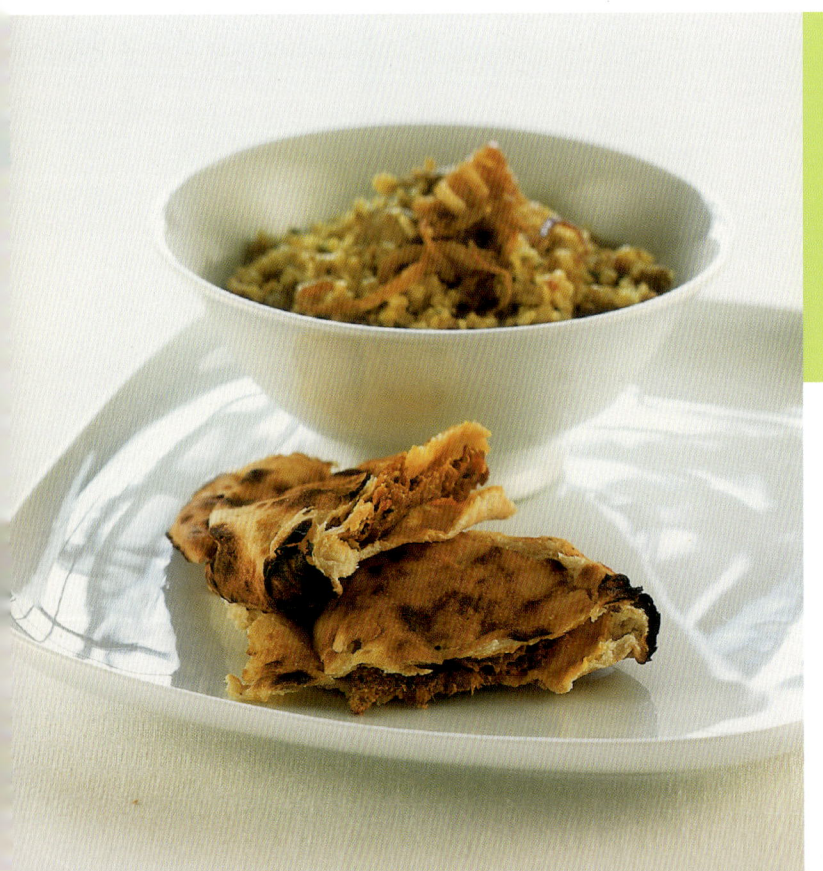

Lamm Biriyani (450 g)
800 Kalorien

+

Keema Paratha (100 g)
330 Kalorien

1130 Kalorien

oder

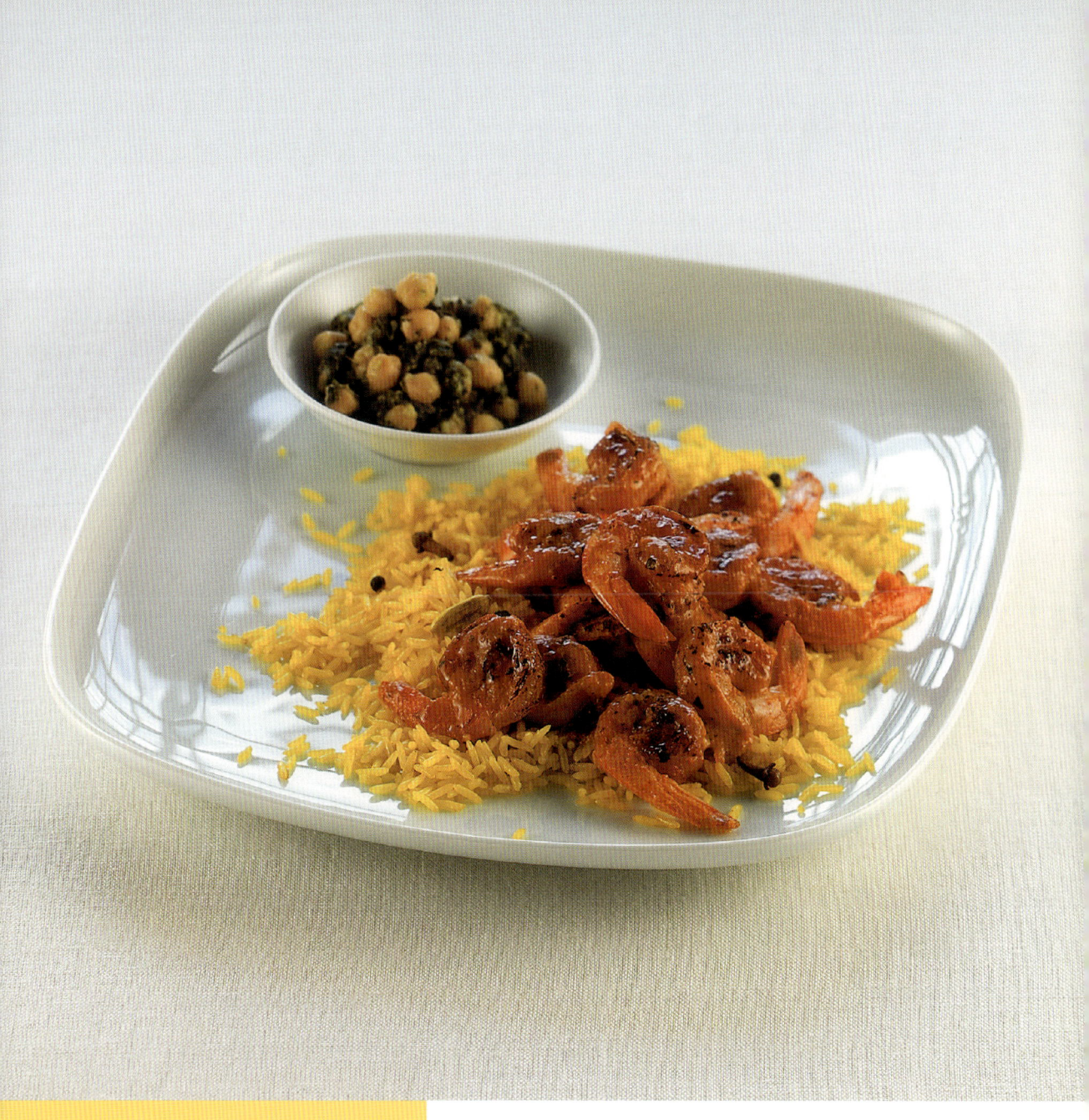

Tandoori Garnelen (200 g)
auf gekochtem Pilawreis
(120 g)
400 Kalorien

+

Kichererbsen
mit Spinatcurry (80 g)
120 Kalorien

520 Kalorien

JAPANISCH

Drei traditionelle japanische Gerichte in der gleichen Portionsgröße: Hühnchen-Tempura, Garnelen Teriyaki und Sushi/Sashimi. Die drei gleich großen Portionen enthalten jedoch keineswegs die gleiche Anzahl an Kalorien. Die beiden Portionen Garnelen Teriyaki und Sushi/Sashimi sind relativ kalorienarm, dafür schlägt das Tempura gleich mit der doppelten Kalorienanzahl zu Buche.

Schränken Sie Ihren Konsum an Frittiertem ein.

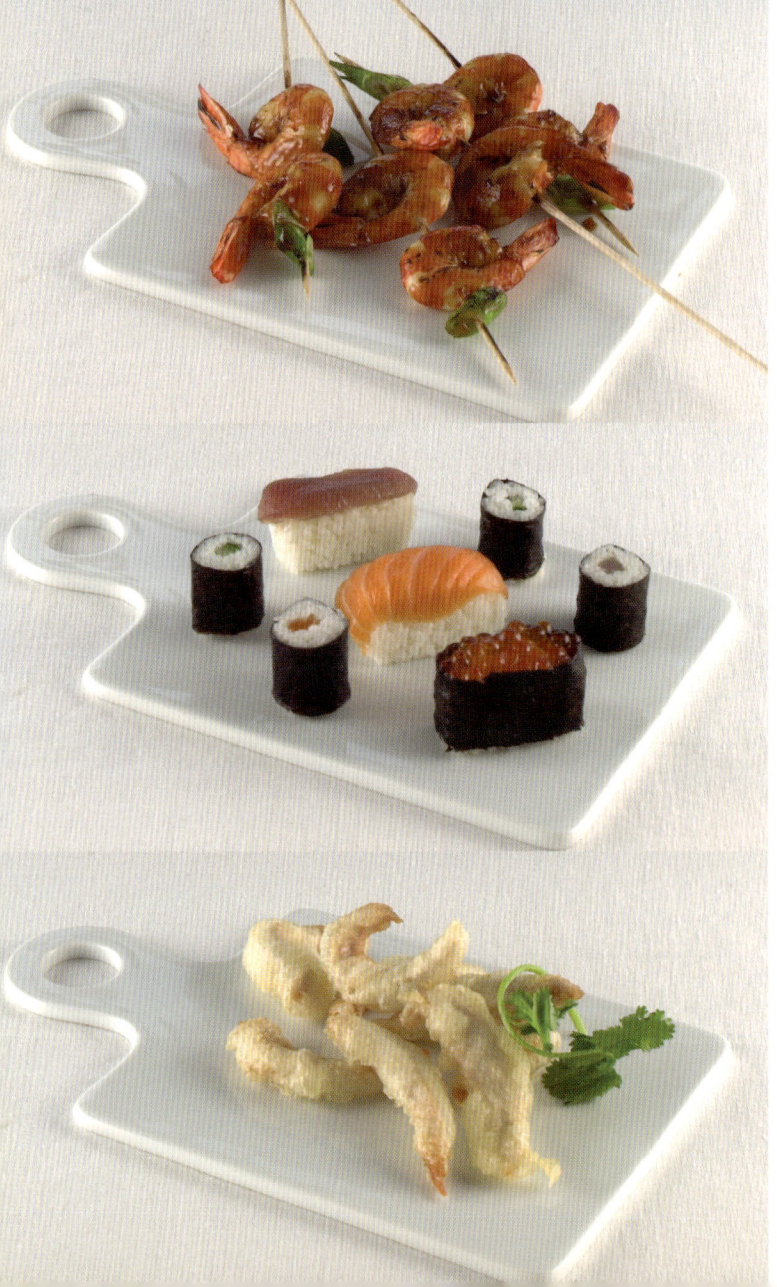

Garnelen Teriyaki (175 g)

180 Kalorien

Sushi/Sashimi (175 g)

220 Kalorien

Hühnchen-Tempura (175 g)

400 Kalorien

MEXIKANISCH

Beide Gerichte lassen das Wasser im Munde zusammenlaufen, liefern jedoch äußerst unterschiedliche Kalorienmengen. Der mit Fleisch, Käse und Sauerrahm gefüllte Burrito enthält sage und schreibe 760 Kalorien. Die Alternative, Salsa Garnelen mit Bohnen, Reis und Salat, nur etwa die Hälfte!

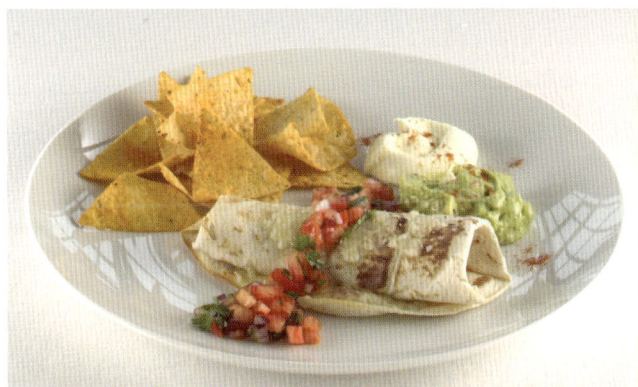

25-cm-Burrito mit Minze, Käse, Sauerrahm, Bohnen, Salsa, Guacamole (75 g), Tortilla Chips (50 g)

760 Kalorien

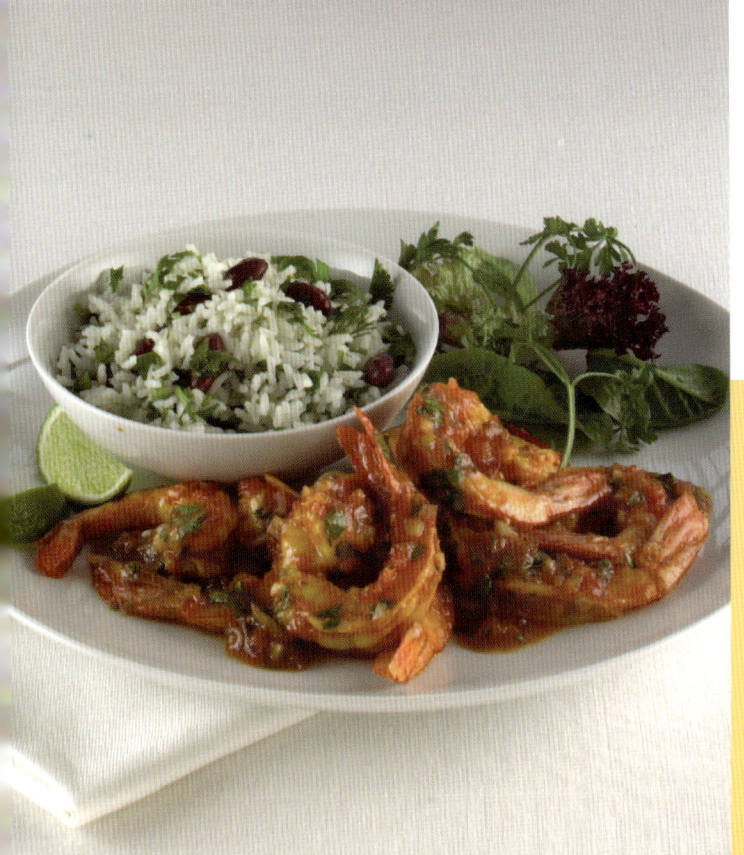

gegen

Salsa Garnelen (200 g)
150 Kalorien
+
Bohnen (50 g) und Reis (150 g)
200 Kalorien
+
Salatgarnitur
5 Kalorien

355 Kalorien

THAILÄNDISCH

Thailändisches Essen ist köstlich und hat seine ganz eigene Note. Müssen Sie allerdings auf Ihre Linie achten, sollten Sie eine kluge Auswahl treffen. Vergleichen Sie den Kaloriengehalt von drei thailändischen Fischkuchen mit dem von drei Hühnchen Satay.

Thailändisches Essen bietet eine Vielfalt an kalorienarmen Alternativen, achten Sie auf die richtige Wahl!

gedämpfte Pilze (100 g)
100 Kalorien

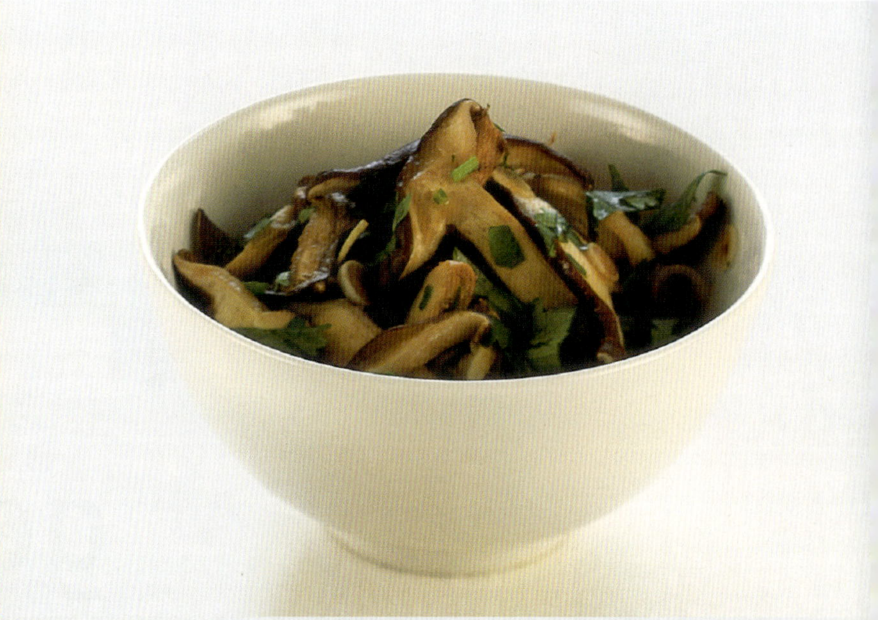

saure Garnelensuppe
(200 ml)
130 Kalorien

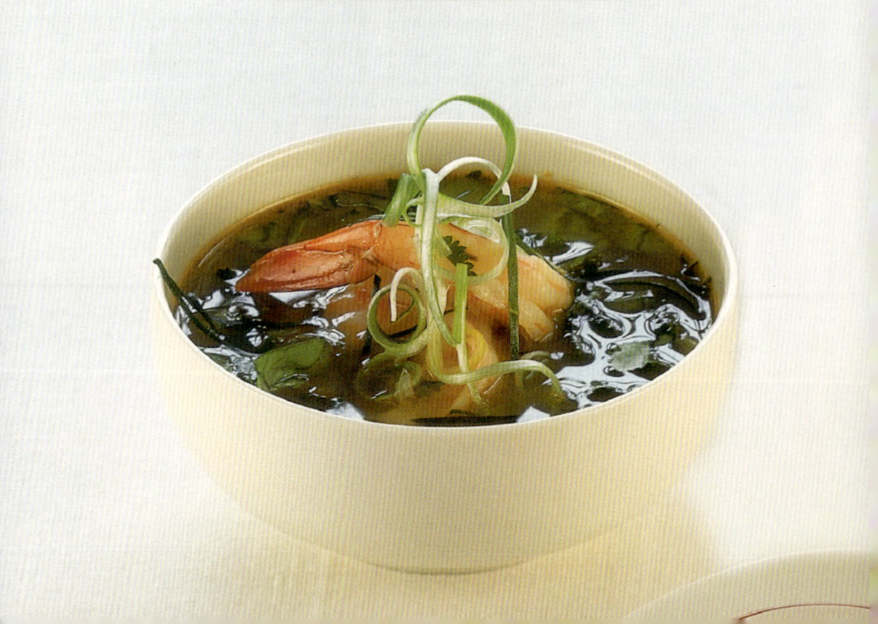

3 Fischkuchen
mit süßer Chilisoße

150 Kalorien

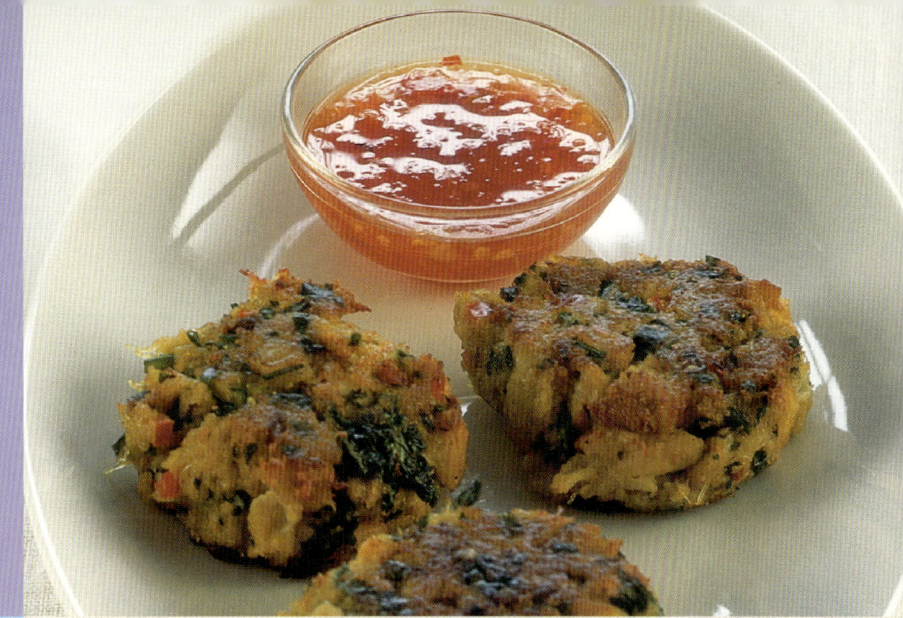

grünes Curryhuhn (200 g)

300 Kalorien

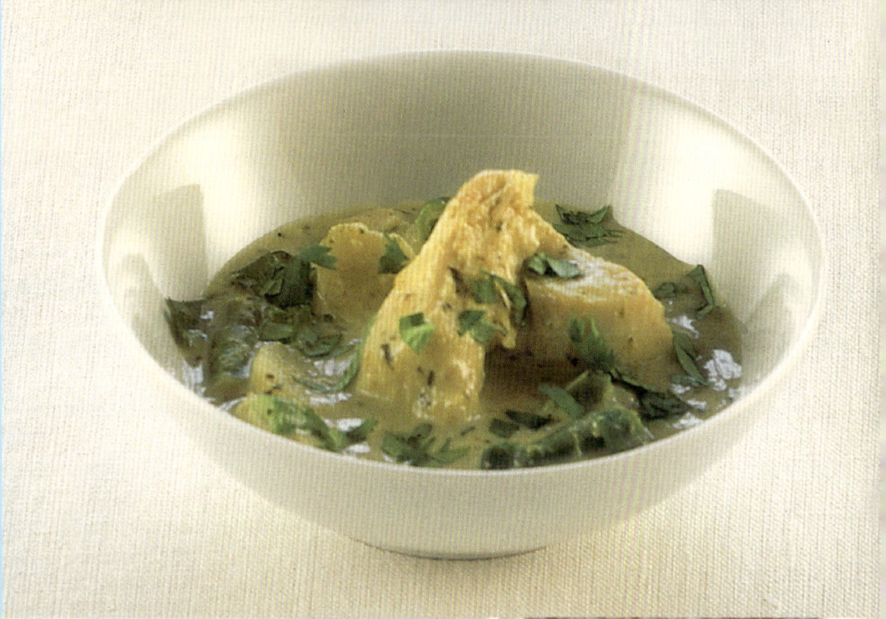

Hühnchen Satay (200 g)

300 Kalorien

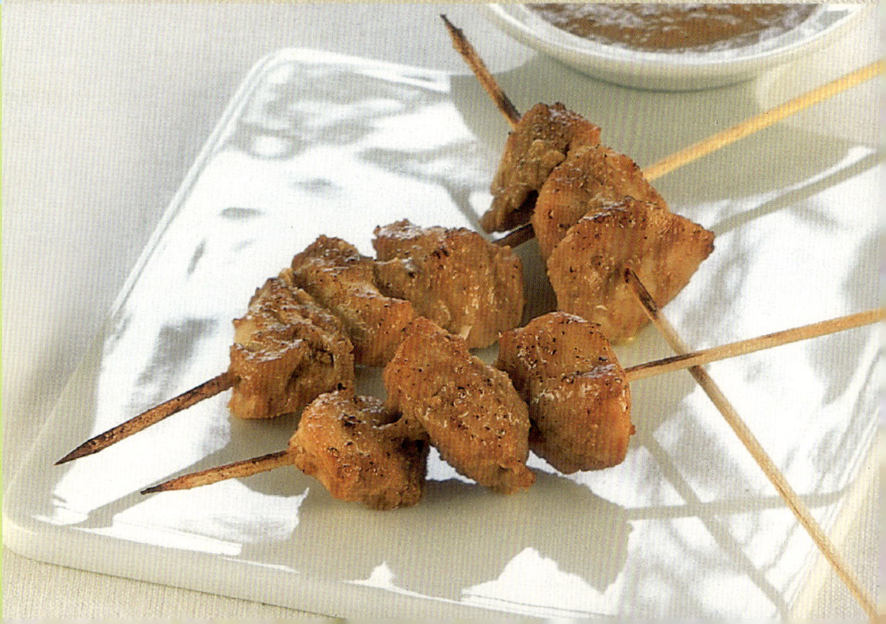

PIZZA

Auch bei Pizza können Sie sich kalorienarme oder kalorienreiche Varianten aussuchen. Die klassische Mozzarella-Tomaten-Pizza, ganz zu schweigen von der mit Käse und Salami, birgt geschmacklich keine großen Überraschungen, dafür aber reichlich Kalorien.

Vegetarische Pizza hingegen liefert deutlich weniger Kalorien, ebenso wie ein Stück Pizza mit Tomatensoße und Meeresfrüchten (ohne Käse). Beide Variationen ergeben aber eine echte Nährstoff-Bombe.

Bestellen Sie die Pizza ohne Käse, oder wählen Sie eine mit viel Gemüse statt Fleisch.

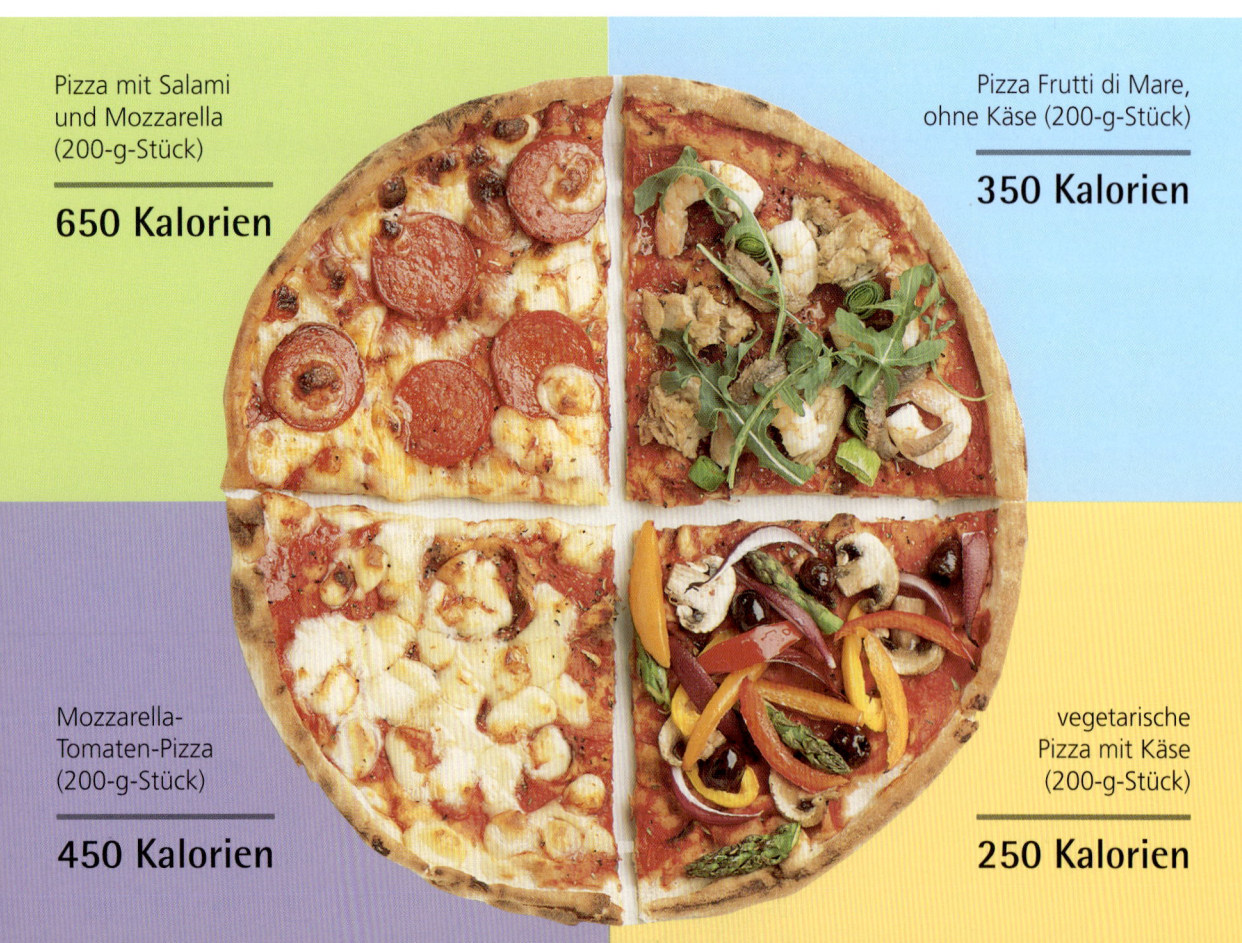

Pizza mit Salami und Mozzarella (200-g-Stück)

650 Kalorien

Pizza Frutti di Mare, ohne Käse (200-g-Stück)

350 Kalorien

Mozzarella-Tomaten-Pizza (200-g-Stück)

450 Kalorien

vegetarische Pizza mit Käse (200-g-Stück)

250 Kalorien

KARTOFFELN

Kartoffeln sind eine gesunde, nährstoffreiche Wahl. Dennoch kann sich die Art der Zubereitung deutlich auf den Fettgehalt auswirken. Kartoffelgerichte können sich kalorisch stark unterscheiden. Betrachten Sie den Vergleich unten.

Wenn Sie abnehmen möchten, machen Sie einen Bogen um fettige Röst- und Bratkartoffeln.

Salzkartoffeln haben zum Beispiel kaum die Hälfte der Kalorien von Brat- oder Röstkartoffeln. Selbst Kartoffelpüree, mit Butter und Milch zubereitet, weist bedeutend weniger Kalorien auf als diese beiden kalorienreichen Varianten.

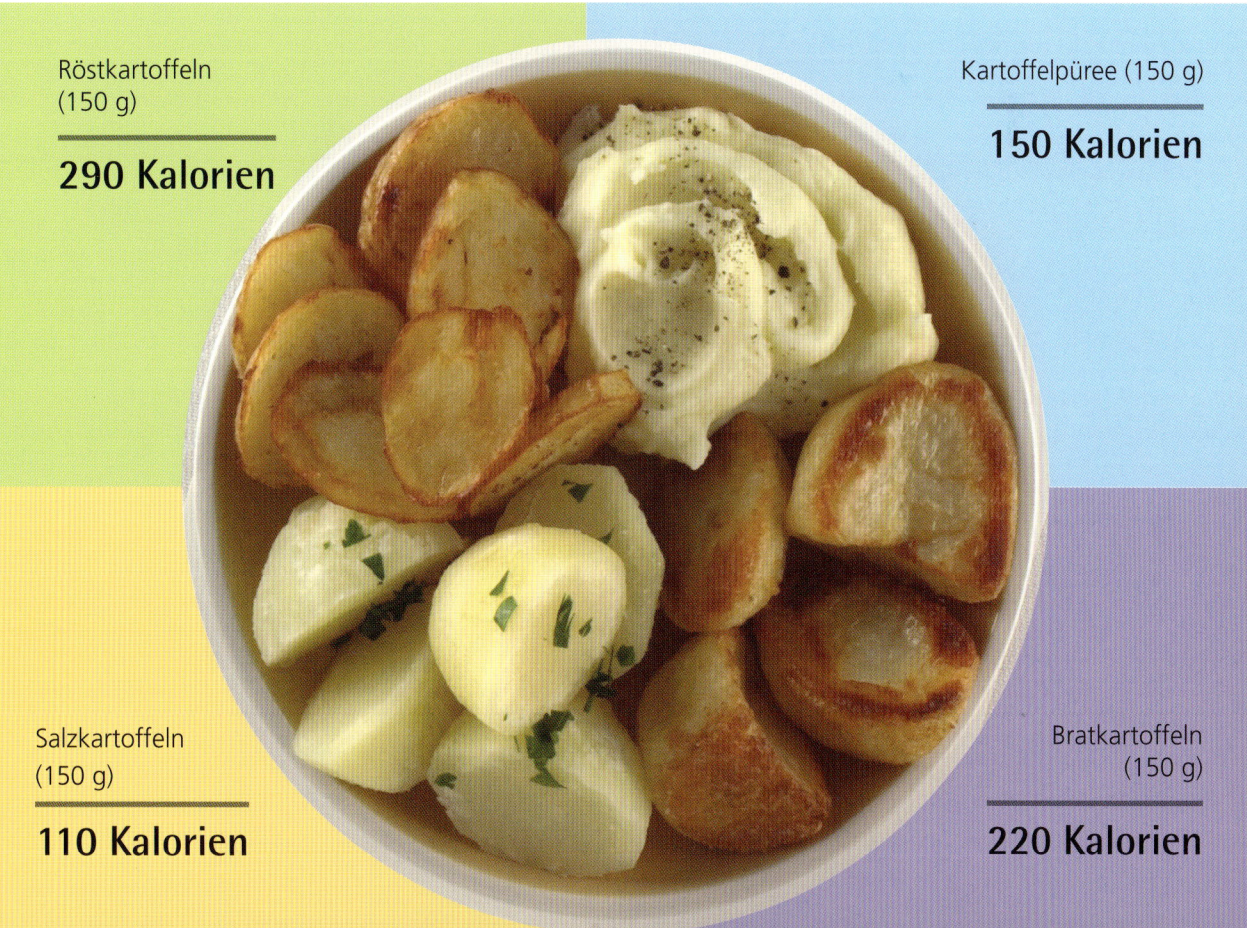

Röstkartoffeln (150 g)

290 Kalorien

Kartoffelpüree (150 g)

150 Kalorien

Salzkartoffeln (150 g)

110 Kalorien

Bratkartoffeln (150 g)

220 Kalorien

GRIECHISCH

Die griechische Küche wartet mit einer Vielfalt an aufregenden Geschmäckern auf. Einen davon – Moussaka – können Sie für 560 Kalorien erleben. Aber steht Ihnen danach wirklich der Sinn?

Ehe Sie sich entscheiden, betrachten Sie die alternativen Gaumenfreuden, die weniger Kalorien beinhalten. Das gesamte Menü rechts bietet eine große geschmackliche Vielfalt und abwechslungsreiche Konsistenzen: Dolmades (gefüllte Weinblätter), gebackene Garnelen, Zaziki, Auberginencreme und zur Abrundung einige Feigen sowie ein Glas Retsina – und das alles hat nur 470 Kalorien.

Genießen Sie die köstlichen Aromen einer üppigen griechischen Mahlzeit anstelle eines einzigen Stückes Moussaka.

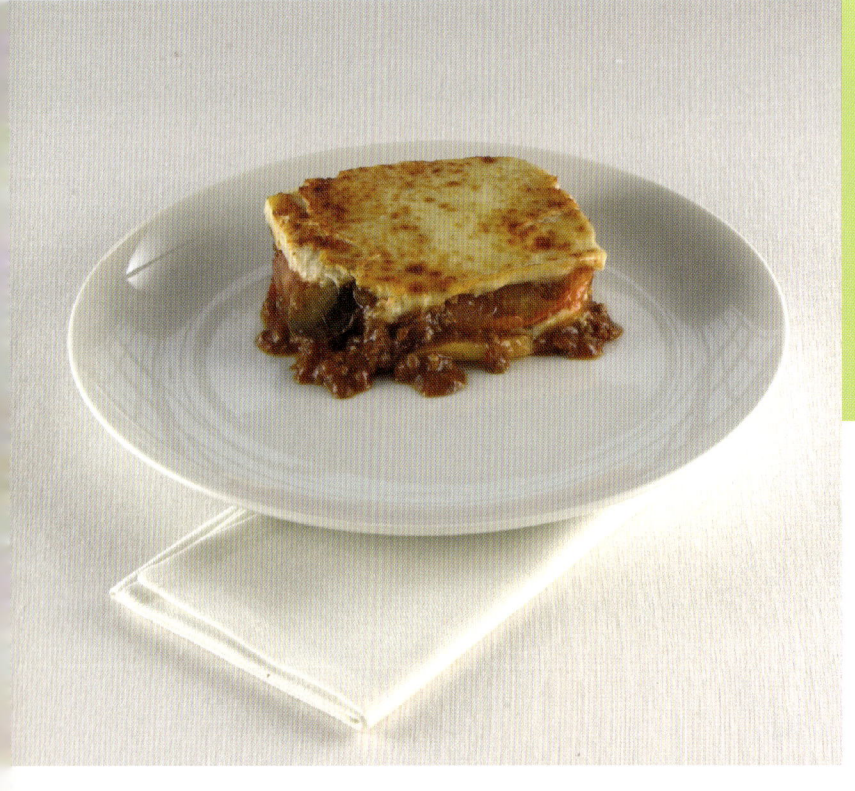

Stück Moussaka (350 g)

560 Kalorien

oder

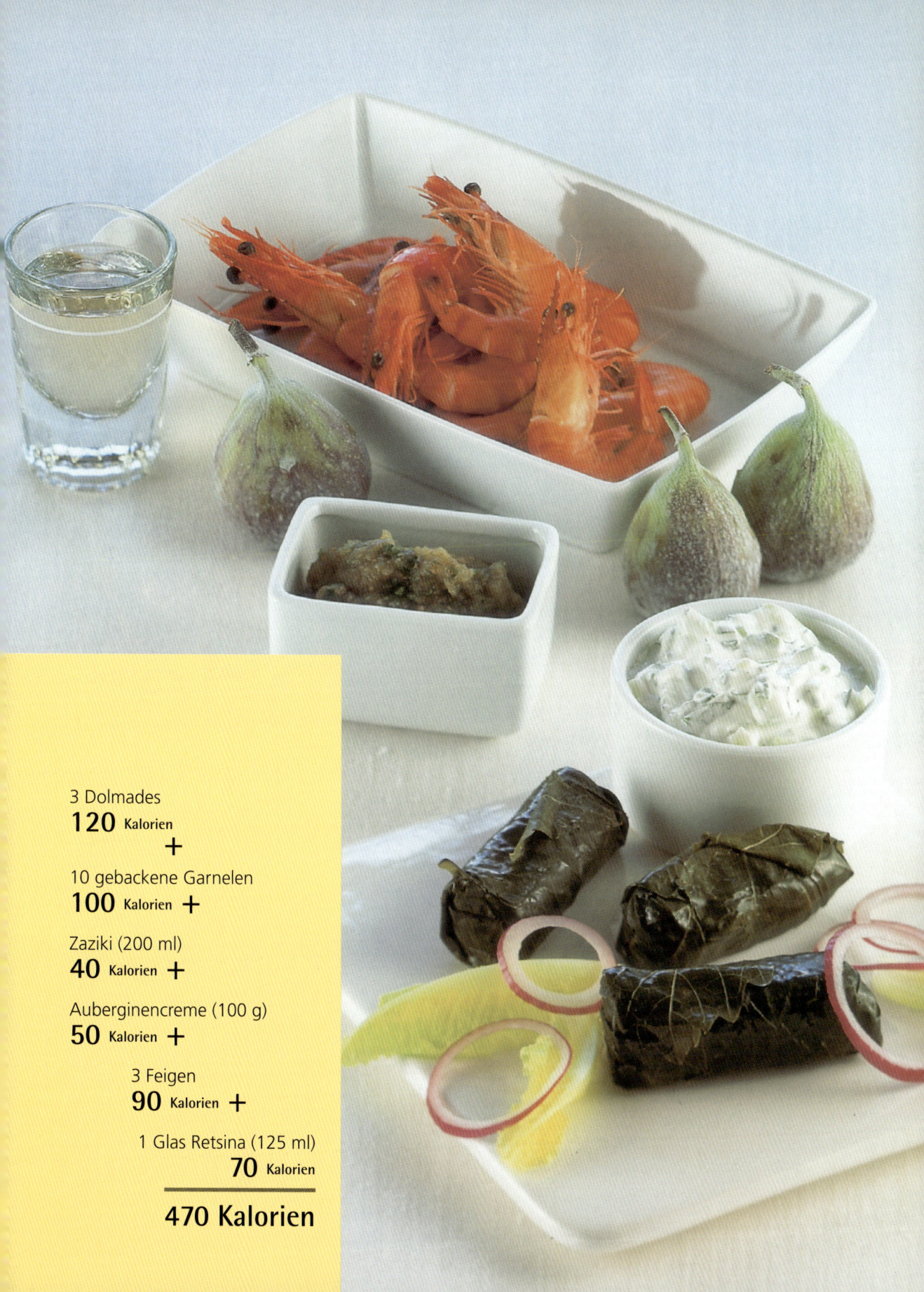

3 Dolmades
120 Kalorien

+

10 gebackene Garnelen
100 Kalorien **+**

Zaziki (200 ml)
40 Kalorien **+**

Auberginencreme (100 g)
50 Kalorien **+**

3 Feigen
90 Kalorien **+**

1 Glas Retsina (125 ml)
70 Kalorien

470 Kalorien

CHINESISCH

Nach Genuss der gesamten Mahlzeit rechts würde jeder die Tafel wohl zufrieden aufheben. Erstaunlicherweise hat sie weniger Kalorien als eine der Vorspeisen unten – drei Frühlingsrollen oder die kleine Portion Spareribs.

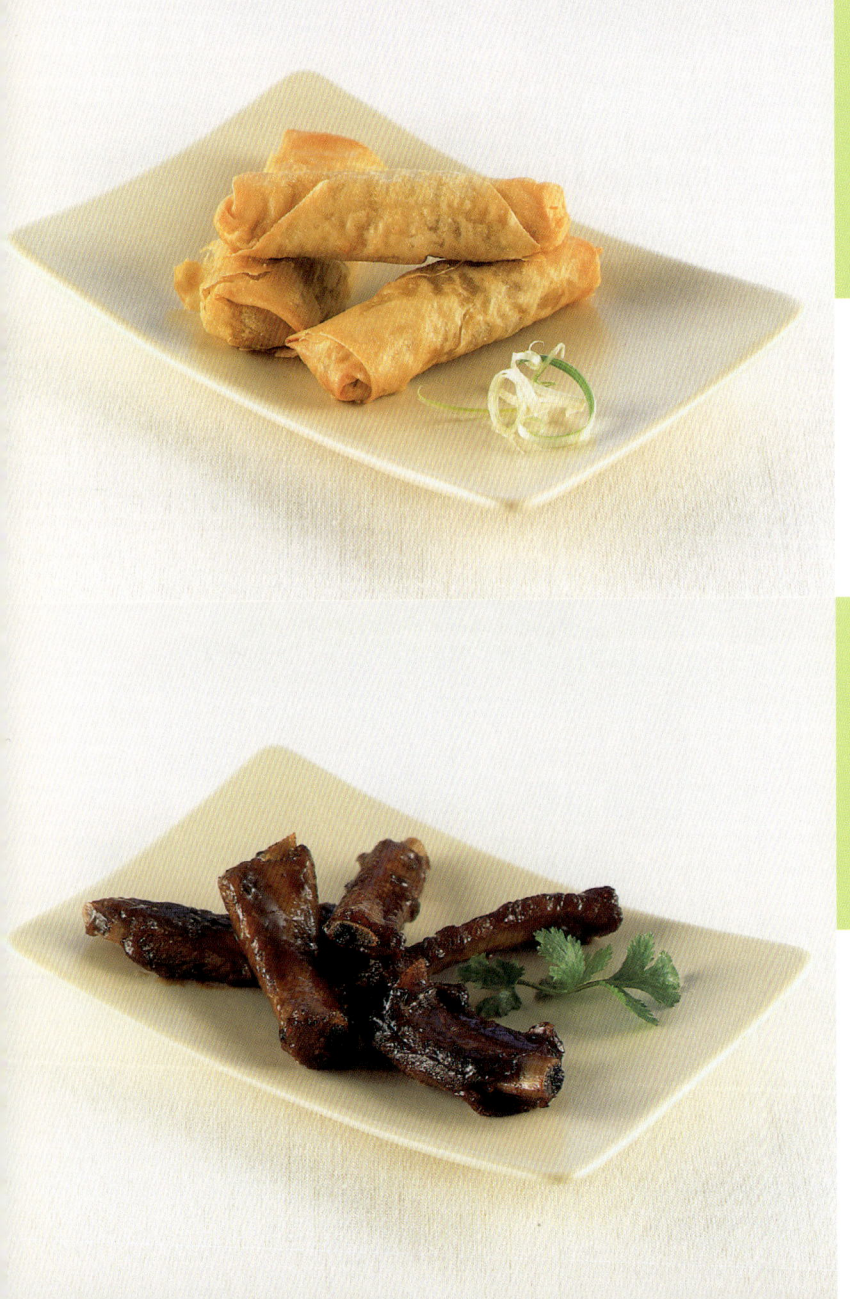

3 Frühlingsrollen (je 60 g)

500 Kalorien

oder

Spareribs (200 g)

500 Kalorien

oder

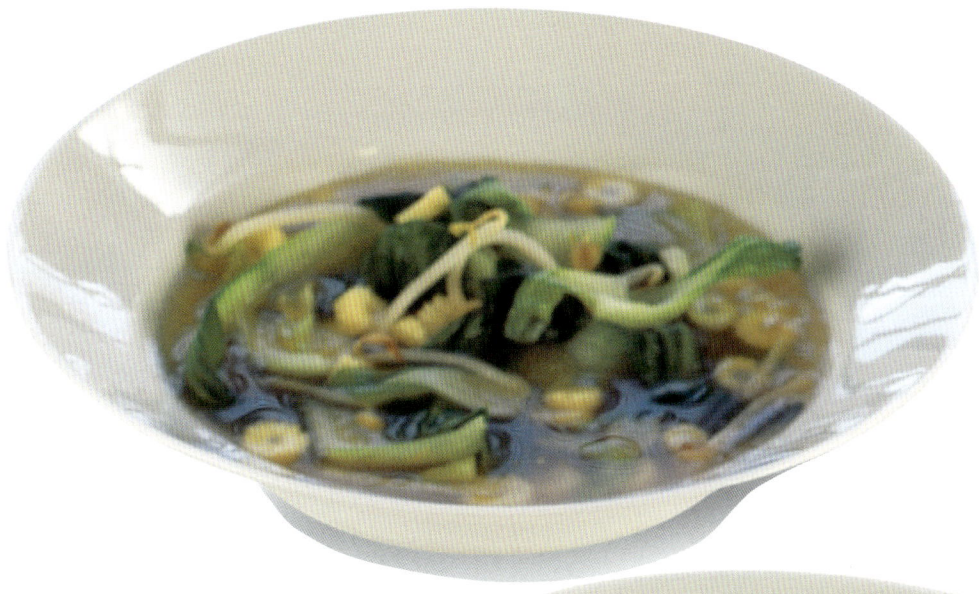

Was ist Ihnen
lieber?
Eine Vorspeise
oder eine
ganze
Mahlzeit?

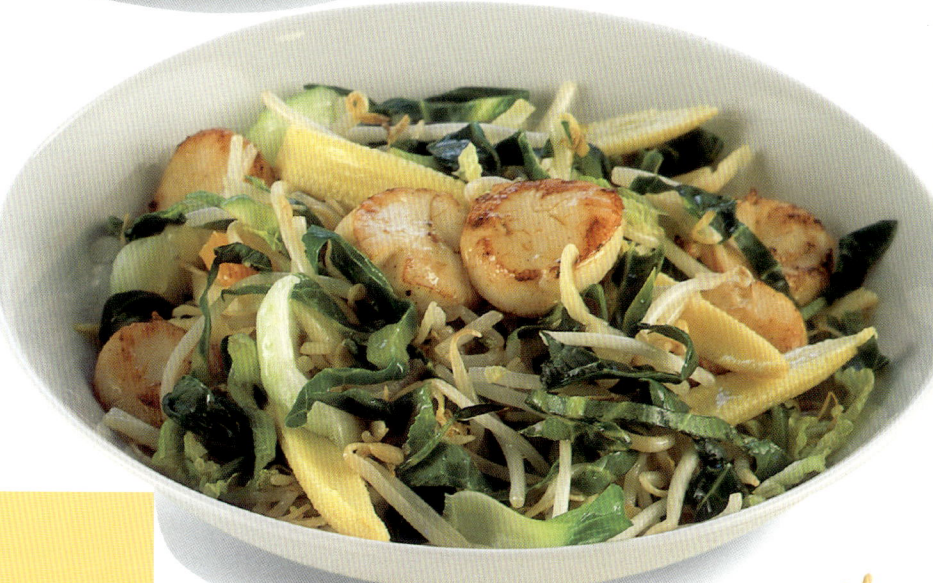

Jakobsmuscheln und chine-
sisches Gemüse (350 g) aus
dem Wok

320 Kalorien

+

gekochter Reis (70 g)

100 Kalorien

+

chinesische Gemüsesuppe

40 Kalorien

_____

460 Kalorien

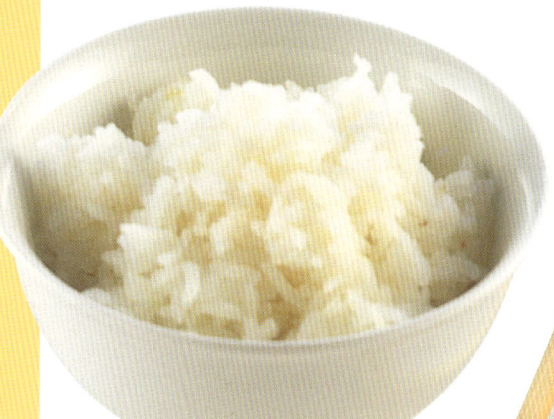

PASTA

Wem würde es nicht gefallen, einen ganzen Teller Pasta – wie unten abgebildet – in einer köstlich-cremigen Pilz-Schinken-Soße zu verspeisen?

Mehr davon? Schauen Sie sich das Gericht rechts an, läuft Ihnen das Wasser im Mund zusammen? Lassen Sie sich Ihre Wahl noch einmal durch den Kopf gehen. Zu den Nudeln in Tomaten-Oliven-Soße wird ein knackiger grüner Salat gereicht und im Anschluss daran ein frischer Obstsalat mit einer Kugel Sorbet. Das alles zusammen hat weniger Kalorien als die cremige Pasta. Welche Wahl treffen Sie?

Sie müssen weder auf Beilagen noch auf ein Dessert verzichten, wenn Sie Ihre Hauptspeise sorgfältig auswählen.

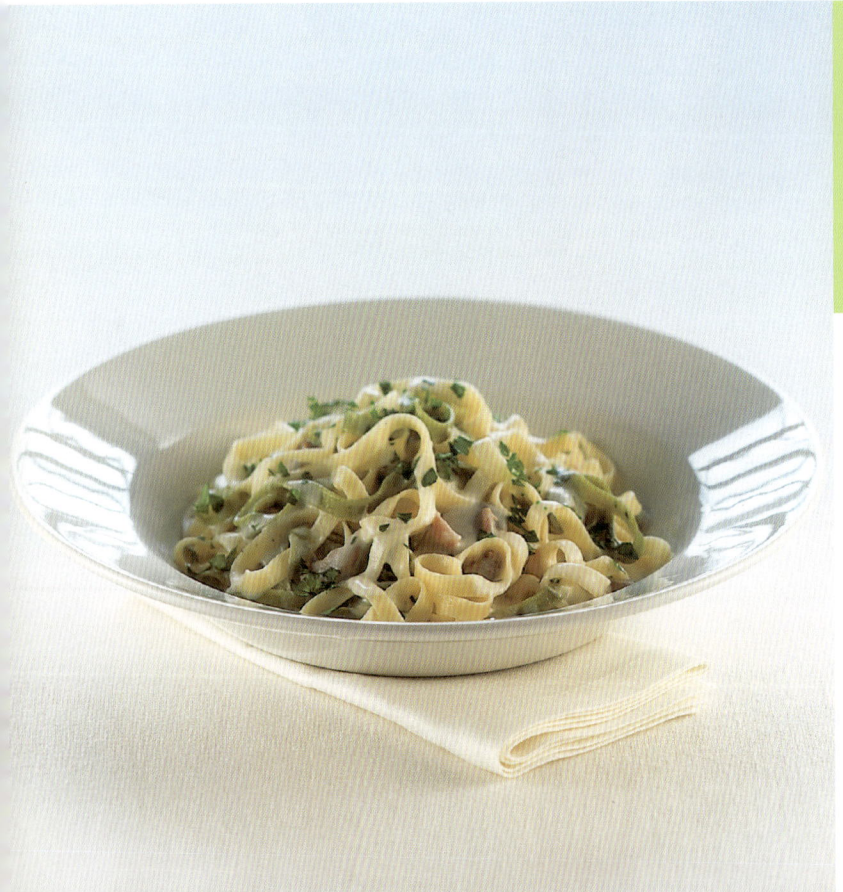

Tagliatelle mit Sahne, Pilzen und Schinken (400 g)

600 Kalorien

oder

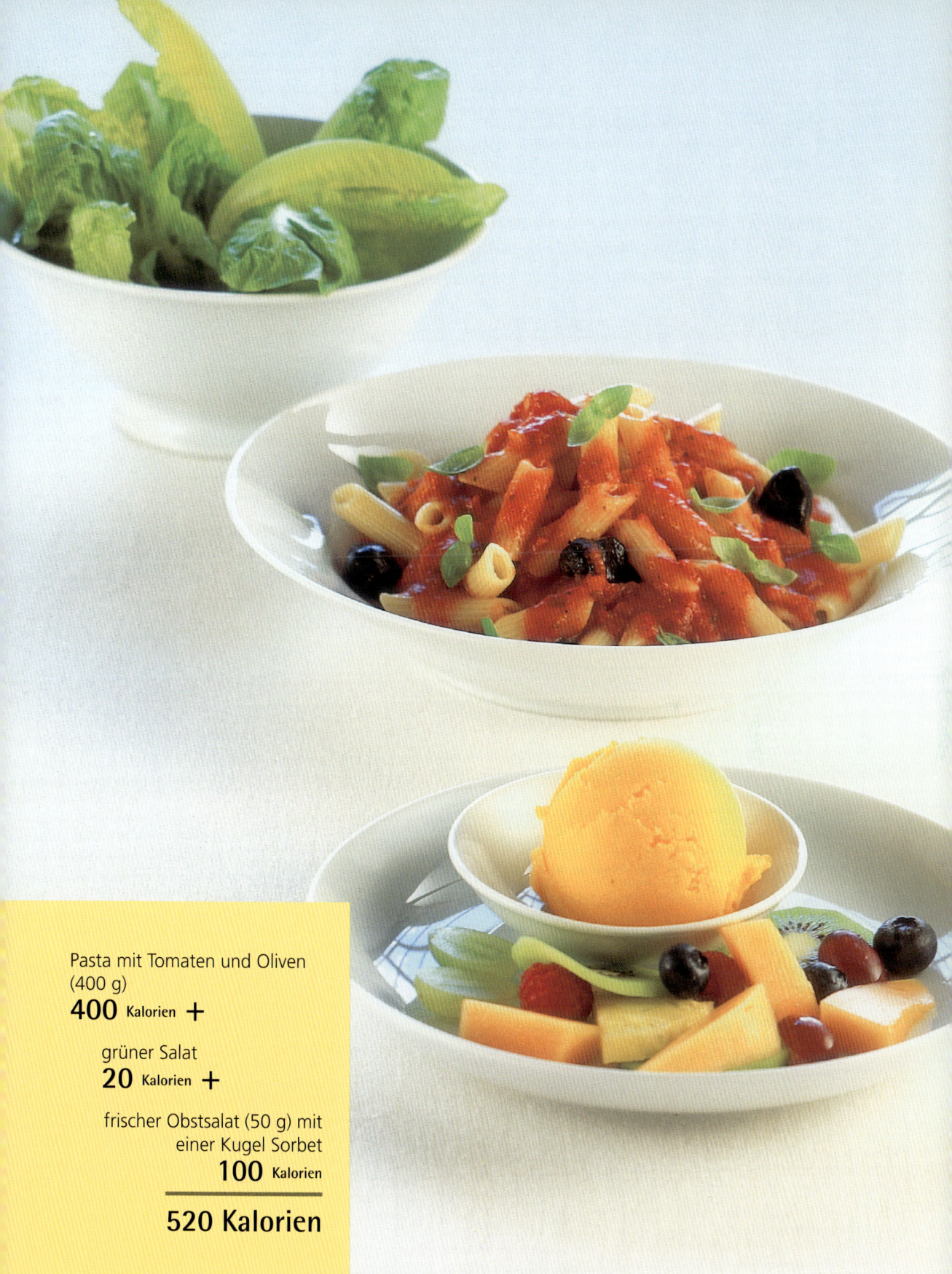

Pasta mit Tomaten und Oliven
(400 g)
400 Kalorien **+**

grüner Salat
20 Kalorien **+**

frischer Obstsalat (50 g) mit
einer Kugel Sorbet
100 Kalorien
___

520 Kalorien

PIZZA PLUS

Gleich mehrere Stücke Pizza? Manchmal braucht man das. Aber bevor Sie sich das nächste Mal im Imbiss zwei Stücke bestellen, rufen Sie sich das Bild links ins Gedächtnis.

Anstelle von zwei Stücken Pizza nimmt man vielleicht lieber eines – mit einer guten Portion Salat und einem entspannenden Glas Wein. Kurz: Diese Mahlzeit enthält weniger Kalorien und deckt noch dazu fast den ganzen Tagesbedarf an Vitaminen, Mineralstoffen und Ballaststoffen.

Mehr leckeres Essen mit weniger Kalorien ist ein gutes Geschäft, besonders dann, wenn es noch dazu ausgesprochen nahrhaft und kalorienarm ist.

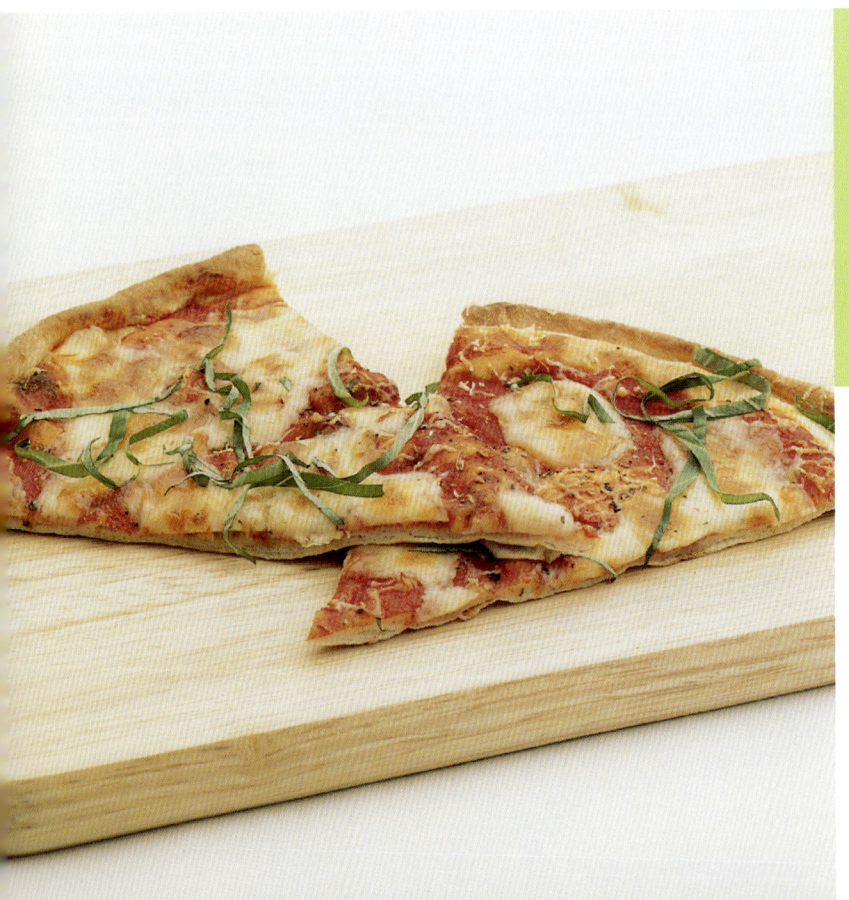

2 Stücke Pizza Margherita
(je 200 g)

900 Kalorien

oder

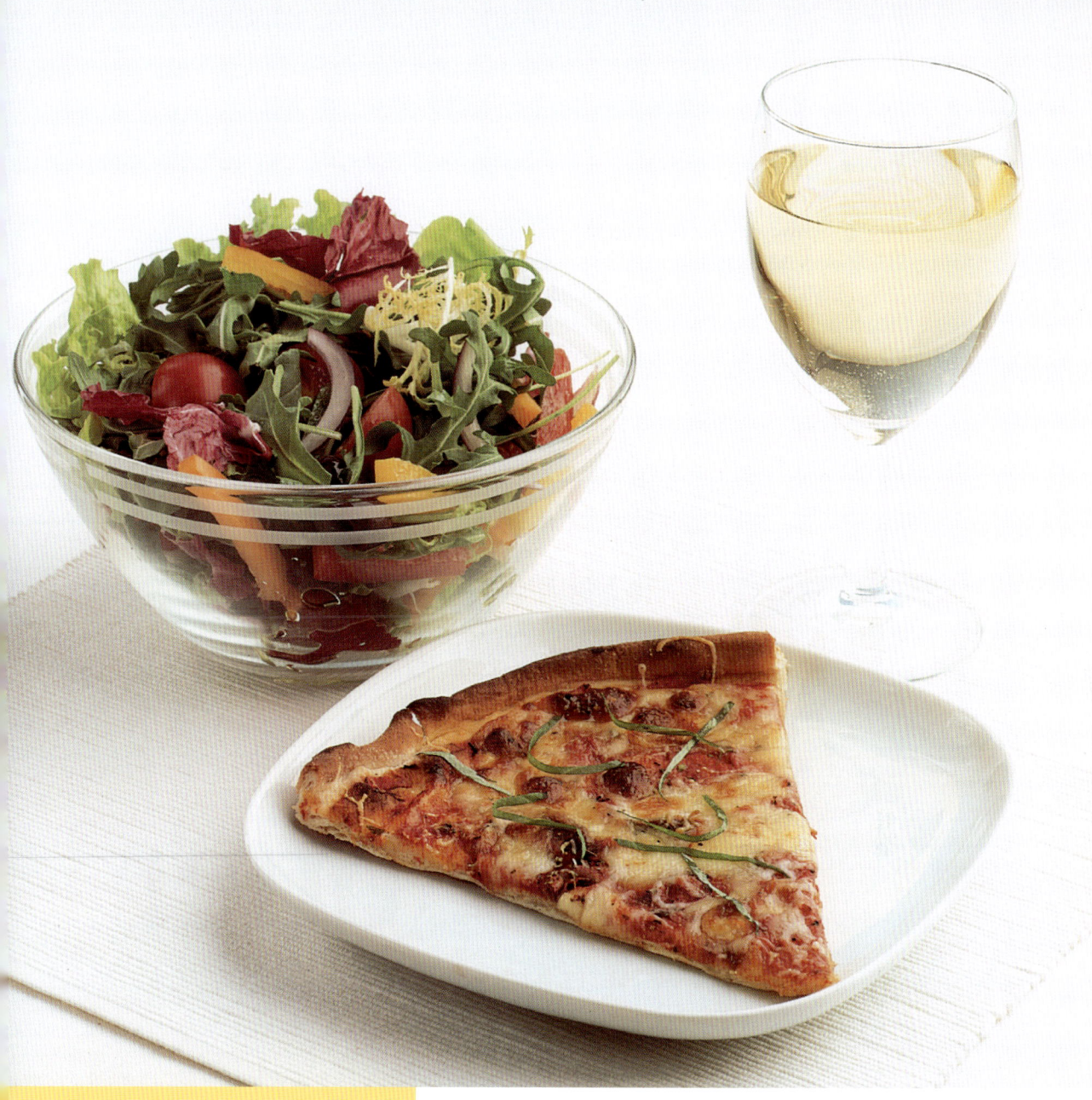

1 Stück Pizza Margherita
(200 g)

450 Kalorien **+**

Salat

30 Kalorien **+**

Glas Weißwein (125 ml)

100 Kalorien

580 Kalorien

Ein kleiner Snack kann
zu einer befriedigenden Mahlzeit
abgewandelt werden.

SALAT

Wenn Sie eine Schwäche für Käse haben: Vergleichen Sie diese beiden Salate. Nach dem kleinen Teller Salat mit gebackenem Ziegenkäse wären Sie sicherlich noch hungrig. Vielleicht wählen Sie lieber den großen Krabbensalat? Dieser ist nicht nur sättigend, sondern steckt auch noch voller Nährstoffe aus den Meeresfrüchten.

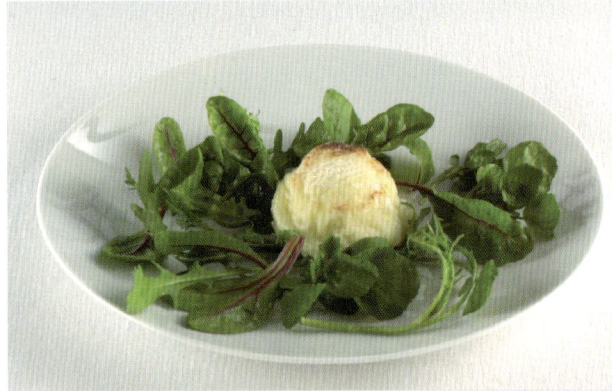

kleiner Salat mit gebackenem
Ziegenkäse (100 g)

300 Kalorien

oder

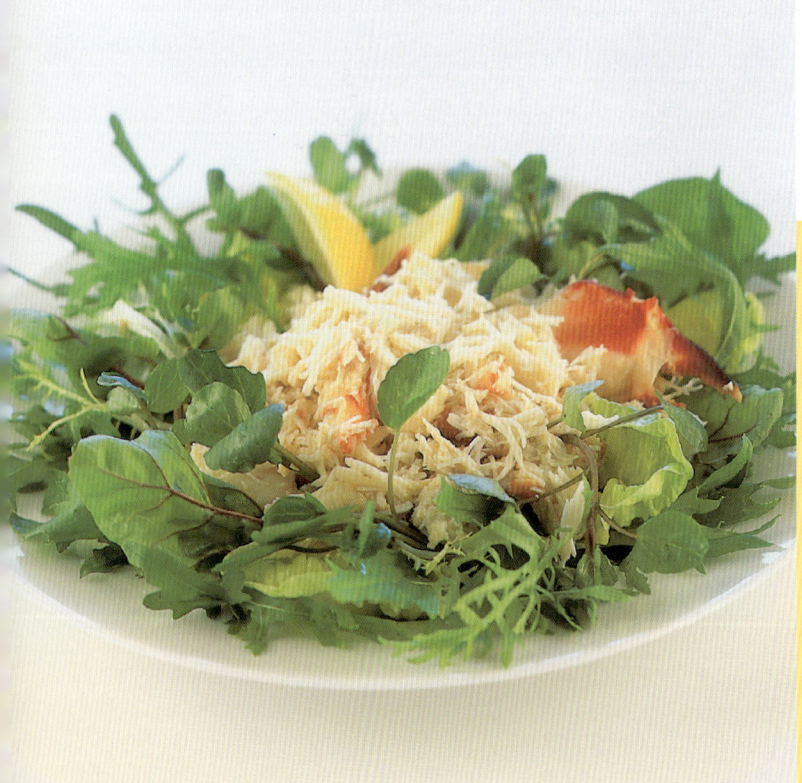

großer Krabbensalat

200 Kalorien

HAUPTGERICHT

Ein Käseomelett ist schnell und einfach zubereitet, doch mit wenig mehr Aufwand kann man auch eine herzhafte Mahlzeit wie Hühnerschmortopf mit einer Menge gesundem Gemüse genießen. Dieser würde Sie nicht nur mit vielfältigen Geschmäckern, Konsistenzen und Nährstoffen versorgen, sondern Ihr Kalorienkonto auch deutlich weniger belasten.

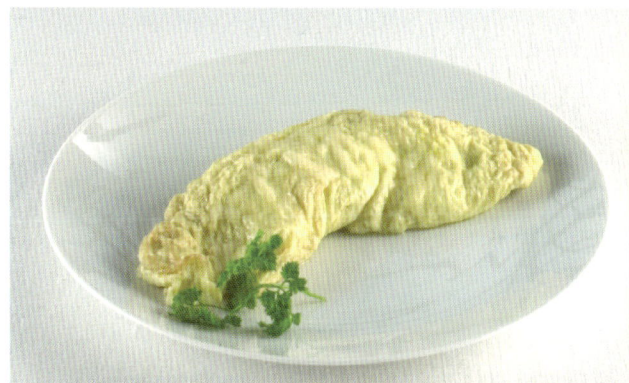

Käseomelett

___

490 Kalorien

oder

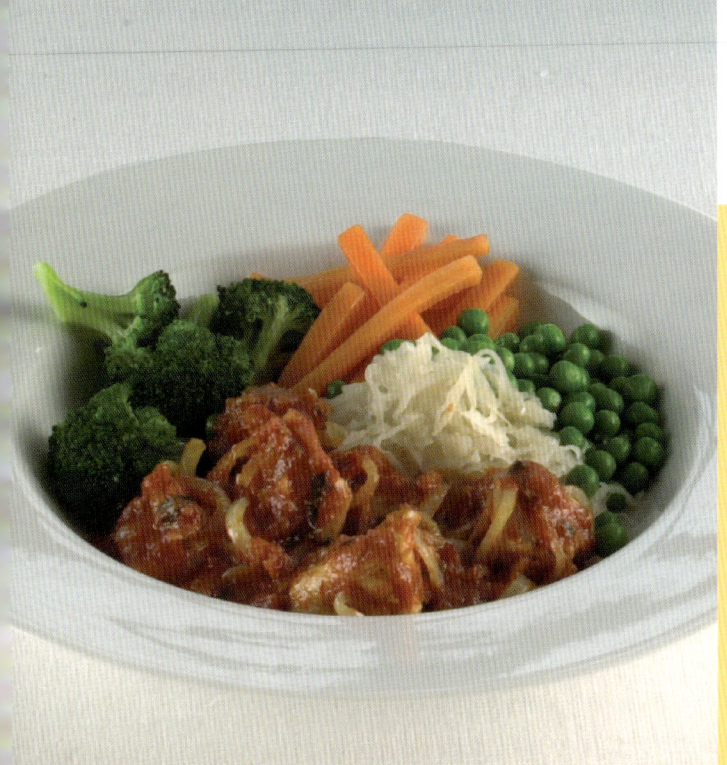

Schmortopf mit Hühnerbrustfilet
(120 g) und Tomatensauce
260 Kalorien **+**
Sauerkraut (50 g)
10 Kalorien **+**
Erbsen (60 g)
40 Kalorien **+**
Karotten (50 g)
20 Kalorien **+**
Brokkoli (50 g)
20 Kalorien

___

350 Kalorien

VORSPEISE VS. HAUPTGERICHT

Die kleine Menge Schinken mit Melone oder auch das etwas sättigen-
dere Bruschetta – Brot mit Olivenöl und gehackter Tomate –, sind im
Nu vertilgt, doch Ihren Appetit haben Sie damit wahrscheinlich nicht
gestillt.

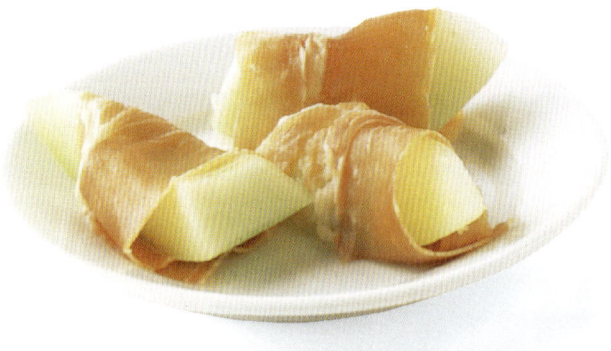

Schinken und Melone (120 g)

330 Kalorien

Welche Vorspeise Sie auch wählen, Sie haben bereits
330 Kalorien verspeist, bevor Sie das Hauptgericht
auch nur angerührt haben.

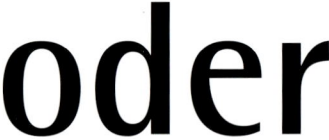

oder

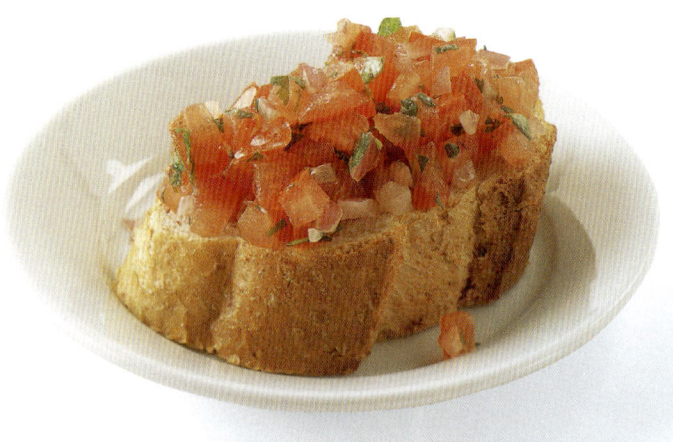

Tomatenbruschetta (90 g)

330 Kalorien

oder

Vergleichen Sie diese beiden bescheidenen Vorspeisen mit dieser stattlichen Schüssel Miesmuscheln.

Was für eine Portion! Dennoch liegt der Kaloriengehalt bei nur 250 Kalorien und nicht zuletzt tun Sie damit Ihrer Gesundheit etwas Gutes.

Muscheln sind ein hervorragender, fettarmer Eiweiß- und Mineralstofflieferant.

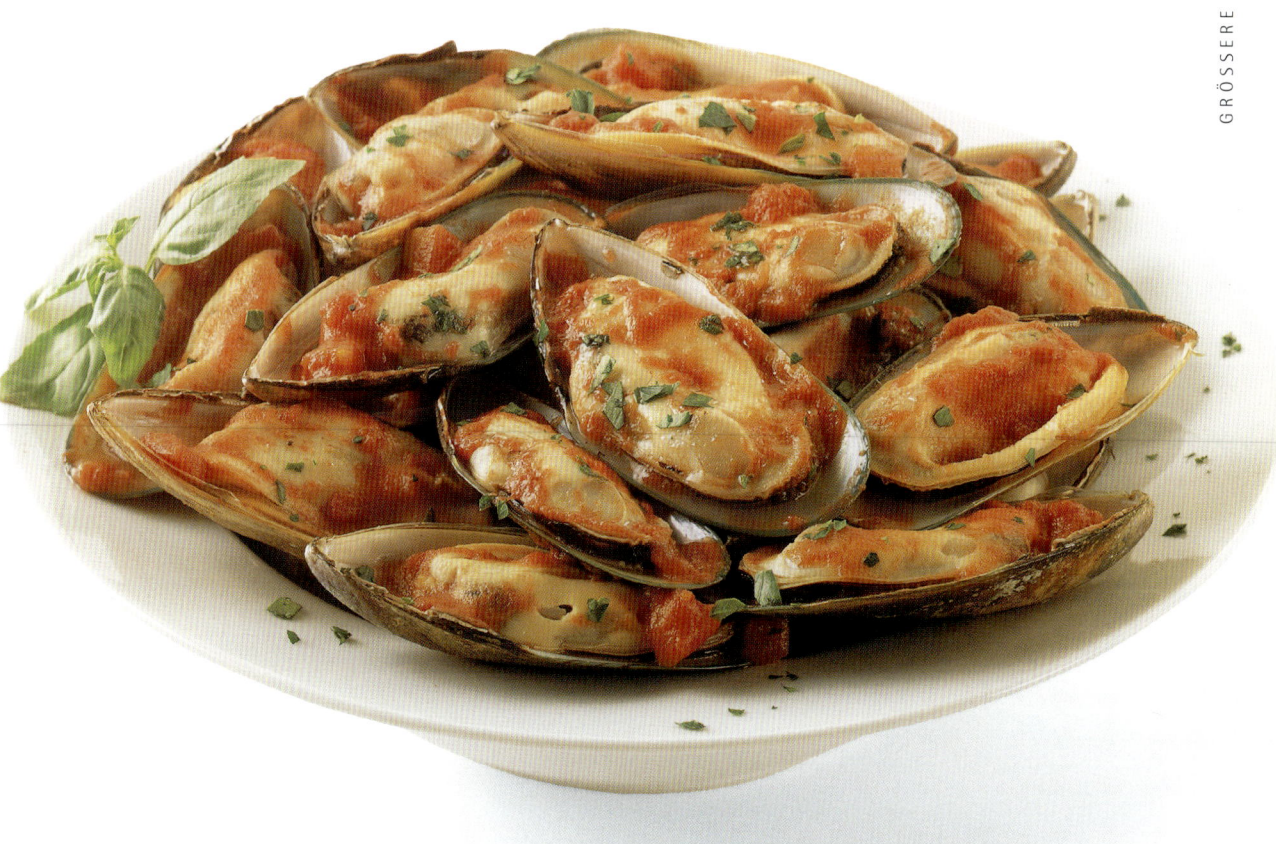

Miesmuscheln (300 g)

─────────

250 Kalorien

TEIGWAREN – JA ODER NEIN?

Wenn man abnehmen möchte, fällt es häufig schwer, sich zu entscheiden, ob man eine Vorspeise nimmt oder lieber zugunsten eines Desserts darauf verzichtet. Wie fällt Ihre Entscheidung allerdings aus, wenn Sie diese Bilder gesehen haben? Vielleicht zugunsten der Portion Quiche Lorraine als Vorspeise?

Teigwaren sind eine kalorienreiche Wahl.

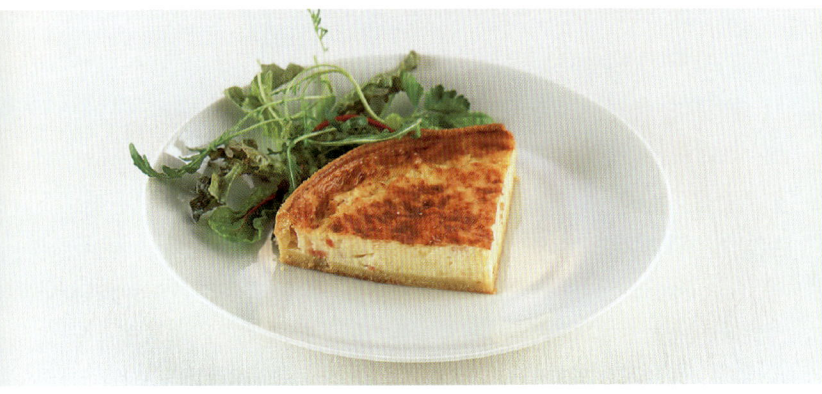

Stück Quiche Lorraine (200 g)

600 Kalorien

Vielleicht aber auch zugunsten des Stücks Apfelkuchen zum Nachtisch. Aber Vorsicht – was Sie auch bestellen, mindestens 500 Kalorien sind Ihnen sicher.

oder

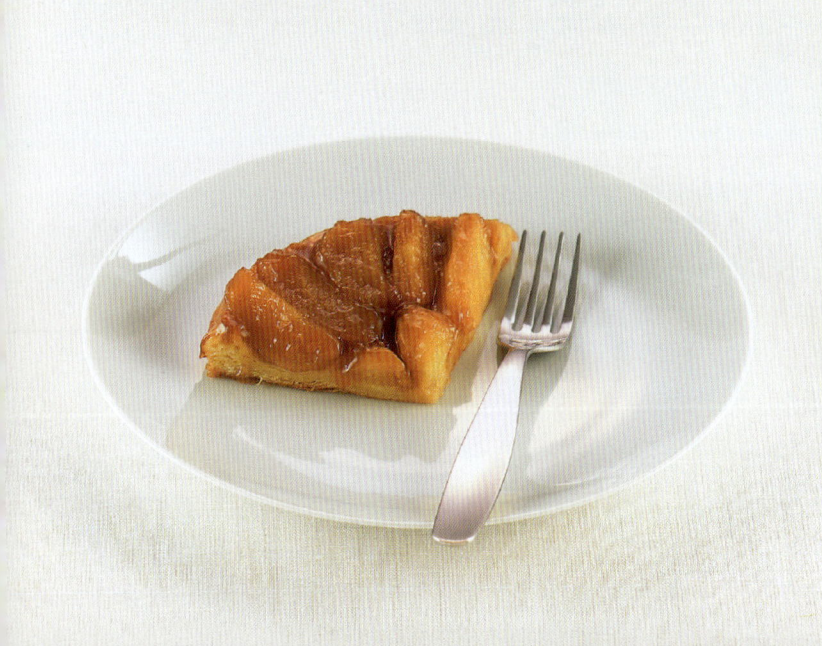

Apfelkuchen (150 g)

530 Kalorien

oder

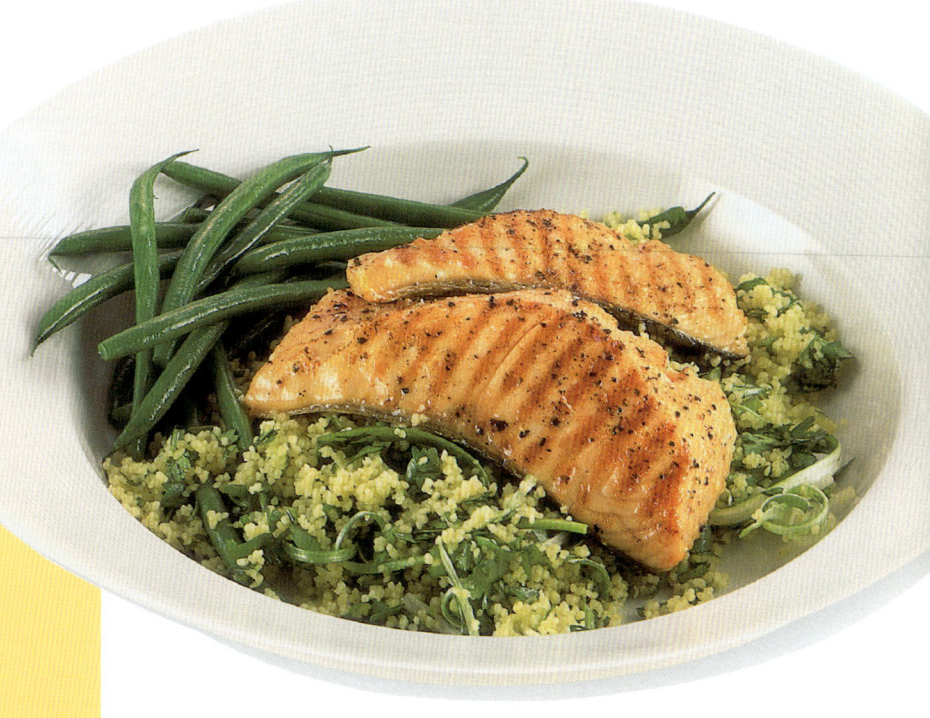

Vielleicht bevorzugen Sie ja auch zwei Gänge mit insgesamt weniger Kalorien? Zum Beispiel als Hauptspeise gegrillten Lachs mit grünen Bohnen und Kuskus und im Anschluss eine köstliche pochierte Birne. Wenn Sie sich das nächste Mal mit der Speisekarte herumschlagen, entsinnen Sie sich dieser Bilder.

Sie müssen nicht auf Ihr Dessert verzichten, um Kalorien zu sparen.

gegrillter Lachs (100 g)
210 Kalorien **+**

grüne Bohnen (50 g)
50 Kalorien **+**

Kuskus (100 g)
100 Kalorien **+**

Birne in Rotwein
100 Kalorien

460 Kalorien

APERITIF ODER MENÜ?

Haben Sie Lust auf einen Drink vor dem Essen? Und ein paar Erdnüsse dazu?

Vorsicht: Aperitif und Snack warten mit deutlich mehr Kalorien auf als die vollständige Mahlzeit rechts. Lassen Sie sich Suppe, Muscheln, Gemüse, Salat, Brötchen und ein Dessert schmecken – und sie bleiben locker unter der Kalorienzahl des Drinks und der Nüsse. Selbst mit einem Glas Weißwein ist noch alles im grünen Bereich. Überrascht?

Diese unscheinbare Schale Erdnüsse samt dem erfrischenden Longdrink kann schnell den Kaloriengehalt einer ganzen Mahlzeit überschreiten.

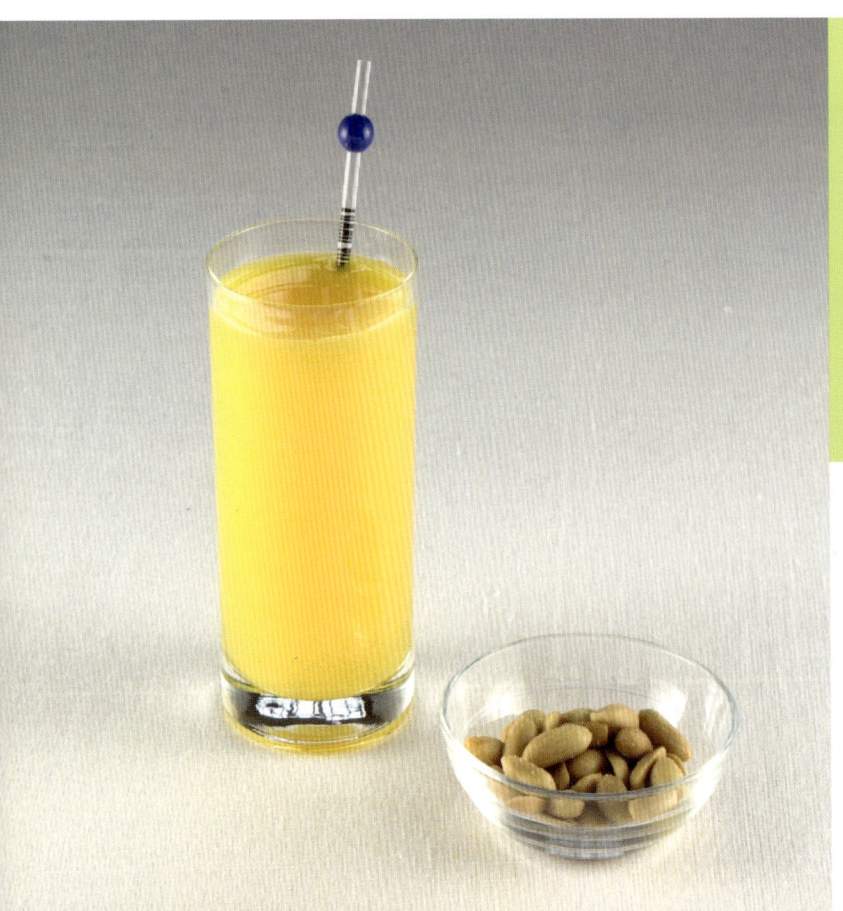

großer Wodka (50 ml)
100 Kalorien **+**
Orangensaft (200 ml)
100 Kalorien **+**
Erdnüsse (50 g)
300 Kalorien

500 Kalorien

oder

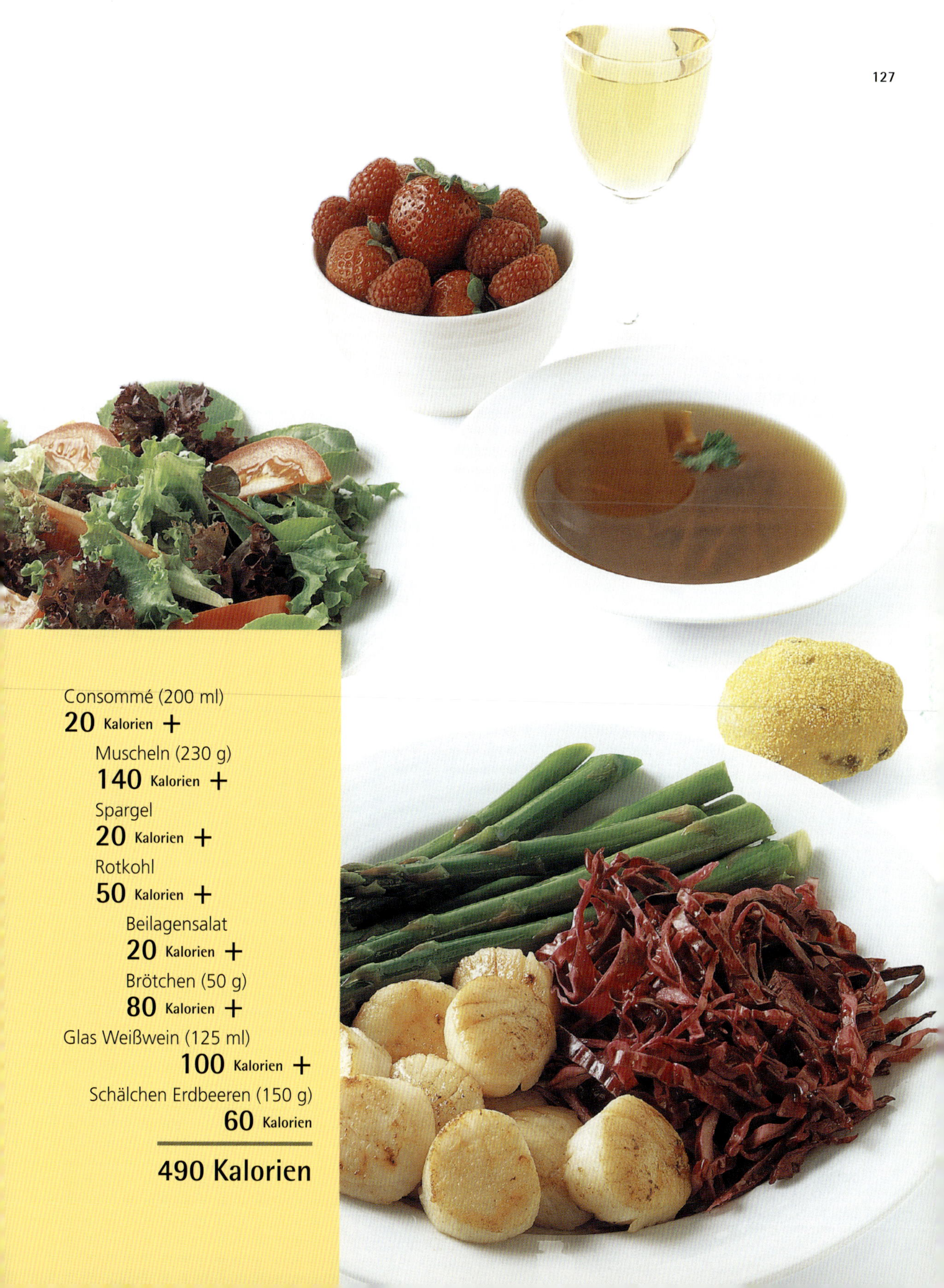

Consommé (200 ml)
20 Kalorien +

Muscheln (230 g)
140 Kalorien +

Spargel
20 Kalorien +

Rotkohl
50 Kalorien +

Beilagensalat
20 Kalorien +

Brötchen (50 g)
80 Kalorien +

Glas Weißwein (125 ml)
100 Kalorien +

Schälchen Erdbeeren (150 g)
60 Kalorien

490 Kalorien

KAFFEE

Im Café ist es verführerisch, statt eines normalen Filterkaffees einen Café latte zu bestellen. Ein großer Café latte – nur mit Magermilch und ohne Zucker zubereitet – enthält 180 Kalorien. Normaler Kaffee mit Milch und zwei Keksen enthält dagegen nur 130 Kalorien. Das Ganze könnte beim nächsten Mal eine Überlegung wert sein!

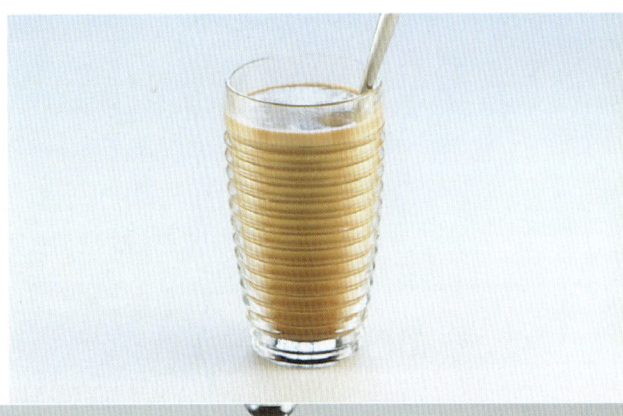

Café latte mit Magermilch
(500 ml)

180 Kalorien

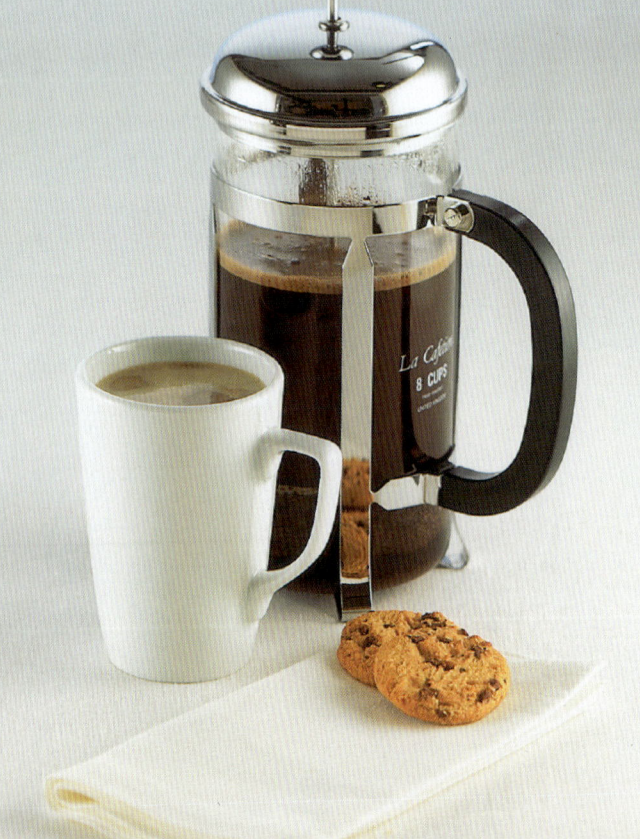

oder

Filterkaffee (500 ml) mit einem
Schuss Vollmilch

30 Kalorien

+

2 Schokoladenkekse (je 14 g)

100 Kalorien

130 Kalorien

VALENTINSTAG

Schokoladentrüffel stehen leider nicht nur in punkto Geschmack, sondern auch in puncto Kalorien ganz oben auf der Hitliste. Was darf man Ihnen dann zum Valentinstag schenken? Wie wäre es mit nur einer oder zwei Kostproben dieser Köstlichkeit – und Ihre Schokogelüste befriedigt Ihr Herzblatt stattdessen mit romantischen, in Schokolade getunkten Erdbeeren.

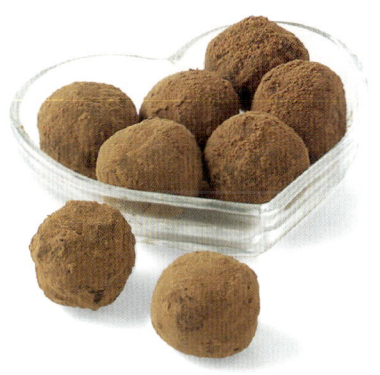

8 Schokoladentrüffel

560 Kalorien

oder

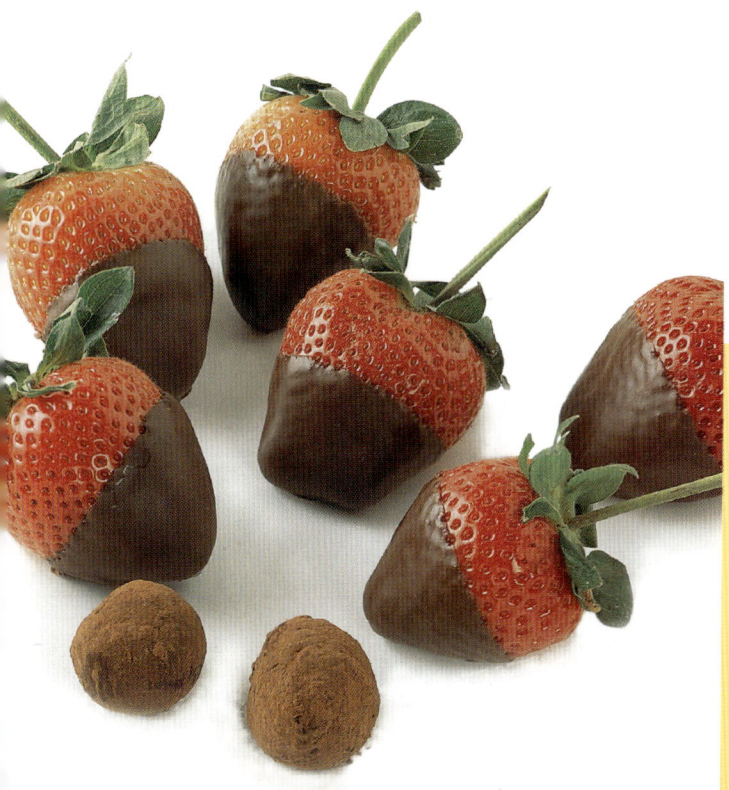

6 in Schokolade getunkte Erdbeeren
180 Kalorien

+

2 Schokoladentrüffel
140 Kalorien

320 Kalorien

FÜR NASCHKATZEN

Dieses kleine Stückchen Tiramisu macht nicht viel her. Für Naschkatzen kann es zwar genau das Richtige sein, trotzdem gelüstet Ihnen hinterher wahrscheinlich nach mehr.

Die Portion Tiramisu ist recht klein – mit 500 Kalorien ist das Dessert allerdings trotzdem keine gute Wahl.

Die gleiche Anzahl Kalorien wie beim Verzehr eines winzigen Stücks Tiramisu nimmt man zu sich, wenn man eine köstliche – und gesunde – Auswahl an frischen Früchten mit gefrorenem Joghurt und Keksen genießt.

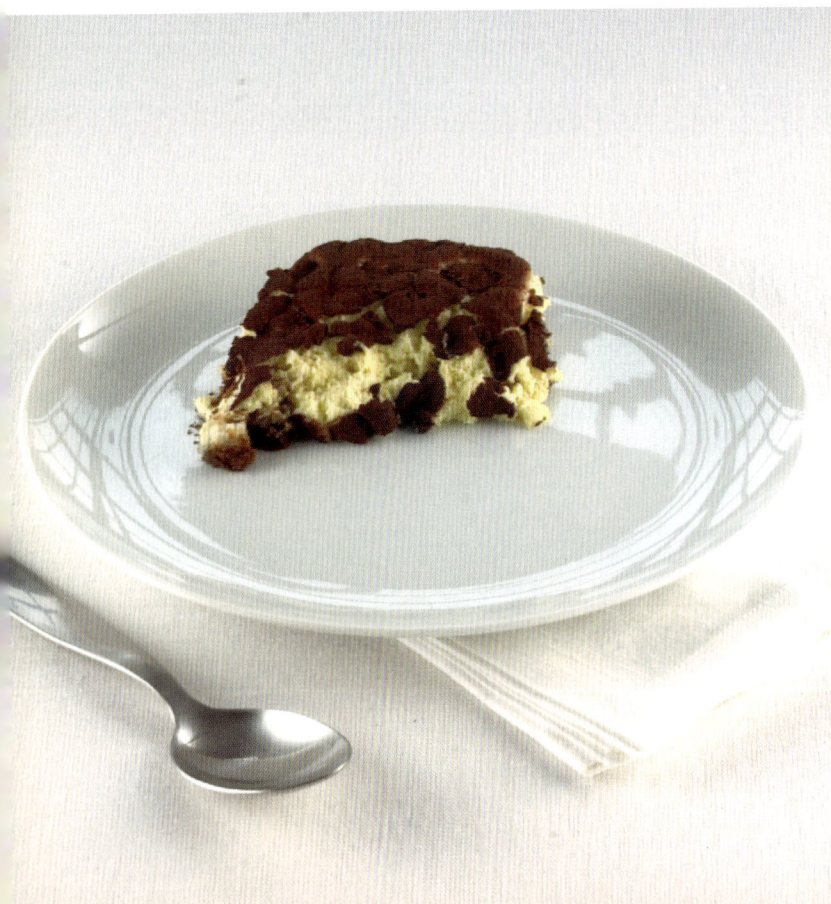

Stück Tiramisu (150 g)

500 Kalorien

oder

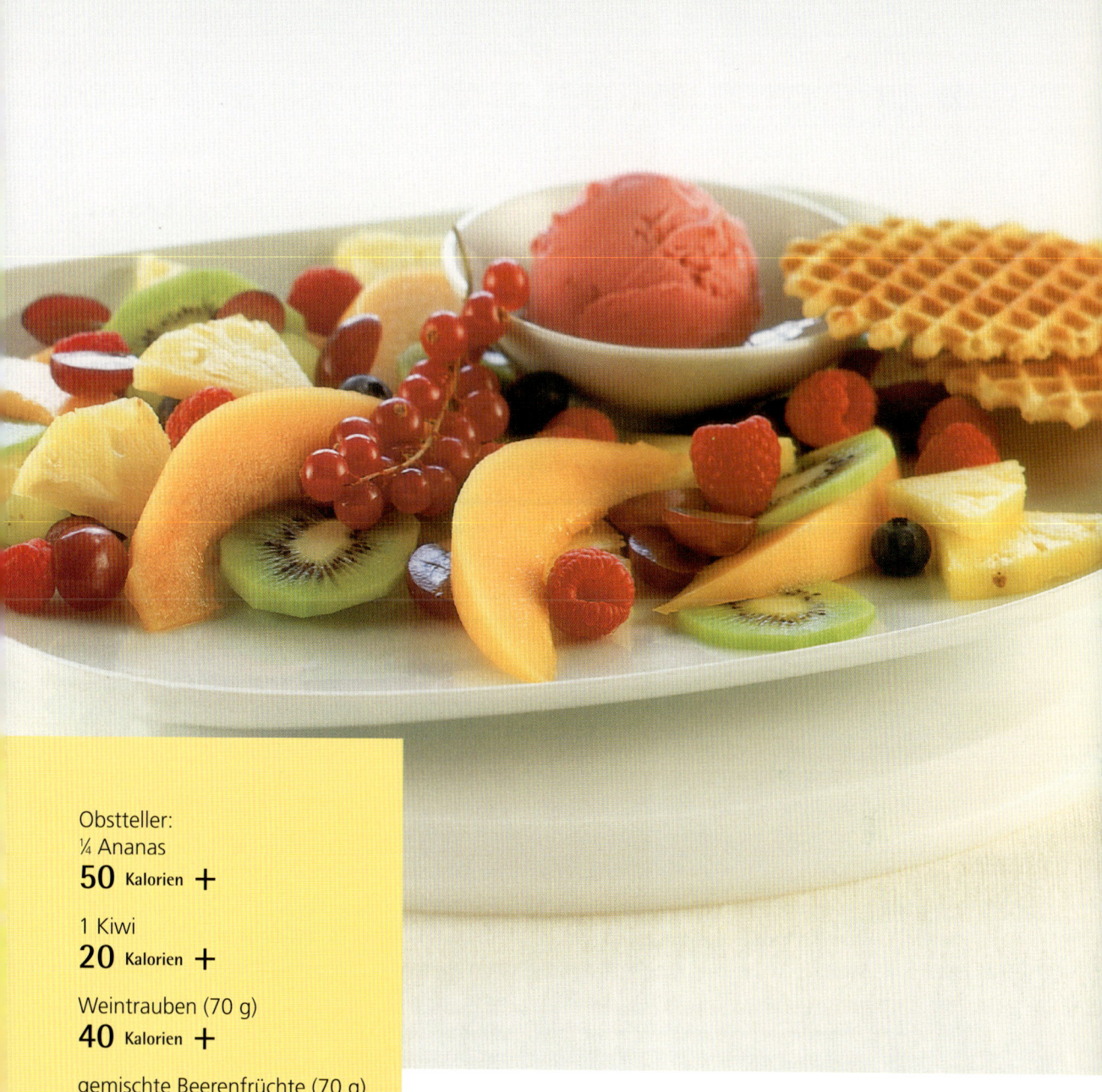

Obstteller:
¼ Ananas
50 Kalorien **+**

1 Kiwi
20 Kalorien **+**

Weintrauben (70 g)
40 Kalorien **+**

gemischte Beerenfrüchte (70 g)
20 Kalorien **+**

¼ Melone
20 Kalorien **+**

Kugel gefrorener Joghurt
80 Kalorien **+**

2 Kekse
70 Kalorien

300 Kalorien

Dieser üppige Obststeller
samt Beilagen stellt jede
Naschkatze zufrieden.

KALORIENBEWUSST EINKAUFEN

Wenn Sie Ihre Einstellung zum Essen langsam verändern, werden Sie feststellen, dass Sie nach und nach fast automatisch die kalorienärmeren Alternativen wählen. Dies wird bereits beim Einkaufen der Lebensmittel zu spüren sein. Ob Sie nun ein (heimlicher) Gourmetkoch sind oder gerade so den Herd anstellen können: Bestimmt wird Ihr Schrank um neue Zutaten bereichert. Indem Sie die Vorratskammer für ein kalorienärmeres Leben ausstatten, übernehmen Sie schon im Vorfeld die Verantwortung für eine figurfreundliche Ernährung – noch ehe Sie sich wirklich zu Tisch begeben.

SIND ABGEPACKTE LEBENS-MITTEL SCHLECHT?

Aufgrund der hohen Wertschätzung für frische Lebensmittel, wird häufig per se allen Fertigprodukten misstraut. Dabei darf man aber nicht vergessen, dass die meisten chemischen Zusätze, die in diesen Fertigprodukten verwendet werden, lediglich die Haltbarkeit sowie Geschmack und Konsistenz verbessern. Meiner Ansicht nach spricht nichts gegen Konserven, Fertig- oder Tiefkühlkost. Vielleicht finden Sie frische Lebensmittel wirklich unübertroffen, aber aus Angst vor Konservierungsstoffen und anderen Zusätzen braucht man abgepackte Lebensmittel nicht zu meiden.

Ein anderer Irrglaube besagt, dass Eindosen, Abpacken und Tiefkühlen den Nahrungsmitteln wesentliche Nährstoffe entzieht. Es stimmt, dass dadurch ein kleiner Teil der Nährstoffe verloren geht, aber sicherlich nicht genug, um einen Verzicht auf konservierte Lebensmittel zu rechtfertigen.

Tiefkühlkost ist in der Regel sogar von höchster Qualität. Man ersteht ein Nahrungsmittel, das zu dem Zeitpunkt eingefroren wurde, als es am frischesten war. In puncto Nährwert gehen Sie bei Tiefkühlkost also keinen Kompromiss ein – im Gegenteil. Sie gewinnen damit an Abwechslung, Geschmack und Bequemlichkeit.

Eine Dose Kidneybohnen liefert z.B. in exzellenter Weise Eiweiße und Nährstoffe wie Folate, Ballaststoffe, Magnesium, Eisen, Kupfer und Kalium. Davon profitiert man, indem man einfach nur eine Dose öffnet – ohne die ganze zeitraubende Prozedur des Einweichens und Kochens.

Wie sieht es mit der Gemüsesuppe Ihrer Lieblingsmarke aus? Diese Suppe kann Sie prima mit Gemüse versorgen. Sie ist eine vollständige Mahlzeit, macht satt und zufrieden und ist obendrein noch lecker und gut für Sie.

Unter diesem Gesichtspunkt betrachtet, haben konservierte Nahrungsmittel das Leben enorm vereinfacht. Tiefkühlen, einkochen und konservieren erleichtern es, einen Lebensmittelvorrat sogar über Wochen und Monate hinweg anzulegen. Es ist möglich, eine vollständige Mahlzeit zuzubereiten, einfach nur, indem man Wasser erhitzt oder ein Tiefkühlgericht in den Ofen schiebt.

Jeder, der sich ein Leben lang kalorienbewusst ernährt, wird den Abwechslungsreichtum und die Annehmlichkeiten von konservierten Lebensmitteln zu schätzen wissen. Vermeiden Sie jedoch eintönige Ernährung, dann werden Sie auch nie das Gefühl haben, zu kurz zu kommen. Machen Sie keinen Bogen um diese Produkte – nutzen Sie die Annehmlichkeiten, die sie zu bieten haben!

ACHTEN SIE AUF DIE ETIKETTE

Nährwertangaben sind eine hervorragende Informationsquelle. Sie sind der Wegweiser durch die Lebensmittelvielfalt und heutzutage auf fast allen Verpackungen zu finden. Aber wie kann man diese Angaben sinnvoll nutzen? Allein das Kennen der Nährwertangaben ist sinnlos. Vor allem für diejenigen, die sich an mein Programm halten, weil weder das Kalorienzählen noch das Abwiegen von Portionen wirklich hilfreich ist.

Weder die Anzahl der Kalorien, noch die Größen der einzelnen Portionen, die Sie täglich zu sich nehmen dürfen, um schlank zu werden, sind festgelegt. Natürlich gibt es auch keine bestimmte Nährstoffkombination, mit der Sie Ihr angepeiltes Ziel sicher erreichen.

Trotzdem ist es hilfreich, diese Angaben zu kennen. Wenn Sie die Nährwertangaben aufmerksam studieren, erfahren Sie schnell, wie viele welcher Nährstoffe das Produkt enthält – und haben ein wachsames Auge auf solche »Übeltäter« wie die gesättigten Fettsäuren.

Um optimalen Nutzen aus den Nährwertangaben ziehen zu können, müssen Sie sie richtig lesen. Fangen Sie mit der Portionsgröße an. Diese ist Grundlage für alle weiteren Angaben.

Anschließend überlegen Sie in Ruhe, wie viel Sie wirklich essen, und vergleichen Sie das mit der angegebenen Menge. Auf einem Glas Oliven könnte als Portionsgröße beispielsweise drei Oliven angegeben sein, in der Regel isst man aber sechs. Man muss also sowohl Kalorienzahl als auch alle weiteren Angaben verdoppeln.

Die gesetzlichen Bestimmungen, welche Informationen auf der Verpackung von Lebens-

mitteln angegeben werden müssen, sind von Land zu Land unterschiedlich. In einigen Ländern bedarf es nur der Angabe des Brennwertes sowie der jeweiligen Menge an Eiweißen, Kohlenhydraten und Fetten pro 100 g oder 100 ml; in anderen Ländern ist auch die Angabe der jeweiligen Menge an gesättigten Fettsäuren, Zucker, Ballaststoffen und Natrium erforderlich.

Hier einige der Vorschriften:

● Ein kalorienarmes Produkt sollte maximal 40 Kalorien (167 kJ) pro Portion enthalten, ein kalorienarmer Softdrink höchstens 10 kcal (42 kJ).

● Ein fettarmes Produkt sollte weniger als 3 g Fett auf 100 g bzw. 1,5 g pro 100 ml enthalten.

● Ein Lebensmittel mit wenigen gesättigten Fettsäuren enthält maximal 1,5 g Fett auf 100 g bzw. maximal 0,75 g pro 100 ml.

● Ein natriumarmes Lebensmittel sollte maximal 0,12 g Natrium auf 100 g bzw. 100 ml enthalten.

● Ein energiereduziertes Produkt muss einen um mindestens 30 % reduzierten Brennwert eines vergleichbaren Lebensmittels enthalten.

Vergleichen Sie die Angaben auf dem Etikett mit denen anderer Produkte und entscheiden Sie, ob Sie damit eine gute Wahl treffen oder nicht.

Wissen ist Macht: Durchschauen Sie die Angaben, sind Sie besser informiert und essen damit überlegter. Das ist Grund genug, bei Ihrer nächsten Entscheidung im Supermarkt auch die Nährwertangaben zu berücksichtigen.

ERST LESEN, DANN KAUFEN

Caveat emptor! Kunde sei wachsam! Nicht alles, was auf der Verpackung steht, meint das, was es sagt – oder sagt das, was es meint. Werbeslogans sollen den Verkauf anregen.

Für gewöhnlich sind Werbeaufdrucke und Slogans daher fett gedruckt und auffälliger platziert als das Etikett, denn der potenzielle Käufer ist geneigt, dem Glauben zu schenken, was in der fettesten, forschesten Schrift daherkommt.

Bestimmte Slogans locken besonders schnell an die Regale:

»Ohne Cholesterin!«, so verkündet die grellfarbige Chipstüte. Dabei enthalten Chips nie Cholesterin, weil Cholesterin in keinem Lebensmittel pflanzlichen Ursprungs vorkommt. Dafür enthalten diese Chips höchstwahrscheinlich gehärtete Fette und somit eine Menge Kalorien.

Was sagt der Slogan »zuckerfrei«? Es mag stimmen, dass zuckerfreie Süßigkeiten keinen Zucker enthalten – aber was dann? Wahrscheinlich Süßungsmittel wie Honig, Getreidesirup, Fruktose, Sorbit oder Mannit. Ersichtlich ist dies im Kleingedruckten der Zutatenliste. Oft haben zuckerfreie Süßigkeiten die gleiche Kalorienmenge wie »richtige«, also zuckerhaltige Süßigkeiten. Warum sollten Sie dann zuckerfreie bevorzugen? In puncto Geschmack – und das ist es, was letztlich zählt – fahren Sie besser mit den zuckerhaltigen Lebensmitteln, denn bei deren Verzehr haben Sie nicht das Gefühl, Verzicht zu leisten.

BEDENKLICHE BEHAUPTUNGEN

Einige Werbestrategien können auch ohne viel Aufwand in die Irre führen. Am liebsten zitiere ich das Beispiel des so genannten Snackpacks Rosinen im Schokoladenmantel, der mit dem Slogan »70 Prozent weniger Fett« beworben wird. Die Packung enthält 480 Kalorien. Unter diesem Gesichtspunkt ist man mit einem richtigen Schokoladenriegel besser bedient. Der enthält »nur« 260 Kalorien.

Die Art der Präsentation von Apfelchips führt häufig zu dem Irrglauben, diese seien nur die getrocknete Variante der Frucht – ein Eindruck, der noch dadurch verstärkt wird, dass Apfelchips oft im Gang mit den Gesundheits- oder Ökoprodukten zu finden sind. Auf den Tüten einiger Marken werden sie jeden-

KUNDENFANG

Gelbe Schrift auf einer Verpackung ist kein Zufall. Gelb ist ein nachweislicher Blickfang und wird vom Gehirn am schnellsten verarbeitet. Das ergaben Forschungen, in denen die Wirkung von Farben auf Stimmung, Einstellung und Kaufverhalten untersucht wurden.

Gelb wirkt außerdem positiv. Jetzt wissen Sie, warum Ihnen so häufig Produkte in einer auffällig gelben Verpackung oder mit einem gelben Banner ins Auge stechen: Gut gelaunte Kunden sind einfach kauffreudiger.

Das alles ist natürlich Teil einer subtilen Marketing-Maschinerie. Die menschliche Reaktion auf Farben ist von Konsum-Experten bis ins kleinste Detail erforscht, und davon zeugen die Verpackungen. Hier die Ergebnisse:

Rot erhöht den Blutdruck und wirkt appetitanregend.

Grün lässt an ökologisch unbedenkliche, wahrscheinlich gesunde Produkte denken.

Orange ist einfach zu finden. Und Kunden finden mit orangefarbenen Produkten schneller den Weg zur Kasse, so die Experten.

Weiß steht für Reinheit und wenig Kalorien.

Braun ist einfach eine satte Hintergrundfarbe (und somit wohl kaum im Zentrum einer Verpackung platziert).

Blau steht für Spaß.

Achten Sie das nächste Mal im Supermarkt darauf. So wird Ihnen bewusst, welche Produkte in welchen Verpackungen Sie ansprechen.

falls mit dem Lockruf »30 Prozent weniger Fett als Kartoffelchips« angepriesen.

Die Bezeichnung »natürlich« ist nichts weiter als ein Marketinginstrument

Apfelchips sind allerdings Meilen entfernt von frischen Äpfeln. Den Chips ist Zucker und Fett zugesetzt, und pro Portion bringen sie es auf bis zu 140 Kalorien.

Irreführender als die beliebte Bezeichnung »natürlich« kann wohl kaum ein Werbeslogan sein, denn das, was als natürlich bezeichnet wird, ist nicht zwangsläufig gut. Schließlich ist auch Zucker natürlich. Cholesterin ist natürlich. Gesättigte Fettsäuren sind natürlich. Ebenso Tabak und Alkohol. Es gibt keinen Grund zu der Annahme, dass Lebensmittel aus »natürlichen Zutaten« das Abnehmen erleichtern. »Natürlich gesüßte« Getränke oder Kekse enthalten genauso viele Kalorien wie Getränke oder Kekse, die mit raffiniertem Zucker gesüßt wurden.

MEHR UND MEHR

Ein weiterer verkaufsfördernder Trick, mit dem Ihr Ziel abzunehmen untergraben werden kann, ist der Anreiz, mehr für anteilig weniger Geld zu kaufen. Wenn ein Produkt als »zwei für eins« angepriesen wird, zaudern Sie vielleicht nicht lange und greifen zu. Man spart schließlich Geld, und das scheint doch ein entscheidender Vorteil. Und wenn man zwei Päckchen Muffins kauft, kann man das eine ja einfrieren. In Wirklichkeit braucht man die zweite Packung gar nicht, ja sie verstopft nur den Eisschrank und wartet darauf, endlich gegessen zu werden.

VERSUCHUNGEN VERBANNEN

Hinter dieser Marketingmasche steckt natürlich nur der Wunsch, mehr zu verkaufen und keine düstere Verschwörungstheorie gegen die Realisierung Ihres Figur-Traumes.

Hüten Sie sich davor, Kaufanreizen auf den Leim zu gehen

Tatsächlich haben mehrere Studien bewiesen: Wenn mehr da ist, isst man auch mehr. Wenn Sie die Familientüte Kartoffelchips kaufen, essen Sie mehr davon, als hätten Sie nur die kleine Packung mitgebracht. Eine aktuelle Studie zeigt, dass man rund 50 Prozent mehr der so genannten »hedonistischen Lebensmittel« – Popcorn, Chips, Süßigkeiten – verzehrt, wenn diese in größeren Verpackungen daherkommen.

Achten Sie also auf die Etiketten. Wenn Sie überlegter einkaufen, dann essen Sie wahrscheinlich auch überlegter.

PSYCHOFALLE SUPERMARKT

Der Aufbau der meisten Supermärkte folgt einem ausgeklügelten Konzept. Auf der Suche nach dem gewünschten Nahrungsmittel soll der Kunde an möglichst vielen ansprechend verpackten und prächtig präsentierten Lebensmitteln vorbeigehen.

Vor den einzelnen Gängen werden häufig Produkte präsentiert, die teurer sind als vergleichbare Artikel. Das Display erweckt allerdings den Eindruck eines Sonderangebotes. Es ist bekannt, dass diese Displays den Kunden mehr ins Auge fallen als die restlichen Produkte in den Regalen.

Die Regalhöhe, in der ein Produkt zu finden ist, ist ebenfalls von großer Bedeutung: Zuerst nimmt man die Produkte, die in Augenhöhe präsentiert werden wahr. Produkte, die Kinder ansprechen sollen, werden entsprechend niedrig in das Regal eingeräumt. Achten Sie einmal darauf, wo sich die Süßigkeiten und Snacks für Kinder befinden – ungefähr in Höhe Ihrer Hüfte, genau dort, wo sie die Kleinen anlocken.

WAS KAUFEN?

Ein Supermarkt ist fast immer in erreichbarer Nähe. Qualität und Größe mögen unterschiedlich sein, aber jeder Supermarkt – von der großen Kette bis hin zum kleineren, regionalen Laden – bietet eine Auswahl. Wenn Sie in einer großen Metropole mit Spezialitätengeschäften und Bioläden wohnen, umso besser.

> **Greifen Sie zu allem, was Ihrem Essen Geschmack und Abwechslung verleiht**

Wenn Sie einkaufen gehen, können Sie die sogenannte Jederzeit-Liste, die Sie auf Seite 138 finden, als Leitfaden benutzen. Auf dieser Liste stehen Lebensmittel, die Sie – ob als Snack oder als Teil einer Mahlzeit –, immer zur Hand haben sollten, wie Gemüse, Obst und die kalorienärmsten gefrorenen Desserts und Süßigkeiten, die Sie bekommen können. Machen Sie diese zum Kern Ihrer Ernährung, und Sie können es schaffen, abzunehmen und ein Leben lang schlank zu bleiben.

Füllen Sie den Einkaufswagen mit fettarmen Gewürzsoßen und Würzprodukten aller Art. Um abzunehmen und das Gewicht zu halten, muss Ihnen Ihr Essen schmecken. Begeben Sie sich anschließend zu den Tiefkühlprodukten. Wenn Sie gelegentlich auf eine schnelle Mahlzeit angewiesen sind, sollten Sie vielleicht ein paar kalorienarme Fertiggerichte in den Einkaufswagen legen, neben einem großzügigen Vorrat an tiefgefrorenem Obst und Gemüse.

Ebenfalls sollten Sie an eine breite Auswahl an Getränken denken, die Ihnen schmecken. Kalorienarme heiße Schokolade ist in Hülle und Fülle erhältlich. Die meisten dieser Produkte beinhalten zwischen 20 und 50 Kalorien pro Packung. Überprüfen Sie die Etiketten – halten Sie sich von Getränken fern, die als »natürlich gesüßt« oder »mit Fruchtsaft gesüßt« angepriesen werden – sie sind wahre Kalorienbomben. Sobald Ihre Vorratskammer und Ihr Kühlschrank mit den Basics gefüllt sind, geht es beim Einkaufen hauptsächlich darum, die frischen Lebensmittel zu erstehen, die eine Mahlzeit vervollkommnen.

OBST UND GEMÜSE

Nahezu alles aus der Frische-Theke liefert eine geringe Anzahl an Kalorien – und dabei die größte Ausbeute an Ballaststoffen – in Relation zur Menge. Je mehr frisches Gemüse Sie zur Grundlage Ihrer Diät machen, desto schlanker und gesünder werden Sie.

Wenn Ihnen beim Stichwort Gemüse nur Eisbergsalat oder Spinat, den Sie als Kind vielleicht nicht mochten, einfällt, denken Sie um! Heutzutage ist Essen aus aller Welt erhältlich.

Entdecken Sie im Supermarkt ein unbekanntes Produkt, testen Sie es! Vielleicht erleben Sie ein tolles neues Geschmackserlebnis! Probieren Sie den milden japanischen Rettich, Daikon, er schmeckt hervorragend in Salaten, Dressings und Suppen. Versuchen Sie etwas von der afrikanische Yamswurzel, sie ist sehr schmackhaft in Suppen oder Schmortöpfen. Oder geben Sie Paksoi zum Wok-Gemüse: Die Blätter dieser Kohlart sind knackig, der Geschmack mild.

> **Der globale Markt eröffnet viele neue Geschmackserlebnisse**

Natürlich sollten Sie auch weiterhin auf Altbewährtes setzen: grüne Bohnen, gelbe Paprika, Karotten, Auberginen, Erbsen, Sprossen, Pilze, Kohl, Zwiebeln, Brokkoli, Pastinaken, Gurke, Brunnenkresse, ... die Auswahl ist gigantisch.

EIN HURRA AUF HÜLSENFRÜCHTE

Diätbeflissene schlagen mit Hülsenfrüchten gleich zwei Fliegen mit einer Klappe. Zum einen sind Hülsenfrüchte fettarm und stecken voller Nährstoffe: Ballaststoffe, sekundäre Pflanzenstoffe, Folate, Eiweiße, Magnesium, Kalium, Zink, Kupfer, Eisen und Vitamine. Zum anderen bieten sie neben ihrer immensen Sortenvielfalt auch erstaunlichen Spielraum für kulinarische Kreativität. Von kubanischen schwarzen Bohnen mit Reis bis hin zum indischen Dal (Linsen), vom israelischen Hummus (Püree aus Kichererbsen) bis hin zum ägyptischen Ful Mesdames (breite Bohnen) könnten Sie an jedem Wochentag ein anderes Gericht zu sich nehmen.

Wie Gemüse ist auch Obst reich an Ballast- und Nährstoffen und dabei kalorienarm. Die Namen der nährstoffreichsten Früchte dürften Sie erstaunen: Es sind, der Reihenfolge nach: Kiwi, Papaya, Mango und Orange. Kiwis sind sehr Vitamin-C-reich; sie enthalten doppelt so viel Vitamin C wie Orangen. Außerdem enthalten sie besonders viel Kalium und Magnesium. Auch andere tropische Früchte, wie die Guave und die Kumquat, sind reich an Pflanzenfasern und Nährstoffen.

Eine weitere Alternative ist Dörrobst. Ungesüßte Aprikosen, Feigen, Datteln und Birnen haben getrocknet nicht mehr Kalorien als vorher. (Überprüfen Sie die Zutaten – getrocknete Ananas und Papaya enthalten in der Regel viel Zucker und damit mehr Kalorien als frisches Obst.)

JA, SIE TUN IHNEN GUTES

Im Allgemeinen empfehle ich, so viel Obst und Gemüse zu essen, wie möglich. Jedes Obst und jedes Gemüse steckt voller Vitamine, Mineralstoffe und sekundärer Pflanzenstoffe. Diese beugen Krankheiten vor und dienen einer guten Gesundheit. Vor allem der hohe Anteil an Ballaststoffen – die wegen ihrer Unverdaulichkeit viel Platz im Verdauungstrakt einnehmen und daher sättigend wirken – macht sie zu einem idealen Diätbegleiter. Obst und Gemüse halten die Kalorienzufuhr also gering und mindern den Hunger.

HALTEN SIE SICH ANS GETREIDE

Vollkornbrot, -pasta, -zerealien und -cracker haben allesamt einen exzellenten Nährwert. Sie liefern viel Eisen, Ballaststoffe und Vitamine des B-Komplexes. Weil sie sehr satt und zufrieden machen, unterstützen sie auch die Gewichtskontrolle und steigern das Wohlbefinden.

Allerdings enthalten sie auch viele Kalorien aus Kohlenhydraten. Mein Rat: Gewähren Sie stärkehaltigen Lebensmitteln weniger Priorität in Ihrer Auswahl – deutlich weniger als Obst, Gemüse, Hülsen- und Meeresfrüchten. Bei der Auswahl der Frühstückszerealien achten Sie auf möglichst viele Ballaststoffe. Die beste Wahl treffen Sie für gewöhnlich mit Zerealien auf Kleiebasis.

Wahrscheinlich werden Sie auch raffinierte Getreideprodukte wie weißen Reis, Kuskus, Pasta, Polenta etc. essen wollen – nehmen Sie diese aber bitte nur in Maßen zu sich, zum Beispiel in Form einer kleinen Schüssel Linguine oder einer kleinen Portion Reis. Gemüse dürfen Sie dazu natürlich reichlich genießen.

DR. SHAPIROS JEDERZEIT-LISTE

Mit den folgenden Nahrungsmitteln liegen Sie in jeder Jahreszeit richtig. Wenn Sie diese Lebensmittel jederzeit vorrätig haben, werden sie das Erste sein, was Ihnen in die Hände fällt, wenn Sie hungrig sind.

GEMÜSE

Alle möglichen Gemüsearten – roh, gekocht, frisch, tiefgefroren, als Konserve oder in Suppen.

OBST

Jede Obstsorte – roh oder gekocht, frisch, tiefgefroren oder als Konserve. (Vermeiden Sie abgepacktes Obst mit Zuckerzusatz.)

GETRÄNKE

Versorgen Sie sich mit kalorienarmen Getränken jeder Art. Vorrätig sollten sein:

Kaffee und Tee: Einschließlich Früchte- und Kräutertee sowie Eistee.

Diätlimonaden: Wie es Ihnen beliebt.

Instant-Heiße-Schokolade: Wählen Sie Produkte mit 20 bis 50 Kalorien pro Portion. Meiden Sie Mischungen mit mehr als 60 Kalorien.

Milchmixgetränke: Beschränken Sie sich auf solche, die maximal 70 Kalorien pro Portion haben.

GEFRORENE DESSERTS

Alle Arten von gefrorenem fettfreiem Joghurt oder Sorbet sind in Ihrem Eisschrank goldrichtig. Achten Sie bei der Auswahl auf den Kaloriengehalt.

SÜSSIGKEITEN

Kaugummi

Bonbons: Beispielsweise Lutscher, Zuckerstangen, Pfefferminzbonbons und Karamellbonbons.

ZUTATEN UND GEWÜRZE

Alle unten aufgeführten Zutaten sind schmackhaft und kalorienarm. Damit können Sie Ihre vegetarischen Gänge, Lieblingsspeisen und Snacks ganz nach eigenem Geschmack aufpeppen.

Ölfreie oder kalorienarme Salatdressings: Fettfreie oder fettarme Majonäse, fettarme Crème fraîche.

Magerjoghurt: Natürlich oder künstlich gesüßt.

Senf: Dijon oder andere Sorten.

Tomate: Püriert, passiert, Tomatensaft.

Zitronen- oder Limettensaft

Essig: Balsamico, Apfel, Estragon, Wein oder andere Sorten.

Soßen: Barbecue, Chutney, Ketchup, Relish, Salsa, Soja, Tamari, Worcestershire, Hoisin, Meerrettich, Miso, schwarze Bohnen und Auster.

Zwiebeln: Frisch, gefriergetrocknet oder als Pulver.

Knoblauch: Frisch, püriert, in Flocken- oder in Pulverform.

Kräuter: Alle Arten, einschließlich Basilikum, Lorbeerblatt, Schnittlauch, Dill, Oregano, Rosmarin, Salbei, Estragon und Thymian.

Gewürze: Alle Arten, einschließlich Piment, Zimt, Nelken, Koriander, Kümmel, Currypulver, Ingwer, Muskatnuss, Paprika und Pfeffer.

Aromen: Einschließlich Mandel, Kokosnuss, Pfefferminz und Vanille.

Kakaopulver

Brühwürfel

MILCHPRODUKTE: »ERLAUBT« UND »VERBOTEN«

Entgegen der althergebrachten Meinung, Milch sei gesund und gut für den menschlichen Organismus, haben neueste Studien ergeben, dass Milch und Milchprodukte das Risiko erhöhen, an Brustkrebs, Eierstockkrebs, ja sogar an Diabetes zu erkranken.

Außerdem spielt Milch anscheinend eine geringere Rolle bei der Vorbeugung gegen Osteoporose als bislang angenommen. Weil Milchprodukte wichtige Kalziumlieferanten sind, nahmen Ärzte lange Zeit an, dass sie der Osteoporose vorbeugen. Neue Erkenntnisse widerlegen diese Annahme: Demnach regen tierische Eiweiße (also auch solche aus Milchprodukten) die Nieren an, vermehrt Kalzium auszuscheiden, was den Ausbruch von Osteoporose tatsächlich beschleunigen würde.

Problematisch ist auch der hohe Fettgehalt von Milchprodukten. Außer wenn sie fettarm sind (wie Magermilch), enthalten Milchprodukte ausgesprochen viele gesättigte Fettsäuren!

Doch Milch und viele Milchprodukte wie Joghurt und Käse sind mittlerweile in fettarmen Varianten erhältlich. Dieser Unterschied kann entscheidend sein: Fettarmer Cheddar hat rund 250 Kalorien pro 100 g, gewöhnlicher hingegen fast das Doppelte davon – circa 430 Kalorien pro 100 g. Leider lassen viele fettarme Milchprodukte in puncto Geschmack und Konsistenz zu wünschen übrig.

Wenn Sie beschließen, Milchprodukte zu essen und den hohen Fettgehalt umgehen wollen, lesen Sie die Etiketten aufmerksam. Die Unterschiede können verwirrend sein. Während eine fettreduzierte Käsesorte nur 40 Kalorien und 6 g Fett auf 100 g enthält, sind es bei einer anderen vielleicht 270 Kalorien und 24 g Fett auf 100 g – was sie auf eine Stufe mit einem delikaten Brie stellt.

EIN GUTER FANG

Weil Fische mit einer beachtlichen Menge Muskeln gesegnet sind, sind sie hochwertige Eiweißlieferanten. Fisch enthält neben Eisen eine Fülle weiterer Mineralstoffe und Spurenelemente. Essen Sie Fisch, wie Sie ihn am liebsten haben – als Filet, mit Haut, frisch, geräuchert, tiefgefroren oder als Konserve. Oder greifen Sie zu Sushi.

Zusätzlich ist Fisch reich an Vitaminen und mehrfach ungesättigten Fettsäuren – wie Omega-3-Fettsäuren und Omega-6-Fettsäuren –, die der Körper braucht, um Nahrung in Energie umzuwandeln. Fische sind die einzigen Tiere, die diese »guten« Fette liefern.

Und wie um diesen Vorzügen noch die Krone aufzusetzen, ist Fisch in der Regel kalorienarm und damit zur Gewichtsreduktion nahezu optimal geeignet.

ZUCKERSÜSSE ÜBERRASCHUNG

Dass Cola und Schokolade Zucker enthalten, ist hinlänglich bekannt. Allerdings enthalten auch Fruchtsäfte wie Orangen- und Apfelsaft sowie die meisten Fruchtjoghurts recht viel Zucker!

Oft wird der natürliche Zuckergehalt durch Zuckerzusatz erhöht. Ein Glas Orangensaftgetränk einer bestimmten Marke kann beispielsweise 22 g Zucker enthalten – das ist fast das Doppelte des Zuckergehaltes einer Orange. Ein Becher fettarmer Vanillejoghurt mit Himbeeren enthält bis zu 51 g Zucker.

Auf dem Etikett muss das ganze nicht unbedingt ersichtlich sein. Weil Zucker in vielen Formen vorkommt, suchen Sie am besten gezielt nach Getreidesirup, Fruktose, Honig, Melasse oder auch Fruchtsaftkonzentrat.

Auch wenn es natürlich viele zuckerreiche und dennoch kalorienarme Nahrungsmittel gibt, die für eine Diät geeignet sind – denken Sie nur an Sorbet oder Bonbons – sollten Sie sich vor jedem Lebensmittel in Acht nehmen, das versteckte Zuckerkalorien enthält.

FLEISCH UND GEFLÜGEL AUF DEM PRÜFSTAND

Vegetarische Kost ist bekanntermaßen sehr gesund, daher möchte ich Ihnen mögliche Ersatzprodukte für Fleisch nicht vorenthalten.

Als Alternativen für Nahrungsmittel wie Würstchen, Burger, Schinken und sogar Bacon sind heutzutage die verschiedensten Sojaprodukte erhältlich. Außerdem gibt es Sojamilch, Tofu, Tempeh, Miso und natürlich Sojasoße. Sojaprodukte gibt es für nahezu jeden Anlass und jeden Geschmack. Sie sind sogar überraschend schmackhaft. Selbst das magerste Fleisch oder Geflügel kann, was die geringe Kalorienmenge und den gesundheitlichen Nutzen anbetrifft, nicht mit diesen Produkten konkurrieren.

Es gibt wesentlich bessere Eiweiß- und Eisenquellen als rotes Fleisch und Geflügel. Essen Sie es daher nur in Maßen und wählen Sie möglichst magere Stücke. Geflügel ohne Haut ist fettärmer als rotes Fleisch – meine volle Zustimmung dazu kann ich trotzdem nicht geben, weil es eine hohe Konzentration an einigen krebserregenden Substanzen aufweist. Hier sind wiederum Sojaprodukte zu empfehlen.

WARUM IMMER WIEDER SOJA?

Sojaprodukte sind nicht nur schmackhafter und kalorienärmer als fleischhaltige Alternativen; sie sind darüber hinaus auch sehr gesund: Eine Studie mit Personen aus 59 Ländern hat ergeben, dass das Risiko, an dem verheerenden Prostatakrebs zu erkranken mit steigendem Sojaverzehr sinkt.

Im asiatischen Raum, wo Soja schon seit langem ein Grundnahrungsmittel ist, kommen Brust- und Prostatakrebs wesentlich seltener vor als in den westlichen Ländern. Neue Studien aus den Vereinigten Staaten, Japan und

PROBLEME MIT FLEISCH

Seit langem ist bekannt, dass nicht durchgegartes Fleisch ein Risiko für die Gesundheit darstellt. Es kann gefährliche Kolibakterien oder eine besonders aggressive Salmonellenart enthalten, die gegen Antibiotika resistent ist.

Neuerdings steht auch gekochtes Fleisch im Verdacht, Probleme zu verursachen. Bestimmte Karzinogene, die beim Erhitzen entstehen, können sowohl Dickdarm- als auch Brustkrebs begünstigen. Studien aus Finnland und den Vereinigten Staaten bestätigen, dass nicht etwa der hohe Fettgehalt im Fleisch, sondern diese Karzinogene für das erhöhte Brustkrebsrisiko verantwortlich sind. Weitere Studien haben gezeigt, dass das Risiko, an Dickdarmkrebs zu erkranken bei Personen, die viel Fleisch essen, relativ hoch ist. Steht Fleisch fünf- oder sechsmal pro Woche als Hauptgericht auf dem Speiseplan, geht man im Vergleich zu Personen, die wenig oder gar kein Fleisch verzehren, sogar ein zweieinhalbfaches Risiko ein, an Prostatakrebs zu erkranken.

Zunächst wurde vermutet, dass diese Karzinogene nur in rotem Fleisch vorkommen. Jetzt ist bewiesen, dass auch Hühnerfleisch davon betroffen ist.

Im Allgemeinen sind die Kosten der Gesundheitsfürsorge für Fleischesser wesentlich höher als die medizinischen Kosten für Vegetarier oder auch Halbvegetarier.

China zeigen, dass man mit nur einer Portion Soja am Tag das Risiko, an Dickdarm-, Mastdarm-, Lungen- oder Brustkrebs zu erkranken, halbieren kann. Davon abgesehen, wird vermutet, dass es auch vor Osteoporose schützt.

Zusätzlich zu diesen Vorteilen ist Soja eine wahre Nährstoffbombe. Als Eiweißlieferant ist es mit Fleisch und Eiern vergleichbar. Außerdem enthält es Eisen, B-Vitamine, Kalzium und Zink – ein wahres Powerpaket für Ihre Gesundheit. Darüber hinaus haben fast alle Sojaprodukte weniger Kalorien als die Nahrungsmittel, die sie ersetzen.

DER GOURMET IN IHNEN

Weitaus mehr als in der Küche, fühle ich mich in meiner Praxis zu Hause. Einige Tipps für die Zubereitung von Mahlzeiten, die mir sinnvoll erscheinen, möchte ich jedoch kurz erwähnen.

Erstens: Grillen, dämpfen, backen oder pochieren Sie Ihr Essen, aber bitte braten und frittieren Sie es nicht. Beim Braten führt man Fett und damit Kalorien zu. Das tut weder Ihrer Gesundheit noch Ihrer Linie gut.

Zweitens: Greifen Sie zur Flasche. Öffnen Sie die Worcestershire-, die Hoisin- oder Salsa-Soße und verwenden Sie sie großzügig. Pinseln Sie Gemüse vor dem Grillen mit Ihrer eigenen Marinade ein. Peppen Sie Tomatensoße mit Tabasco und Zitronensaft auf, anstatt einfach nur den guten alten Ketchup für Ihren Burger zu verwenden. Kurz, seien Sie kreativ. Wichtig ist, dass Sie nicht das Gefühl haben, zu kurz zu kommen oder sich zu langweilen. Mit einem abwechslungsreichen Vorrat auf Grundlange der Jederzeit-Liste sind Sie in der Lage, Essen zuzubereiten, das wohlschmeckend, kalorienarm und gesund ist. Essen ist nicht nur bloße Notwendigkeit – Essen ist Genuss.

CHECKLISTE FÜR DEN RESTAURANTBESUCH

Wenn man Diät hält, gibt es kaum etwas Schlimmeres als ein Restaurant. Einerseits befürchtet man, all den Versuchungen nicht widerstehen zu können und mit seiner Diät zu brechen. Andererseits schreckt man davor zurück, den klassischen gedünsteten Fisch mit Salat zu bestellen – »kein Dressing, bitte!« – und jeder weiß über das Diätvorhaben Bescheid. Unweigerlich folgen diverse Bekundungen von Erstaunen über Unterstützung, Ermutigung und Anteilnahme bis hin zu »Das hast du doch nicht nötig!«.

Alternativ können Sie natürlich zu Hause bleiben. Aber das Leben geht weiter, und Teil des Lebens ist es, in Restaurants zu gehen. Schließlich gehört es zu den Freuden des Lebens, die Fülle der Geschmacksrichtungen, Traditionen und Innovationen beim Essen zu genießen, ohne das Essen zubereiten oder anschließend die Küche aufräumen zu müssen. Natürlich werden Sie weiterhin auswärts essen. Die Lösung für jeden Figurbewussten: Gehen Sie aus, ohne einzugehen. Glücklicherweise ist die Menüauswahl überall vielfältig. Sie müssen nur die kalorienarme, gesunde Wahl finden und treffen.

1. Halten Sie nach der kalorienärmsten oder -ärmeren Alternative Ausschau. Zum Beispiel wären in Butter gebratene Knoblauchgarnelen erste Wahl, wenn sie die einzigen Meeresfrüchte auf der Karte wären, sie würden aber in der Gunst sinken, wenn es kalorienärmere Fischgerichte gäbe.

2. Bedenken Sie nicht nur die Menge, sondern auch die Art des Fettes in einem Gericht. Eine Pestosoße enthält zwar viel Fett, dieses ist jedoch pflanzlich – aus Pinienkernen und Olivenöl – und somit »gutes Fett«, im Gegensatz zu den »schlechten« gesättigten Fettsäuren aus tierischer Quelle in einer cremigen Soße.

3. Eiweiße aus Fisch, Schalentieren, Sojaprodukten und Hülsenfrüchten sind denen aus Fleisch, Geflügel und Milchprodukten vorzuziehen.

4. Obst und Gemüse haben den größten Kalorienvorteil. Daneben versorgen Sie sie mit Vitaminen, Mineralstoffen und Ballaststoffen.

5. Die meisten Desserts sind Kalorienbomben. Wenn Sie seltener essen gehen, nur zu. Wenn Sie aber häufig auswärts essen, denken Sie lieber zweimal über das Dessert nach.

DIE BEWEGUNGSKOMPONENTE

Jeder Gesundheitsexperte im Land weist seine Patienten darauf hin, wie wichtig Bewegung ist. Jede neue Erkenntnis bestätigt das. Jeder Zeitungsleser ist sich dessen bewusst.

Bewegung stärkt das Immunsystem und beugt so Krankheiten vor. Sie fühlen sich besser, schlafen besser, arbeiten besser. Sie sehen besser aus. Sie fühlen sich energiegeladener. Ja, sogar Ihre Stimmung ist besser. Und allen Zweifeln zum Trotz hilft Bewegung auch beim Abnehmen und bei der Gewichtskontrolle.

Der Zusammenhang zwischen Bewegung und Gewichtskontrolle ist so einfach wie logisch: Bewegung verbrennt Kalorien. Genauer gesagt, baut Bewegung Muskeln auf und kräftigt diese, und Muskelzellen helfen dabei, Kalorien zu verbrennen. Um abzunehmen muss man mehr Kalorien verbrauchen als zu sich nehmen, daher ist Bewegung im Kampf gegen überflüssige Pfunde ein prima Partner.

Doch das ist noch nicht alles – da wären noch einige verborgene, aber erwiesene Vorteile, die ebenfalls eine wichtige Rolle spielen. Bewegung kann nämlich auch den Appetit

> ## Jede Art der Bewegung ist von Vorteil

bremsen. Und, nicht minder wichtig, Bewegung kann den Stress reduzieren, der so häufig den Appetit beeinflusst.

Den in diesem Buch aufgezeigten Weg zur Gewichtsabnahme kann man schnell zusammenfassen: kalorienärmere Kost plus Walking bzw. Laufen oder leichtes Training zu Hause führen zur Gewichtsabnahme und ermöglichen eine lebenslange Gewichtskontrolle.

Studien bestätigen immer wieder, dass auch schon kurze, in den Alltag eingebaute Bewegungseinheiten die allgemeine Fitness steigern und so zur Gewichtskontrolle beitragen. Zügiges Treppensteigen, zehn Minuten Gewichte stemmen oder eine Viertelstunde auf dem Ergometer radeln, das alles bringt Ihr Immunsystem auf Touren. Und Forscher wissen: Einzig die Gesamtsumme an Bewegungen innerhalb von 24 Stunden zählt. Mit anderen Worten: Jede Bewegung zählt!

EIN GUTER START

Wenn Sie mit dem Programm in diesem Buch beginnen und noch nicht so trainiert sind, sollten sie auch ein Bewegungsprogramm ausüben.

Bei dem Wort »Training« denkt man unweigerlich an Profisportler. Es ist allerdings nicht nur unrealistisch, sondern auch vollkommen unnötig, dass Sie ein Jonathan Edwards werden, der zum Dreisprung abhebt oder eine Paula Radcliffe, die sich scheinbar unbeschwert der 10.000-Meter-Marke nähert. Beide Athleten sind es gewiss wert, ihnen nachzueifern, aber diesen Grad an Training und Fitness brauchen Sie nicht, um abzunehmen.

Für die Art Training, die ich empfehle, müssen Sie weder in ein Fitnesscenter eintreten noch eine teure Ausrüstung erstehen. Sie müssen nicht einmal mit einer Sportart beginnen. Auch als Sportmuffel oder wenn Sie einfach Kosten und Ambiente eines Studios scheuen, haben Sie noch unzählige Möglichkeiten, etwas für sich zu tun. Ja, Sie müssen nicht einmal das Haus verlassen, wenn Sie das nicht möchten. Es gibt nur eine klitzekleine Bedingung: Sorgen Sie für ausreichend Bewegung.

> ## Sie müssen Ihren Lebensstil nicht ändern, um sich mehr zu bewegen

Körperlichen Aktivitäten können Sie sich mit demselben Bewusstsein nähern, wie der richtigen Auswahl beim Essen. Die Informationen und Abbildungen in diesem Buch helfen Ihnen, die kalorienarmen Alternativen unter den angebotenen Nahrungsmitteln zu erkennen. Auf die gleiche Art, mit dem gleichen Bewusstsein, können Sie lernen, sich für die aktivere Alternative an verfügbaren Aktivitäten zu entscheiden, für die, die Ihnen körperlich mehr abverlangt.

BEWEGUNG WÄHLEN

Heute werden viele Tätigkeiten im Sitzen erledigt. Unsere Vorfahren mussten hart um ihr Überleben kämpfen und Essen gab es nur, wenn man täglich etwas jagte oder sammelte. Um ausreichend Nahrung zu beschaffen, mussten unsere Ahnen sehr viel laufen, rennen und klettern. Für Wärme und Licht brauchte man Brennmaterial. Auch das musste zu Fuß zusammengetragen werden. Ein Feuer wurde schließlich durch schnelles Aneinanderreiben zweier Stöcke entfacht. Eine wahrhaft schweißtreibende Angelegenheit.

Natürlich ist der Kalorienverbrauch bei einem Einkauf im Supermarkt nicht so hoch wie beim Keilerjagen. Und diese Trägheit hat ihren Preis. Selbst unsere eigenen Großeltern hatten noch viel mehr Bewegung im Alltag. Dies macht sich schon bei lächerlichen Kleinigkeiten bemerkbar: Sie mussten zum Umschalten wenigstens noch den Fernsehsessel verlassen. Glaubt man dem Forscher James

BEWEGUNG UND HERZKRANKHEITEN

In neueren Studien wurde die Wirkung von Bewegung auf Triglyceride, also Blutfette, die Herzgefäßerkrankungen begünstigen, untersucht. Es wird schon lange vermutet, dass diese Fette, die über die Nahrung ins Blut gelangen, die Blutgefäße schädigen. Je schneller die Triglyceride die Blutbahn wieder verlassen, desto geringer ist das Risiko von Herzkrankheiten. Bewegung erhöht erwiesenermaßen die Anzahl jener Enzyme im Körper, die die Triglyzeride aufspalten und sie so aus den Blutgefäßen schleusen.

In einer englischen Studie wurden die Triglycerinspiegel zweier Gruppen von Frauen vor und nach dem Laufen überprüft. Die Teilnehmerinnen aus der ersten Gruppe sollten eine Stunde lang in gemäßigtem Tempo laufen, die aus der zweiten zwei Stunden. Am nächsten Tag wurde allen Frauen eine sehr fetthaltige Mahlzeit vorgesetzt. Diejenigen, die eine Stunde gelaufen waren, hatten anschließend einen um 12 Prozent niedrigeren Triglycerinspiegel, diejenigen, die zwei Stunden gelaufen waren, sogar einen um 23 Prozent niedrigeren.

Die Folgerung ist einfach: Je länger man läuft, desto schneller werden die Triglyceride aufgespalten und dies bedeutet ein niedrigeres Herzinfarktrisiko.

Levine von der Mayo Clinic in Rochester, Minnesota, müssen wir schon bald »nicht einmal mehr die Energie aufbringen, einen Knopf zu drücken. Wir sagen nur noch ›bring mir das Essen‹ und der Roboter reagiert mittels Spracherkennung. Wir werden zu unbeweglichen Sesselhockern.«

Mit moderater, regelmäßiger körperlicher Betätigung gehen Sie dem Schicksal des »Sesselhockers« buchstäblich aus dem Weg. Fort-

> **Wenn Sie Treppen steigen, anstatt Lift zu fahren, sind Sie auf dem richtigen Weg!**

während Überanstrengung jedoch ist auch nicht das wahre Gegenmittel. Vielmehr müssen wir mehr körperliche Betätigung in unseren Alltag einbauen: Wir müssen uns bewegen und Bewegung zu einem Teil unseres Lebens machen.

Ein körperlich aktiver Lebensstil kann durch das entsprechende Bewusstsein nach und nach entstehen. Beispielsweise kann man damit beginnen, zu Fuß einkaufen zu gehen oder so weit vom Supermarkt entfernt wie möglich zu parken und den Rest zu Fuß zu gehen. Es bedeutet, so oft wie möglich die Treppe anstelle des Lifts zu wählen. Es bedeutet, den Rasen selbst zu mähen oder zu harken, anstatt den Nachbarsjungen damit zu beauftragen. Es bedeutet, die Zeitung morgens selbst zu holen, statt sie sich liefern zu lassen.

Außerdem können Sie einige unkomplizierte Übungen für zu Hause lernen. Eine neue Einstellung zu körperlicher Betätigung bedeutet nicht, dass Sie Ihr bisheriges Leben völlig umkrempeln müssen. Es geht vielmehr darum, Bewegung zu einem Bestandteil Ihrer täglichen Verrichtungen zu machen. Bewegung kann genauso zur Gewohnheit werden wie kalorienarmes und gesundes Essen.

BEWEGUNGSBASICS

Experten teilen Trainingsprogramme in drei Komponenten ein: Ausdauer, Kraft und Beweglichkeit.

Ausdauertraining – Walking, Jogging, Tanzen, Radfahren, sogar Treppensteigen – beansprucht die großen Muskelgruppen und trainiert Herz, Lunge und Kreislauf. Ausdauertraining setzt Energie frei, weil es den Körper mit Sauerstoff versorgt. Wie der Name schon ahnen lässt: Es erfordert eher Ausdauer als Kraft.

Kraft- oder Gerätetraining baut Muskelgewebe auf, und größere Muskeln verbrauchen mehr Kalorien. Nicht nur beim Krafttraining und Gewichtheben baut man Muskeln auf, sondern jede Tätigkeit, bei der die Muskeln einen Widerstand überwinden

FLEXIBEL IM VERKEHR

Wenn Sie häufig Auto fahren, gestalten Sie die Wartephasen an Ampeln oder im Stau sportlicher. Testen Sie einfach die folgenden Übungen:

■ Pressen Sie den unteren Rückenbereich in den Sitz und spannen Sie Ihre Bauchmuskeln für einige Sekunden an.

■ Dehnen Sie den Hals abwechselnd in Richtung der linken und in Richtung der rechten Schulter.

■ Drücken Sie die Handinnenflächen vor der Brust zusammen. Lösen Sie den Druck wieder und drücken Sie sie erneut zusammen.

■ Legen Sie die Hände in Viertel-vor-Drei-Position auf das Lenkrad. Pressen Sie die Ellenbogen zusammen.

■ Heben Sie die Schultern, halten Sie die Anspannung einen Moment. Lassen Sie anschließend wieder locker.

■ Beugen Sie sich vor, pressen Sie die Schultern zurück, als ob sich die Schulterblätter berühren sollten.

■ Bewegen Sie den Kopf nach vorne und zu den Seiten.

■ Spannen Sie jeden Muskel in Ihrem Körper an. Entspannen Sie die Muskeln wieder.

müssen, erfüllt diesen Zweck. Das schließt alles ein, vom Fußballspiel bis hin zum Tangokurs.

Beweglichkeitstraining – Stretching – hilft nicht nur, den Körper für aufbauende Übungen zu »schmieren« und Verletzungen vorzubeugen, sondern verbessert auch Balance und Koordination. Stellen Sie sich Ihre Muskeln wie Federn vor: Wenn sie kurz und steif sind, bleibt ihnen bei Anspannung wenig Spielraum für Bewegung. Sie können Ihre Muskeln aber langsam, ohne Mühe und bewusst dehnen. Durch flexiblere Muskeln werden auch Sie beweglicher. Regelmäßiges Stretching kann helfen, die Bewegungsfähigkeit – gerade während des Älterwerdens – zu verbessern.

Außerdem ist langsames, bewusstes Stretching auch eine hervorragende Entspannungsmethode. Blutdruck sowie Atemfrequenz werden gesenkt und Anspannungen lösen sich leichter.

Die besten Trainingsprogramme schließen alle drei Arten von Bewegung ein: Ausdauer- und Krafttraining sowie Stretchingübungen. Wenn Sie sich diese kleinen Schritte nur immer wieder ins Bewusstesein rufen, dann werden Sie diese Bewegungsbasics stressfrei und mit viel Gewinn in Ihren Alltag integrieren können. Das optimale Workout beginnt mit einem einfachen Aufwärmtraining – rund fünf Minuten sanfte Bewegung. Dann folgt Stretching. Anschließend werden einige Ausdauer- und Kraftübungen absolviert. Zum Abschluss folgt erneut Stretching.

All das zusammen können Sie in einer einzigen Übung leisten, die ich GAL genannt habe: das **G**ute **A**lte **L**aufen.

ABNEHMEN MIT KRAFTTRAINING

Mit steigendem Alter verlangsamt sich der Stoffwechsel. Alle zehn Jahre verringert sich der tägliche Kalorienbedarf um etwa 100 Kalorien. Dies könnte ein Argument sein, weniger Kalorien zu sich zu nehmen, je älter man wird. Es geht aber auch anders: Da Bewegung den Stoffwechsel anregt, verbrennt man bei stärkerer körperlicher Betätigung auch mehr Kalorien. Wenn man älter wird, muss man sich also gezielt mehr bewegen, um mehr Kalorien zu verbrennen. Allerdings neigt man im Alter leider eher dazu, »einen Gang zurückzuschalten«.

Eine Möglichkeit bietet das Krafttraining. Indem es dem Muskelabbau entgegenwirkt, regt Krafttraining den Stoffwechsel an – Schätzungen zufolge um rund 10-15 Prozent.

Schon zwei oder drei Mal Krafttraining pro Woche reichen aus. Natürlich geht es bei diesem Krafttraining nicht darum, dem Aussehen eines Bodybuilders nachzueifern. Es genügt, auf sehr langsame, kontrollierte Art und Weise Gewichte zu heben, wenn man Muskelmasse aufbauen und Kalorien verbrennen will.

Darüber hinaus verhilft Krafttraining dazu, sich jugendlicher zu fühlen. Auch wenn nichts den Alterungsprozess wirklich aufhalten kann, scheint Krafttraining diesen doch zu verlangsamen und dessen Folgen zu mindern.

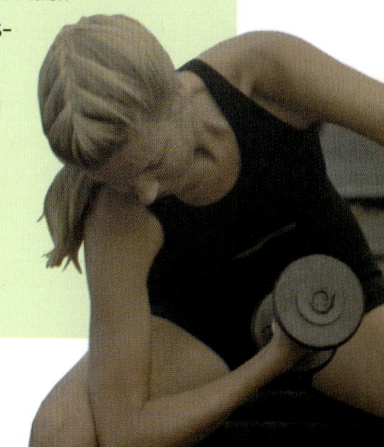

VOM LAUFEN

Das perfekte Training liegt Ihnen buchstäblich zu Füßen. Laufen ist optimal für Herz und Muskelmasse. Es ist wenig belastend und stärkt die Knochen. Dem Übergewicht können Sie im Wortsinn »davonlaufen«. Außerdem beschert Laufen schlanke, wohlgeformte Oberschenkel und einen ebensolchen Po. Und daneben natürlich rosige Wangen, einen klaren Kopf, tiefen Schlaf und, nicht ganz unwichtig, angenehme Träume.

Außerdem wird dem Laufen eine vorbeugende Wirkung gegen Dickdarm- und Prostatakrebs sowie Osteoporose zugeschrie-

Laufen verbessert Koordination, Schnelligkeit und Beweglichkeit

ben. Es regt den Stoffwechsel an und wirkt Problemen mit der Gallenblase entgegen. Laufen wirkt nachweislich vorbeugend gegen Altersdiabetes – Diabetes-Typ-I: Laut einer aktuellen Studie des American National Institute of Health mindert zügiges Laufen den Diabetes und/oder dessen Folgen. Die Studie wurde mit 1500 Personen durchgeführt. Die Ergebnisse gelten sowohl für die Teilnehmer, die bereits an Diabetes erkrankt waren als auch für unbetroffene oder solche mit einer Veranlagung dafür. Eine halbe Stunde zügiges

Gehen mehrmals die Woche reicht aus, um die vorbeugende Wirkung zu erzielen.

Lauftraining ist nicht zu verwechseln mit ausgedehnten »Power Walks« oder einer ganztägigen Wanderung. Schon regelmäßige, kurze Spaziergänge – etwa drei zehnminütige Spaziergänge über den Tag verteilt – können den allgemeinen Gesundheitszustand verbessern und Ihre Bemühungen bezüglich der Gewichtskontrolle deutlich unterstützen.

Mittels Gewichten in der Hand oder am Fußgelenk nach höherem Kalorienverbrauch und stärkerem Muskelaufbau zu streben, ist allerdings nicht ratsam! Die Ausdauer wird durch diese Maßnahme kaum verbessert, sie kann aber dazu führen, dass Sie Ihren Gang verändern. Der Druck, der auf Nacken und Schultern ausgeübt wird, kann sogar anfälliger für Verletzungen machen. Für mehr Ausdauer laufen Sie besser einen Berg hoch, beschleunigen Ihren Schritt oder laufen größere Entfernungen.

SCHRITT FÜR SCHRITT

Los geht's! Schnüren Sie ein Paar bequeme, robuste Schuhe, öffnen Sie die Tür, gehen Sie nach draußen und laufen Sie. Sie brauchen keine spezielle Ausrüstung zum Laufen; Sie können es überall tun; Sie können es alleine oder in Gesellschaft tun, und die Nachbarn werden Sie nicht gleich für verrückt halten, wenn Sie flott

TISCHTENNIS FÜR JEDEN?

Als einziges Schläger- und Ballspiel im Haus spielbar, ist Tischtennis ein hocheffektiver Kalorienverbrenner und macht pro Stunde rund 300 Kalorien den Garaus. Das kommt einem zügigen Spaziergang gleich, trainiert aber obendrein Arm, Herz und Lunge. Außerdem macht es Spaß, und der Wettbewerb hält bei der Stange – wie wäre es mal mit einem Familienturnier? Sie werden stundenlang trainieren, ohne sich dessen bewusst zu sein!

an ihrem Fenster vorbeigehen. Schließlich machen Sie ja nur einen Spaziergang.

Das Beste am Lauf-Training ist, dass Sie bereits wissen, wie es geht. Wie bei jedem Training starten Sie langsam. Laufen Sie mindestens zehn Minuten lang in einer angenehmen Gangart, bis Sie bereit dafür sind, einen Schritt zuzulegen. Tragen Sie bei Kälte mehrere Kleidungsschichten übereinander – lange Unterwäsche (wenn es richtig kalt ist), dann T-Shirt und Trainingshose und darüber Sweatshirt oder Sportjacke.

Rechnen Sie mit Durst. Packen Sie eine Wasserflasche in Tasche oder Rucksack. Außerdem … genießen Sie einfach. Schwingen Sie mit den Armen. Dehnen Sie die Beine. Lockern Sie die Schultern. Wenn Sie nach Hause kommen, dehnen Sie den ganzen Körper. Fühlen Sie, wie locker und stark Sie sind.

Das ist alles – einfach zwei- oder dreimal die Woche spazieren gehen. Wenn Ihnen die Spaziergänge in Ihrer Umgebung langweilig werden, suchen Sie andere Gegenden auf oder

Hören Sie über Kopfhörer Ihre Lieblingssongs

fahren Sie aufs Land. Probieren Sie alles Mögliche aus. Variieren Sie das Tempo, gehen Sie zwei Minuten lang schnell, anschließend langsam, schreiten Sie weit aus, um dann in einen kurzen, schnellen Schritt zu wechseln. Ändern Sie die Entfernungen oder wagen Sie sich an leichte Steigungen. Natürlich können Sie auch bei Regen laufen. Es ist schließlich nur Wasser. Denken Sie an gute wasserdichte Kleidung, damit Sie sich nicht erkälten.

WEGE ZUR ARBEIT

Meist fährt man mit dem Auto oder mit öffentlichen Verkehrsmitteln von Tür zu Tür,

PROPHYLAXE FÜR MÄNNER

Eine kürzlich erschienene Studie, an der 51.000 männliche Probanden teilgenommen haben, belegt, dass körperliche Betätigung das Risiko senken kann, an einer (gutartigen) Prostatavergrößerung zu erkranken, die zu vermehrtem Harndrang führt und vor allem Männer über 50 betrifft. Zwei bis drei Stunden Laufen pro Woche senkte das Risiko um 25 Prozent – ganz zu schweigen von den positiven Auswirkungen auf Gewicht und Fitness.

doch es gibt durchaus Möglichkeiten, einige Extraschritte in Ihren Weg zur Arbeit einzubauen.

Wenn Sie mit öffentlichen Verkehrsmitteln fahren, können Sie eine oder zwei Stationen früher aussteigen und den restlichen Weg zu Fuß gehen.

Wenn Sie mit dem Auto zur Arbeit fahren, drängeln Sie vielleicht immer um den Parkplatz, der dem Eingang am nächsten liegt. Drehen Sie den Spieß doch einfach um! Parken Sie so weit wie möglich entfernt und gehen Sie zu Fuß. Das macht den Kopf frei für den Tag und ist außerdem gut für Fitness und Figur.

Können sie, einmal angekommen, auch die Treppe zum Meeting nehmen, oder zumindest von Büro zu Büro laufen statt zu telefonieren?

Wie sehen Ihre Pausen aus? Wenn Sie eine Stunde Mittagspause haben, können Sie eine halbe davon für eine leichte Mahlzeit und den Rest für einen flotten Spaziergang einplanen! Sie können sich sogar beliebt machen, indem Sie Ihren Kollegen anbieten, Botengänge für sie zu erledigen – und ganz nebenbei von den positiven Auswirkungen dieser zusätzlichen Bewegung profitieren – versuchen Sie es!

HEIMTRAINING

Neben dem Laufen gibt es viele Trainings-maßnahmen, die Sie kostengünstig oder kos-tenlos zu Hause durchführen können. Im *National Institute for Health Study* wurden die positiven Auswirkungen von einfachen Pflichten und Tätigkeiten im Haushalt ent-deckt. Einfache »Übungen« wie Unkrautjäten und Putzen haben ähnlich positive Effekte wie das Laufen.

> **Wenn Sie Kinder haben, ist Heimtraining eine tolle Alternative**

Neben diesen Routinetätigkeiten können Sie Hanteltraining betreiben. Es kräftigt nicht nur die Muskulatur, sondern modelliert gleichzeitig auch Arme und Beine.

Alles, was sie brauchen, sind leichte Hanteln (ein oder zwei Kilo schwer). Alternativ können Sie auch ein Paar Socken mit getrockneten Bohnen oder Münzen füllen, oder sie füllen zwei Plastikflaschen mit Sand oder Wasser.

Eine weitere Alternative zum gewöhn-lichen Krafttraining ist das Thera-Band. Diese Gummibänder sind für wenig Geld und in unterschiedlichen Stärken gemeinsam mit ei-ner bebilderten Gebrauchsanweisung im Fachhandel erhältlich. Ein Workout mit rund einem halben Dutzend Übungen kräftigt praktisch jeden Muskel im Körper. Außerdem kann man das Band überall hin mitnehmen. Stecken Sie es einfach in Ihre Aktentasche oder in Ihren Koffer, wenn Sie das Haus ver-lassen.

HOPSEN, HÜPFEN UND SPRINGEN

Jetzt wäre genau die richtige Zeit, wieder mit dem guten alten Seilspringen zu beginnen. Es ist ein hervorragendes Herz-Kreislauf-Trai-ning und hält Oberkörpermuskulatur sowie Beine in Form und verbrennt viele, viele Ka-lorien. Außerdem ist Seilspringen an keine Jahreszeit gebunden, auch mitten im Winter ist es ohne viel Aufwand problemlos möglich.

Seilspringen belastet die Knie weniger als es den Anschein hat. Springt man nur leicht ab, ist Seilspringen eine äußerst schonende Angelegenheit. Außerdem ist nichts weiter er-forderlich als ein Seil.

IN DIE PEDALE TRETEN

Radfahren gehört zu den besten Übungen – es ist ein ideales Work-out für Herz und Kreislauf.

Beim Radfahren verbrennen Sie 400 bis 700 Kalorien pro Stunde. Während Sie strampeln, kräfti-gen Sie den Quadrizeps und so-gar die Bauchmuskeln. Radfah-ren belastet die Gelenke kaum, abgesehen von den Knien. Und wenn Sie den Sattel hoch genug einstellen, können Sie auch diese Belastung mindern.

Achten Sie darauf, dass Ihnen das Rad in einem guten Fahrradgeschäft »auf den Leib geschneidert« wird (achten Sie besonders auf den Sattel) – und dass Sie einen guten Helm dazu erstehen. Radfahren ist ein Sport, den Sie fast überall und bei nahezu jedem Wetter ausüben können.

JETZT SIND SIE AM ZUG

Schwimmen ist – wie jeder Wassersport – optimales, gelenkschonendes Ausdauertraining. Quadrizeps, Kniesehne, Bizeps, Trizeps, Bauch- und Pomuskulatur werden hervorragend trainiert.

Schwimmen ist auch eine gute Alternative für Menschen mit chronischen Schmerzen.

Beim Schwimmen wird der Körper nicht erschüttert. Weil das Wasser den Körper trägt, werden auch die Gelenke und Sehnen nicht belastet. Sie müssen nicht schwimmen wie ein Profisportler – selbst von einem Workout am flachen Ende des Beckens können Sie profitieren.

VIDEOGUIDES

Besorgen Sie sich Fitnessvideos bei Freunden, in Ihrer Videothek, in der Stadtbücherei oder im Buchhandel. Es gibt sie in stattlicher Anzahl und Vielfalt. Sie finden Video-Workouts zu verschiedenen Themen: African Dance, Kampfkunst, Disconacht oder Bauchtanz.

Wenn Ihnen ein Video schnell langweilig wird, dann schalten Sie hin und wieder den Fernseher ein: Es gibt auch entsprechende Sendungen.

> **Auch wenn Sie Schichtdienst haben, können Sie Ihren Zeitplan einhalten**

Vorsicht: Denken Sie immer daran, sich vor dem Training aufzuwärmen und Dehnübungen zu machen, nach dem Training sollten Sie versuchen, langsam abzukühlen und ebenfalls Dehnübungen absolvieren. Bei Stretching- oder Yogavideos sind Warm-ups und Stretchingübungen manchmal auch Teil des Programms. Erforderlich sind sie aber in jedem Falle, da Sie sonst Gefahr laufen, sich Verletzungen zuzuziehen.

Gleichmäßiges Stretching (d. h. ohne Wippen) ist die sicherste Methode. Dehnen Sie, bis Sie einen Widerstand oder ein leichtes Ziehen verspüren. Halten Sie diese Position nun mindestens zehn Sekunden. Anschließend lassen Sie dann langsam wieder locker. Überschreiten Sie nie die Schmerz- oder Unbehagensgrenze.

DIE TREPPEN SIND IHRE FREUNDE

Vielleicht haben Sie sogar ein Fitnessstudio im Haus, ohne es zu wissen. Verbannen Sie den Aufzug aus Ihrem Alltag! Gehen Sie die Treppe einfach mehrmals hoch und runter. Vergrößern Sie die Anzahl dieser Auf- und Abgänge nach und nach. Mit der Zeit, wenn Ihr Selbstvertrauen wächst, können Sie auch das Tempo steigern. Wenn sie in einem mehrstöckigen Haus mit vielen Treppen wohnen, nehmen Sie bei einem Schritt so viele Stufen wie möglich; Sie werden merken, dass die Anzahl der Stufen, die Sie ohne Probleme auf einmal nehmen können, immer größer wird, je fitter Sie werden.

Selbst wenn Sie in einem einstöckigen Haus leben, können Sie »Treppensteigen«: Kaufen Sie sich im Fachhandel einen Stepper. Es mag simpel erscheinen, nur auf der Stelle zu treten, aber wenn Sie das Tempo angeben, können Sie damit einen guten Trainingseffekt erzielen.

BEWEGUNG OHNE ENDE

Wenn Ihnen dieses Heimtraining nicht reicht, haben Sie natürlich die Wahl zwischen vielen sportlichen Aktivitäten. Disziplin ist immer notwendig, um am Ball zu bleiben! Eine Mitgliedschaft im Fitnessstudio ist großartig – wenn man regelmäßig hingeht. Dort steht eine breite Palette an Trainingsgeräten für verschiedene Körperteile zur Verfügung, von der Hantelbank bis hin zum Heimtrainer – und Experten stellen auf Wunsch ein maßgeschneidertes Trainingsprogramm zusammen.

Es ist wundervoll, einen neuen Sport zu lernen, wenn Sie Gleichgesinnte finden und Spaß daran haben. Auch Geräte für die eigenen vier Wände, wie Laufbänder und Heimtrainer, können äußerst hilfreich sein – wenn sie nicht in der Ecke verstauben.

Beschränken Sie sich aber nicht auf die bekannten, klassischen Sportarten. Draußen wartet eine Welt voller Alternativen: Interessante Aktivitäten, die Spaß machen, neben dem Körper auch den Geist beweglich halten und weniger an ein Workout denken lassen als daran, etwas Spannendes oder Aufregendes zu unternehmen.

Sie können sich auch in einem der zahlreichen Kurse in Fitnessstudios anmelden, zum Beispiel für Step-Aerobic und Yoga.

Für jeden gibt es die passende Aktivität

Diese Kurse eignen sich auch hervorragend dazu, Freunde zu treffen – und wenn Sie sich gemeinsam anmelden, ist es wahrscheinlicher, dass Sie jede Woche hingehen.

Pilates ist eine sehr gute Alternative zu Yoga. Es ist ein Programm mit präzisen, kontrollierten Bewegungen, die Stärke und Flexibilität verbessern, ohne übermäßig viele Muskeln aufzubauen. Ehemals fast geheime Domäne der Tänzer, hat sich Pilates mittlerweile weit über diesen Bereich hinaus etabliert. Seine fließenden Bewegungen und Dehnübungen, oft unter Zuhilfenahme von Geräten, basieren auf der Theorie, dass der Bauch das Kraftzentrum des Körpers ist und dass dessen Muskeln den nötigen Halt für Kraftübungen geben.

Wenn Sie sehr diszipliniert sind, könnte auch Zirkeltraining interessant für Sie sein. Hürdenlauf, Liegestütze, Springen und Sprinten – all diese Disziplinen sind optimal für das Herz und eignen sich für alle, die eine echte Herausforderung suchen.

Bewegung, so unerlässlich für die Gewichtsabnahme und die Gewichtskontrolle, ist nicht gleich dröge, abgedroschene Gymnastik. Sie beschränkt sich auch nicht auf die 20 obligatorischen Minuten auf dem Heimtrainer. Es gibt unbegrenzte Möglichkeiten und keine Ausrede kann bestehen, wenn es darum geht, für Ihre Gesundheit zu trainieren!

DIE ANZEIGE DES HEIMTRAINERS

Wenn Sie auf der Anzeige Ihres Heimtrainers verfolgen wollen, wie schnell Sie Kalorien verbrennen, berücksichtigen Sie bitte, dass die Anzeige nicht wirklich genau ist. Neben Gewicht und Alter nehmen nämlich noch weitere Faktoren Einfluss darauf, wie viele Kalorien Sie tatsächlich verbrennen.
Wenn Sie allerdings immer den gleichen Hometrainer benutzen, können Sie Ihre aktuellen Daten mit denen von vergangener Woche oder vergangenem Monat vergleichen. So haben Sie Ihre Trainingserfolge schriftlich.

ABTANZEN

Wollen Sie Herz-, Lungen- und Kreislauftraining mit gelenkschonenden Bewegungen und einer Menge Spaß verbinden? Dann versuchen Sie es einmal mit Tanzen.

Hier nur einige der Kurse, die heutzutage angeboten werden: Salsa, African Dance, Afro-Caribbean Dance, Jazz Dance, Latin Dance und Bauchtanz. Alle helfen Sie Ihnen, Kalorien zu verbrennen und dabei sind sie regelrechte Stimmungskanonen.

Tanzstunden bieten außerdem die Gelegenheit, andere zu treffen. Das Gefühl, nur wegen der überflüssigen Pfunde tanzen zu gehen, tritt daher bald in den Hintergrund. Ganz nebenbei erfahren Sie einiges über verschiedene Kulturen, wenn Sie nach deren Rhythmen tanzen.

ALTE KAMPFKÜNSTE UND MODERNE VARIATIONEN

Um eine Kampfkunst korrekt auszuüben, müssen kontrollierte Bewegungen trainiert werden. Selbst Judo, die klassische Kampfkunst, macht es »auf die sanfte Art«. Nicht etwa Ringen und Werfen lehrt Judo, sondern den geschmeidigen Einsatz von Balance, Hebelkraft und Bewegung. Als Trainingsdisziplin fördert Judo Körperbeherrschung, Kraft, Flexibilität und Koordination sowie Selbstvertrauen und Konzentration.

Karatetraining lehrt nicht nur Selbstverteidigungstechniken, sondern fördert Koordinationsvermögen und Stärke.

Karate-Schüler lernen die Kunst des Fair Play: Um gegenseitigen Respekt zu bekunden, verbeugen sich die Gegner nach jedem Kampf voreinander.

Beim Taekwondo lernen Schüler, die Füße zum Kick-Fighting einzusetzen und nicht auf die Hände als alleiniges Verteidigungsmittel zu setzen. Diese Disziplin erfordert ein intensives kraftbildendes Workout, das gut für das Herz-Kreislauf-System und für die Flexibilität ist. Wie alle Kampfkünste hilft Taekwondo, Spannungen abzubauen und verbessert Balance und Koordination.

Tai-Chi ist vor einigen Jahrhunderten in China als Selbstverteidigungstechnik – und religiöses Ritual – entstanden und heute zum ultimativen sanften Training für Personen jeden Alters geworden. Teils anmutige tanzähnliche Schritte, teils Karate in Zeitlupe, wird Tai-Chi häufig als bewegliche Meditation bezeichnet: Es beruhigt den Geist, trainiert aber auch die untere Körperhälfte und natürlich das Herz-Kreislauf-System.

Eine Tai-Chi-Stunde fordert die ganze Bewegungspalette der Gelenke. Außerdem verbessert diese Kampfkunst Koordination und Balance, kräftigt die Muskulatur, fördert die Haltung, senkt den Blutdruck und wirkt entspannend.

Neben diesen und anderen klassischen Kampfkünsten gibt es die unterschiedlichsten Variationen. Einige Programme kombinieren Techniken aus verschiedenen Kampfkunstdisziplinen. Andere kombinieren Kampfkünste mit weiterem Ausdauertraining wie Tanzen, Laufen und Boxen. TaeBo und Cardio Kickboxing (auch Kickbox Fitness oder Karate Aerobic) sind nur einige Beispiele. Schauen Sie, was in Ihrer Nähe angeboten wird.

DIE SPA-ERFAHRUNG

Ferien, da stimmen wohl alle zu, sind eine Zeit, in der Sie sich verwöhnen sollten. Sie wollen entspannen. Sie wollen erholt zurückkehren. Sie wollen eine Pause vom Alltag.

Doch nur Faulenzen ist auch zu langweilig! Es gibt viele angenehme, unterhaltsame und geruhsame Aktivitäten, mit denen Sie Ihren Urlaub genießen können. Weit davon entfernt, Ihnen Stress zu bereiten, bieten Spas eine Art der Erholung, die Ihnen enormes Wohlbefinden und enorme Entspannung bescheren kann.

Wenn Sie es sich leisten können, kann ein Spa oder eine Gesundheitsfarm wahre Wunder bewirken. Das Spa- und Wellness-Business boomt! Mittlerweile gibt es überall auf der Welt Spas. Sie können zwischen Day Spas, Resort & Spas und Destination Spas wählen.

FÜR DEN KALORIENZÄHLER

Wollen Sie wissen, wie viele Kalorien Sie beim Laubrechen verbrennen? Oder beim Tennis? Auch wenn der tatsächliche Kalorienverbrauch individuell schwankt und von vielen Faktoren beeinflusst wird, kann Ihnen die folgende Auflistung zumindest einen Anhaltspunkt geben, wie effektiv sich bestimmte Aktivitäten auf den Kalorienverbrauch auswirken.

Aktivität	Kalorienverbrauch pro Stunde
Radfahren	400–700
Joggen mit 10 km/h	700
Skilanglauf	490
Tennis	490
Rasenmähen	420
Schwimmen	420
Krafttraining	420
Gartenarbeit	350
Low-Impact-Aerobic	350
Gehen mit 6.5 km/h	315
Laubrechen	280
Tai-Chi	280
Yoga	280

Ein Day Spa bietet Schönheits-, Wellness- und Entspannungsprogramme ohne Übernachtung auf stündlicher oder täglicher Basis an. Ein Resort & Spa bietet – meist einem Hotel angegliedert – ein »A-la-carte«-Pro-

Ein Spa können Sie für wenige Stunden, aber auch für mehrere Wochen besuchen

gramm an. Ein Destination Spa – die crème de la crème der Spa-Erlebnisse – widmet sich ausschließlich der Ernährung, Fitness, Stressreduktion und Wellness. Die meisten Destination Spas bieten ein All-inclusive-Angebot für mehrere Tage oder Wochen.

Jedes Spa bietet die hervorragende Möglichkeit, ein Trainingsprogramm oder einen Auffrischungskurs zu absolvieren. Außerdem können Sie eine wunderbare Auszeit genießen und mit oder ohne Expertenunterstützung trainieren so viel sie wollen.

Spas sind selbstverständlich auf gesunde, nährstoffreiche Mahlzeiten spezialisiert, die noch dazu gut schmecken. Wer gerne kocht, hat die Möglichkeit, an entsprechenden Kursen teilzunehmen, oder kann Rezepte zum Nachkochen mit nach Hause nehmen.

In einem Spa werden Sie rundum verwöhnt. Diese Tatsache macht Spas mittlerweile weithin bekannt. Genießen Sie eine Tiefenmassage oder gönnen Sie sich eine Gesichtsbehandlung. Vielleicht lassen Sie sich auch einfach von den Düften einer Aromatherapie betören?

Ein Spa ist ebenfalls ideal geeignet, sich an mehr Bewegung im Alltag zu gewöhnen, obwohl Sie eigentlich im Urlaub sind und Auszeit vom »richtigen Leben« nehmen. Denn was sonst steckt hinter einem Spa, als die Idee, gesunde Gewohnheiten in den Alltag zu integrieren? Die Spas unterscheiden sich in der

Regel allerdings durch die Art und Weise, wie das Erlebnis vermittelt wird, durch die spezielle Aufmachung oder den Schwerpunkt.

Mittlerweile gibt es so viele Spas, dass für jeden Geschmack etwas zu finden sein dürfte. Den Figurbewussten empfehle ich ein Spa, das auch Outdoor-Aktivitäten anbietet.

DER »TU-WAS«-FAKTOR

Welche Art der körperlichen Betätigung Sie auch wählen, ob es sich um den Spaziergang im Park handelt oder eine tägliche Sitzung mit einem Trainer, wichtig ist, dass Sie überhaupt etwas tun. Das Ganze muss nicht unbedingt zeitintensiv oder extrem anstrengend und schweißtreibend sein. Ganz im Gegenteil: Es gilt als erwiesen, dass selbst kurze Perioden geringer bis moderater körperlicher Betätigung einen gesundheitlichen Vorteil bringen.

> ## Machen Sie die körperliche Betätigung zu einem Teil Ihres Alltags

Es ist immer möglich, sich vor der Bewegung zu drücken. Vielleicht joggen Sie gerne, aber nicht im Regen. Oder das Fitness-Center hat gerade die Beiträge erhöht und Sie haben gekündigt, weil Sie es ohnehin nicht genug nutzen. Vielleicht findet Ihre Freude an ausgedehnten Spaziergängen auch ein jähes Ende, sobald Sie Winterkleidung tragen müssen.

Einen gewissen Aufwand muss man für sportliche Betätigung schließlich fast immer auf sich nehmen: Sie erfordert zwar oft keine spezielle Kleidung, aber meist muss man sich zumindest umziehen. Außerdem muss man sich für Bewegung etwas Zeit nehmen.

Wenn man viel Zeit im Büro verbringt oder die häuslichen Pflichten plötzlich überhand nehmen, dann ist der Tag sowieso schon

BEWEGUNG MACHT GLÜCKLICH!

Studien bestätigen, was jeder, der regelmäßig trainiert, schon lange weiß: Körperliche Aktivität kann in der Tat glücklich machen. Langzeitstudien legen nahe, dass körperliche Fitness und die Fähigkeit, aktiv zu sein, das Risiko senken, an einer Depression zu erkranken. Obendrein scheint Bewegung auch erfolgreich zur Behandlung einer bereits bestehenden Depression eingesetzt werden zu können.

Es gilt ebenfalls als erwiesen, dass Personen, die regelmäßig trainieren, das Leben positiver sehen und ein größeres allgemeines Wohlbefinden empfinden. Die Vorteile liegen auf der Hand: Bewegung sorgt für eine bessere Gewichtskontrolle, beschert mehr Energie und mehr Wohlbefinden!

vollgepackt. Zusätzlich noch Bewegung in den Tagesplan einzubauen, wird einem schnell lästig.

Vergessen Sie nicht, dass Bewegung wichtig ist. Tun Sie alles, was Ihnen möglich ist, um fit zu bleiben. Vielleicht müssen Sie sich etwas Abwechslung verschaffen, um das Interesse nicht zu verlieren. Oder Sie bauen Bewegung in Ihren Alltag ein, indem Sie den Rasen selbst mähen, sich persönlich um den Garten kümmern und so weiter.

Vielleicht sollten Sie auch ein Tagebuch über Ihre Workouts führen; wie bei den Entscheidungen für oder gegen bestimmte Mahlzeiten, wird Ihnen bewusster werden, welche Wahl Sie getroffen haben (Laufen statt

> ## Bewegung ist bei der Gewichtsregulierung unerlässlich

Fahren zum Beispiel). Außerdem können Sie schwarz auf weiß sehen, wie eng Ihr Workout mit Ihrer immer schmaleren Taille zusammenhängt.

DER PSYCHOLOGISCHE FAKTOR

WOZU ISST MAN?

Essen dient dazu, den Körper zu ernähren, Energie zu gewinnen und die Gesundheit zu erhalten.

Aber auch aus vielen anderen Gründen kann man essen. Essen als soziales oder kulturelles Ereignis – mit einem Freund zum Beispiel. Mahlzeiten können auch im Mittelpunkt eines religiösen Festes wie Passah-Seder oder Weihnachten stehen. Essen ist oft wesentlicher Bestandteil einer Feier – was ist schließlich ein Geburtstag ohne Geburtstagskuchen? Wir essen sogar wenn wir trauern, wie beim Leichenschmaus. Natürlich spielt das Essen eine große Rolle in der Liebe – vom ersten Date im Restaurant bis hin zum Frühstück im Bett.

Wie kommt es aber, dass man zu viel isst? Allen guten Ratschlägen zum Trotz? Obwohl kein augenscheinliches Bedürfnis, kein Hunger, ja überhaupt kein Grund dazu vorhanden zu sein scheint? Die Antwort hat mit Emotionen zu tun und mit der ganz individuellen, höchstpersönlichen Psychologie eines jeden Einzelnen.

EMOTIONALES ESSEN

Manchmal isst man nur aus emotionalen Gründen. Sie haben einen Streit mit Ihrem Partner, und Sie stürmen in die Küche, um ein Stück Brot zu essen. Ihr Chef demütigt Sie, und Sie kompensieren das Ganze mit einem üppigen Essen – das haben Sie jetzt schließlich »verdient«. Sie warten beim Inder auf Ihren Freund, der chronisch zu spät kommt. Die Minuten vergehen wie Stunden. Bis er schließlich ankommt, haben Sie schon einen Teller Papad verspeist und zwei Gläser Bier geleert. Sorge,

Demütigung, Langeweile – in gewissen Augenblicken kann all das einen guten Anlass zum Essen bieten, als könne Essen die Stimmung ändern.

Bei einigen Menschen beeinflusst der psychologische Faktor jedoch die gesamte Einstellung zum Essen. Darum spielt in meiner Praxis die Psychologie auch eine entscheidende Rolle beim Abnehmen. Wie bereits erwähnt, wird jeder neue Patient von drei Mitarbeitern untersucht: von einem Arzt, der das Übergewicht aus Sicht der akuten Gesundheitsgefährdung beurteilt, von einem Ernährungswissenschaftler, der die Essge-

> **Oft wird das komplette Essmuster von Emotionen bestimmt**

wohnheiten des Patienten und seine Einstellung zum Essen analysiert, und von einem Psychotherapeuten, der dem Patienten helfen kann, den psychologischen Faktoren, die zu seinem Gewichtsproblem beitragen, auf die Schliche zu kommen. Natürlich beeinflusst Ihr Seelenleben alle Entscheidungen, die Sie fällen und damit auch die Auswahl Ihrer Nahrungsmittel. Manchmal kann es daher hilfreich sein, nicht nur auf die Lebensmittel, die zur Auswahl stehen, zu schauen, sondern auch auf die Beweggründe, die Sie veranlassen, eine Alternative der anderen vorzuziehen.

Meine Patienten haben die Möglichkeit, in Sitzungen beim Psychotherapeuten zu ergründen, was die möglichen Beweggründe für ihre Essgewohnheiten sein können. Haben sie diese einmal erkannt, können sie versuchen, sie abzulegen. All das soll den Patienten bei seinem Vorhaben unterstützen, nicht aber ihn verurteilen. Auch ohne eine solche Behandlung können Sie versuchen, sich die psychischen Faktoren bewusst zu machen, die Ihre Essgewohnheiten beeinflussen.

HANDLUNGSBEWUSSTSEIN

Das Bewusstsein ist der Anfang: Sind Sie sich eines seelischen Problems als Auslöser für ein

Die inneren Einflüsse zu kennen, ist äußerst hilfreich

bestimmtes Essverhalten erst einmal bewusst, können Sie versuchen, das Problem zu lösen. Jede Erkenntnis über die Gründe für Ihr Essverhalten bringt Sie der gesunden und kalorienarmen Ernährung einen Schritt näher. Genau das ist der Schlüssel zur dauerhaften Gewichtsreduzierung.

Kein Nahrungsmittel der Welt kann den Streit mit Ihrem Partner schlichten. Dazu ist nur ein Gespräch in der Lage. Was, wenn Sie in der Küchentür kehrt gemacht und die Treppen hochgegangen wären, um die Sache auszudiskutieren? Oder zumindest eine oder zwei Runden um den Block gedreht hätten? Das sind die besseren Alternativen für alle Figurbewussten. Essen kann die Demütigung nicht wettmachen, von Ihrem Chef angebrüllt worden zu sein. Sie lösen das Problem vielmehr, indem Sie den Fehler, der vielleicht gemacht wurde nicht wiederholen oder indem Sie einen Chef finden, der Demütigung nicht als Führungsinstrument verwendet. Bis dahin können Sie Ihre Mittagspause dazu nutzen, den Frust im Fitness-Center loszuwerden.

Wenn Sie im Restaurant einen Haufen Tapas essen und ein weiteres Bier ordern, kommt natürlich weder Ihr Freund früher, noch vergeht die Zeit schneller. Erkundigen

Sie sich das nächste Mal lieber beim Kellner nach einer Zeitung oder bringen Sie Ihren Terminplaner auf Vordermann. Beim nächsten Date mit diesem Freund nehmen Sie einfach ein Taschenbuch mit, legen den Termin entsprechend nach hinten oder erscheinen einfach selbst später.

TROST SUCHEN, STRESS FINDEN

In den erwähnten Beispielen war der wahre Grund für das Essen die Suche nach Trost. Der wütende Partner, der gedemütigte Angestellte und der gelangweilte Freund waren allesamt frustriert, verärgert und gestresst. Sie wollten sich ablenken und suchten eine Ersatzbefriedigung. Was sie fanden war Nahrung – vertraut, praktisch und schnell verfügbar.

Trost im Essen zu suchen, ist für jeden Figurbewussten jedoch gleichbedeutend mit noch mehr Frust, Ärger und Stress. Unüberlegtes Essen hat nur weitere unerwünschte Folgen: Mehr Pfunde auf der Hüfte und folglich ein stärkeres Schuld- und ein angeknacktes Selbstbewusstsein. Die tröstende Wirkung des Essens ist ebenso vorübergehend wie illu-

Essen wird Ihre Probleme nicht lösen

sorisch. Es verschafft nur kurzfristige Befriedigung und keine dauerhafte Zufriedenheit. Mit Essen kann man das Problem, das einem Stress bereitet, nicht lösen. Das Problem besteht weiter, aber nun hat man obendrein ein schlechtes Gewissen wegen der unnötigen Kalorien.

Essen kann Sie von Ihren Problemen nicht befreien. Wie auch? Wenn Sie abnehmen möchten, dann haben Sie allerdings ein weiteres Problem, wenn Sie Essen als Trostspender benutzen.

EINEN ANDEREN WEG FINDEN

Abseits vom Verzehr kalorienreicher Nahrungsmittel gibt es bessere Mittel und Wege, Trost zu finden – andere Aktivitäten, andere Strategien und andere Lebensmittel!

Versuchen Sie es zunächst mit einer anderen Aktivität. Es sollte sich um eine Alternative zum Essen handeln, die Sie im gleichen Maße befriedigt und den Pegel Ihrer Wut oder Verletztheit senkt.

Der beruhigende Spaziergang um den Block, die Frust abbauende Session im Fitness-Center, das gemütliche Schmökern im

Denken Sie daran: Sie haben stets die Wahl

Taschenbuch oder die ablenkende Beschäftigung mit dem Terminplaner. Wenn Sie eine dieser »Ersatztätigkeiten« zur persönlichen Trostsuche oft genug ausüben, wird Sie Ihnen bald genauso vertraut, praktisch und schnell verfügbar erscheinen wie all die kurzen Abstecher in die Küche, in die Firmenkantine oder an den Büroautomaten.

Alternativ können Sie lernen, besser mit dem Stress-Auslöser umzugehen. Besonders dem Stress, der Sie regelmäßig nach der Chipstüte oder den schnellen Nudeln mit Pestosoße greifen lässt, müssen Sie langfristig anders begegnen. Wie auch immer die Einzelheiten sind, sorgen Sie dafür, dass Ihr Trostspender für und nicht gegen Sie arbeitet. Bewaffnet mit diesem Wissen schaffen Sie es dann vielleicht das nächste Mal, die Chips zugunsten des Obstsalates – oder sogar eines zügigen Spaziergangs im Park – links liegen zu lassen.

Es ist in jedem Fall eine große Hilfe, immer die richtigen Lebensmittel parat zu haben. Wenn Sie sich einen guten Vorrat an Nahrungsmitteln aus der Jederzeit-Liste angelegt haben, werden Sie, wenn Sie nach einem Streit mit Ihrem Gatten in die Küche stürzen, kalorienarme Lebensmittel vorfinden.

Ihrem Freund, der chronisch zu spät kommt, schlagen Sie einfach vor, sich lieber nicht mehr in Restaurants zu treffen, und wenn doch, bestehen Sie auf Pünktlichkeit, und teilen Sie ihm mit, dass Sie andernfalls konsequent nach Hause gehen. Ihre Zeit ist zu kostbar, um sinnlos kalorienreiche Snacks in sich hineinzustopfen.

STRATEGISCHES DENKEN

Freie Zeit ist ein klassischer Auslöser für unbedachtes Essen, dafür, zu viel und zu kalorienreich zu essen. Ein Patient berichtete mir: »Wenn ich nichts zu tun habe, esse ich, um die Zeit zwischen den Mahlzeiten totzuschlagen.«

Das gilt für den Anwalt, der nach 40 Jahren mit einem Zwölfstundentag in den Ruhestand geht und dessen einzige Abwechslung die Abstecher zum Kühlschrank sind. Das gilt für die junge Mutter, deren drei Kinder endlich alle zur Schule gehen und für die die Zeit im Schneckentempo vergeht und das gilt für den Leichtathleten mit dem gebroche-

Alternative Strategien können helfen, figurbewusst zu leben

nen Bein, der drei Monate lang nicht mehr trainieren kann.

Jeder kann lernen, mit einer neuen Situation umzugehen. Niemand muss seine Zeit mit sinnlosen Wegen zum Vorratsschrank totschlagen. Gewonnene Zeit ist ein Geschenk und jeder kann auf seine Weise damit umgehen.

Allen dreien ist das, was ihrem Leben Sinn und Bedeutung verliehen hat, vermeintlich abhanden gekommen, sie brauchen eine neue Aufgabe, eine Bereicherung für Ihr Leben.

Der Anwalt kann seine Zeit sinnvoller nutzen und als ehrenamtlicher Sachverständiger bei einer gemeinnützigen Organisation tätig werden, die sich andernfalls keinen juristischen Beistand leisten könnte. Die junge Mutter könnte vielleicht wieder studieren.

Der Leichtathlet kann natürlich seine Arme und ganz gewiss noch seinen Kopf nutzen. Vielleicht braucht die E-Jugend noch einen Trainer, oder es ist an der Zeit, Arm-, Schulter- und Brustmuskulatur mit etwas Hanteltraining wieder in Form zu bringen.

Das Wissen darüber, was ihre Emotionen bewirken, muss zum Bestandteil Ihres neuen Essbewusstseins werden. Davon abgesehen ist es nicht falsch, eine Tüte Chips oder einen Teller Spaghetti Carbonara zu essen, wenn Sie sich Ihrer Gefühle dazu bewusst sind. Schon das einfache Wissen, warum man eine bestimmte Entscheidung getroffen hat, kann das nächste Mal zu einer anderen Entscheidung führen. Natürlich gilt auch hier kein Verbot, etwas oder etwas Bestimmtes nicht zu essen. Ganz im Gegenteil: Achten Sie einfach auf die Vielfalt der Einflussfaktoren, die daran beteiligt sind, wenn Sie Ihr Essen auswählen. Einer dieser Einflussfaktoren ist psychologischer Natur.

IST GESUNDE ERNÄHRUNG UNPRAKTISCH?

Mittlerweile kenne ich fast jede erdenkliche Erklärung, warum jemand so isst, wie er isst. Leider – oder zum Glück – sind einige dieser Erklärungen lediglich Ausreden.
Hier sind einige der klassischen Ausreden dafür – und meine Meinungen dazu:

Ausrede Nr. 1: Gesundes Essen – auch frisches Obst – ist schlicht zu teuer. Sich »anständig« zu ernähren, kostet einfach zu viel.
Meine Meinung: Tatsächlich kostet es weniger, dies haben Experten diverser Forschungsinstitute festgestellt. Ein Experiment mit Personen, die einen hohen Cholesterinspiegel hatten, ergab Folgendes: Nimmt man über neun Monate hinweg gesunde Kost zu sich, so kann man die Kosten für Lebensmittel im Durchschnitt um etwa 1 € senken. Für eine vierköpfige Familie beläuft sich das ungefähr auf über 1400 € Ersparnis im Jahr. Von den gesundheitlichen Vorteilen, wie Senkung des Cholesterinspiegels und Gewichtsreduktion ganz abgesehen.

Ausrede Nr. 2: Ich habe keine Zeit, mich anständig zu ernähren, und erst recht nicht, aufwändige Mahlzeiten zuzubereiten.
Meine Meinung: Wie viel Zeit verbringen Sie vor dem Fernseher? Wahrscheinlich Stunden, und diese Stunden sind nicht immer sonderlich aufschlussreich oder interessant. Außerdem muss es weder unpraktisch noch zeitraubend sein, gesunde Mahlzeiten zuzubereiten; lesen Sie dazu beispielsweise das vorhergehende Kapitel mit den Einkaufstipps. Überdies können Sie auch auswärts gesund essen (vgl. S. 141).
Ausrede Nr. 3: Bei der Arbeit bin ich viel zu sehr auf Fastfood angewiesen, um zur Mittagszeit etwas Anständiges essen zu können.
Meine Meinung: Wenn Ihr Fastfood-Restaurant keine kalorienarmen, fettreduzierten Sandwiches und Salate anbietet, kombinieren Sie einen Fastfood-Snack einfach mit einer gesünderen Beilage als Pommes frites: Vielleicht mit einem Salat oder auch mit einer Zutat, die Sie von zu Hause mitbringen.

PSYCHOLOGISCHE SABOTEURE

Der Faktor Psychologie spielt noch eine weitere Rolle beim Abnehmen. So wie es Nahrungsmittel geben kann, die Ihre Diätversuche sabotieren, so gibt es auch emotionale Saboteure. Manchmal sind diese Saboteure Familie und Freunde, manchmal aber auch wir selbst.

Ein klassisches Beispiel von Selbstsabotage ist das »Jetzt-ist-der-Tag-eh-schon-gelaufen-da-kann-ich-gleich-alles-hinschmeißen-Syndrom«. Man versucht abzunehmen, und eines Tages kann man der Versuchung nicht widerstehen und isst ein Stück Schokoladenkuchen. Der Tag ist – vermeintlich – schief gelaufen.

Da man sowieso schon einen schlechten Tag hat, kann man auch gleich alle Bedenken vergessen und sich auch das Stück Apfelkuchen einverleiben, das einem abends das Wasser im Munde zusammenlaufen lässt. Da der ganze Tag jetzt eine Pleite ist, kann man auch gleich die Woche vergessen. Nach einer Weile ist das ganze Diätvorhaben Schnee von gestern.

Das alles nur wegen eines Stücks Schokoladenkuchen! Akzeptieren Sie in Zukunft einfach

> **Gelüste sind ganz normal – solange Sie deswegen nicht Ihre Entscheidungen einstellen**

den Schokoladenkuchen und machen Sie weiter! Schief gelaufen ist der Tag deswegen noch lange nicht. Man hat sich etwas Leckeres gegönnt. Daran ist nichts verkehrt.

Stellen Sie sich vor, Sie schieben ein Auto einen Berg hoch. Wenn es ins Rutschen gerät, Sie die Situation in den Griff bekommen und hinterher weiterschieben, haben Sie keinen großen Rückschlag erlitten. Wenn es rutscht und Sie es rutschen lassen, dann müssen Sie den Berg wieder hinuntergehen und von vor-

ne anfangen. Die ganzen vorherigen Bemühungen waren vergeblich.

Dasselbe gilt für das Abnehmen. Wenn Sie den Schokoladenkuchen essen und weitermachen, haben Sie keinen großen Rückschlag erlitten. Wenn Sie es zulassen, dass der Kuchen Ihnen den Tag verdirbt, sind Sie wieder ganz am Anfang. Dann müssen Sie den ganzen Tag »nachholen«, ehe Sie wieder an dem Punkt sind, an dem Ihr Ziel ins Rutschen geriet. Warum den Berg zweimal erklimmen? Akzeptieren Sie den kleinen Ausrutscher, und machen Sie einfach weiter.

Hetzen Sie sich nicht zu sehr! Das ist kein Wettrennen. Sie wollen lebenslange Veränderung in Ihrer Beziehung zum Essen erreichen. Sie können es sich leisten, langsam abzunehmen. Wenn Sie sich einmal nicht wohl fühlen, dann machen Sie eine kleine Pause – oder hören Sie ganz auf, bis es Ihnen wieder besser geht.

WENN SIE DEN SABOTEUR LIEBEN

Es passiert häufiger als man denkt: Der Ehemann setzt seiner Frau jahrelang zu, abzunehmen, die Ehefrau maßregelt Ihren Mann, endlich etwas für seine Gesundheit zu tun. Kaum stellen sich bei denen, die sich endlich für ein gesünderes und kalorienreduziertes Leben entschieden haben, erste Erfolge ein, werden die Partner verunsichert oder nervös: Der Andere bewegt sich plötzlich viel freier und selbstsicherer in illustrer Runde, geht aus, frönt einem Hobby und treibt mit Begeisterung Sport. Vielleicht kann der Partner, der den Anstoß gegeben hat, plötzlich nicht mehr immer mithalten, dies führt zu weiteren Verunsicherungen. Ein solcher Wandel kann beunruhigend sein.

Bewusst oder unbewusst beginnt der Partner vielleicht jetzt die Versuche seiner

Frau, abzunehmen, zu untergraben. Vielleicht fängt es damit an, dass er ihr ihr Lieblingsdessert mitbringt oder groß mit ihr essen gehen möchte. Vielleicht will er einfach nur die verlorenen Pfunde »feiern« und realisiert nicht, dass diese Art des Feierns ihren Erfolg torpediert. Am wahrscheinlichsten ist jedoch, dass er Sinn und Zweck ihrer Diät nicht versteht. Er versteht nicht, dass sie für Gesundheit und Wohlbefinden und für das Selbstwertgefühl abnehmen will.

BEWUSSTSEIN UND HANDELN

Zu meinen Patienten zählen sehr talentierte, kultivierte, erfolgreiche Persönlichkeiten. Für mich steht außer Frage, dass jeder einzelne von ihnen – und mit ihnen jeder einzelne Leser dieses Buches – in der Lage ist, dauerhaft abzunehmen.

Wenn Sie die Alternativen, die Ihnen zur Verfügung stehen, erkannt haben, sind Sie in der Lage, auf neue Art und Weise zu entscheiden. Dabei ist es sehr hilfreich, die Gründe für

Ihre Entscheidungen zu erkennen; und zu verstehen, wie vergangene Entscheidungen zu Ihren heutigen Essgewohnheiten beigetragen haben. Wenn Sie dieses Bewusstsein erst einmal haben, werden Sie noch bessere Voraus-

> **Seine Beweggründe zu erkennen, schützt vor falschen Entscheidungen**

setzungen haben, reichlich, klug und gut zu essen.

Das Essen ist nicht der Übeltäter. Im Gegenteil: Essen kann – und sollte – Genuss sein. Das romantische Candlelight-Dinner; das festliche Weihnachtsessen, die Brombeeren, die man als Kind mit der besten Freundin gepflückt hat; das Gourmetmenü im Nobelrestaurant. Sie sollten alle Anlässe, die die Welt zum Essen bietet, in vollen Zügen genießen. Und das können Sie, auch wenn Sie abnehmen wollen.

DER ZWANG ZU ESSEN

In fast allen Kulturen hat Essen auch eine soziale Bedeutung. Es steht im Mittelpunkt von nationalen Feierlichkeiten und Familienfesten. Die Folge ist ein Zwang, mit allen anderen gemeinsam zu essen. Essen kann auch eine persönliche Bedeutung haben. Für einige ist Essen der beste Freund. Wenn sie sich einsam fühlen, spendet das Essen ihnen Trost. Daher freuen sie sich darauf, abends mit dem Essen allein zu sein; es spendet Trost und gibt vermeintliche Sicherheit.

Zusätzlich bedrängt uns millionenschwere Werbung, zu jeder Tageszeit zu essen – den ganzen Tag lang. Bilder im Fernsehen, auf

Reklametafeln und in Zeitschriften machen uns ständig den Mund wässrig. Oft ist der Anlass zu essen gar keiner, aber die Produkthersteller erinnern uns ständig ans Frühstück, an Snacks, Popcorn im Kino, einen Hotdog im Fußballstadion, an Fastfood, Fertig- und Dosenmahlzeiten und Essen aus der Imbissbude. Es ist nahezu unmöglich, diesem »Terror« zu entrinnen. Machen Sie sich diese Zwänge bewusst und beobachten Sie genau, welche Wirkung sie auf Sie haben. Lassen Sie sich von einem Hotdog nichts befehlen!

DAS HINDERNIS ERKENNEN UND ÜBERWINDEN

Was passiert, wenn Sie merken, dass Sie nicht mehr weiter abnehmen? Wie nebenbei sind Sie bisher in beständigem Tempo hübsch Pfunde losgeworden. Plötzlich stagniert die Gewichtsabnahme wochenlang.

Eine Verlangsamung des Abnehm-Tempos – sogar ein kompletter Stopp – ist ganz normal, natürlich und zu erwarten. Ihr Appetit nimmt zu, wenn Sie abgenommen haben. Das Bedürfnis, größere Portionen oder kalorienhaltigere Lebensmittel zu essen, steigt. Sie befriedigen es unbemerkt und das kann dazu führen, dass Sie langsamer oder gar nicht mehr abnehmen.

Vielleicht hat die Stagnation auch andere Gründe. Möglicherweise gibt es eine subtile, fast unmerkliche Veränderung der Lebensmittel, für die Sie sich entscheiden, oder Sie haben Ihr Essmuster etwas verändert. Vielleicht haben Sie die Nahrungsmittel, die Sie anfänglich noch mit Genuss verspeisten, langsam satt

Ihr Körper bekämpft jede Störung seines Gleichgewichts

oder Sie trainieren aus einem »sehr guten Grund« weniger. Vielleicht fesselt Sie ein wichtiges Projekt von morgens bis abends ans Büro, zu früh und zu spät, als dass Sie es noch ins Fitnessstudio schaffen würden. Vielleicht spielen Sie normalerweise Tennis, aber konnten, jetzt bei Wintereinbruch, keinen Hallenplatz organisieren.

Irgendeine Veränderung ist eingetreten, und diese hat dafür gesorgt, dass Sie langsamer oder gar nicht mehr abnehmen. Versuchen Sie, herauszufinden, was in Ihrem Fall die tatsächlichen Ursachen für die Verlangsamung sind.

IHRE EINSTELLUNG ZUM ESSEN NEU BEURTEILEN

Hat irgendetwas Ihre Einstellung zum Essen verändert? Um dieser Verzögerung beim Ab-

Sie können kein Problem lösen, ohne es zu analysieren

nehmen auf die Spur zu kommen, können Sie das spezielle Ess-Tagebuch auf der gegenüberliegenden Seite verwenden. Diese Taktik hilft Ihnen, zu erkennen, weshalb Sie neuerdings langsamer oder gar nicht mehr abnehmen. Ich nenne es das Sofortaktion-Esstagebuch.

Wie in Ihrem ersten Esstagebuch (siehe Seite 64) notieren Sie Datum und Zeit und beschreiben, was und wie viel Sie essen. Dann stufen Sie Ihren Appetit auf einer Skala von 0 bis 4 ein, wobei 4 die höchste Stufe ist. Tragen Sie in die ersten drei Zeilen alles ein, was Sie essen. Die Zeilen vier und fünf sind ausschließlich für Nahrungsmittel reserviert, die Sie für unangemessen oder kalorienreicher als das halten, was Sie sich sonst gestatten. Halten Sie nur für diese Nahrungsmittel Ihre Stimmung oder Gefühle vor dem Essen fest und den Anlass, warum Sie dieses Nahrungsmittel essen.

Nachdem Sie das Tagebuch eine Woche lang geführt haben, beurteilen Sie die Einträge. Konzentrieren Sie sich auf die Nahrungsmittel, die Sie selbst für unangemessen halten und überlegen Sie, ob Sie wieder dieselbe Wahl treffen würden, wenn Sie in derselben Situation wären. Fragen Sie sich, ob unter den gleichen Umständen, in der gleichen Stimmung, eine andere Wahl möglich gewesen wäre. Notieren Sie sich alles, auch die eventuelle Alternative.

Mit dem Sofortaktion-Tagebuch können Sie Ihr Bewusstsein erneut schärfen, um zu ermitteln, ob Sie etwas verändern können.

Die kalorienreichere Alternative ist nicht zwangsläufig auch die unangemessene. Was zählt, ist der Grund für Ihre Entscheidung!

EINIGE SZENARIEN

Bei einer Einladung zum Essen gibt es als Hauptgericht Spaghetti Carbonara. Im Normalfall würden Sie sich nicht für das kalorienreiche Gericht entscheiden, heute jedoch schon – weil Sie die Gastgeber nicht kränken möchten. Dem Hauptgericht folgt ein Tiramisu. Ihrer Meinung nach ist der Tag sowieso schon »gelaufen«, schließlich haben Sie die Pasta gegessen, also essen Sie auch das Tiramisu.

Wenn Sie an diesem Abend Ihr Tagebuch ausfüllen, werden Sie in die Zeilen vier und fünf sowohl die Pasta als auch das Tiramisu eintragen. Beide Gerichte sind kalorienreicher als das, was Sie normalerweise essen.

Bei der Überprüfung der Entscheidung füllen Sie Zeile sechs aus (»Hätte ich eine andere Wahl treffen können?«). Jetzt wird der Nutzen des Sofortaktion-Tagebuchs ersichtlich. Wenn Sie Ihre Entscheidung abwägen und beurteilen, wird schnell deutlich, dass Sie eine gute und eine weniger gute Wahl getroffen haben. In Anbetracht der Umstände war der Pastateller, trotz der vielen Kalorien, eine notwendige und logische Entscheidung. Er war das Herzstück des Menüs; ihn nicht zu essen, wäre einer Beleidigung Ihrer Gastgeber gleichgekommen, die eindeutig keine Mühe gescheut haben, um Ihnen ein schmackhaftes Mahl zuzubereiten.

Der »Grund«, das Tiramisu zu essen, war dagegen eine Ausrede. Sie hätten ebenso gut sagen können, dass Sie so viel von dem hervorragenden Hauptgang gegessen haben, dass Sie beim besten Willen »keinen Platz« mehr dafür hätten, so köstlich es auch aussehe.

Bei einem Besuch in Ihrem Lieblingsrestaurant fällt Ihnen der Käsekuchen auf der Dessertkarte auf. Sie lieben dieses Dessert, und wie es der Zufall so will, haben Sie den ganzen Tag lang nichts Kalorienreiches gegessen. Also entscheiden Sie sich, den Käsekuchen zu bestellen, und kosten ihn bis zum letzten Krümel aus. Später, wenn Sie Ihr Tagebuch untersuchen und über diese Entschei-

dung nachdenken, bestätigen Sie sich den Grund für diese Entscheidung ganz einfach: Sie wollten den Käsekuchen und hatten den ganzen Tag über nichts Kalorienreiches zu sich genommen. Es war eine folgerichtige Wahl, die richtige Wahl, keine unangemessene.

EIN NEUES BEWUSSTSEIN

Schon diese beiden Beispiele zeigen deutlich, weshalb es so wichtig ist, ein Sofortaktion-Esstagebuch zu führen. Durch das Eintragen der simplen Fakten – Mahlzeit für Mahlzeit und Snack für Snack – schärfen Sie Ihr Bewusstsein und Ihr Verständnis erneut.

SOFORTAKTION-ESSTAGEBUCH

Datum/Zeit _____
Essen _____
Hungergrad (0-4) _____
Stimmung/Gefühle _____
_____

Warum esse ich das jetzt? _____
_____

Hätte ich eine andere Wahl treffen können?
_____
_____

Immer wenn Sie das Tagebuch ausfüllen, müssen Sie wirklich über die Entscheidungen nachdenken. Schon das allein kann hilfreich sein. Viele Menschen entdecken, dass der Grund, aus dem ihre Entscheidungen sich plötzlich wieder geändert haben, einfach Unaufmerksamkeit war. Was wie ein unüberwindliches Hindernis erschien, kann so schon aus

Sie stellen sicher, dass frischer Wind in Ihre Entscheidungen kommt

dem Weg geräumt sein. Und Ihre Pfunde purzeln weiter.

HAT SICH SONST NOCH ETWAS GEÄNDERT?

Vielleicht werden Ihre veränderten Entscheidungen auch von einem veränderten Privat- oder Berufsleben gesteuert.

Findet eine Verschlechterung statt, stehen viele Wege zur Verfügung, mit Kummer, Depression oder einem Verlust umzugehen. Geht beispielsweise eine Beziehung in die Brüche oder stirbt der Partner, muss man zunächst lernen, die Einsamkeit zu überwinden. Vielleicht haben Sie auch beruflich einen Rückschritt hinnehmen müssen und sehen Ihren ganzen Lebensunterhalt gefährdet.

Häufig wird versucht, mit diesen Stressfaktoren fertig zu werden, indem man sich durch Essen »tröstet«. Dieser Weg scheint zu einfach und verlockend: Man muss sich dabei nicht mit anderen auseinander setzen und man braucht nicht nachzudenken.

Wenn Sie sich darüber bewusst sind, »Trost« im Essen zu suchen, haben Sie schon den wichtigsten Schritt geschafft. Ihr verändertes Essverhalten ist nicht zwangsläufig unüberlegt oder automatisiert: Es kann wohlüberlegt sein – das Geben und Nehmen von

Nahrung beinhaltet diverse emotionale Botschaften, einschließlich Teilen, Beistand und Trösten. Wichtig ist, sich des Gefühls, dass die Entscheidung auslöst, bewusst zu sein.

Tatsächlich kann jede Veränderung, ob zum Guten oder zum Schlechten, Stress auslösen, der Sie an Essen denken lässt. Es ist vielleicht überraschend, dass auch positive Veränderungen zusätzlichen Druck oder Stress produzieren können. Beispielsweise wenn Sie heiraten und eine Familie gründen, sind Sie plötzlich mit einer Vielzahl neuer Pflichten konfrontiert. Vielleicht werden Sie auch befördert – und fürchten sich vor der neuen Herausforderung. Diese Ereignisse sind positiv und mit Stress verbunden.

Das Resultat solcher Veränderungen könnte sich auf Ihrer Waage niederschlagen. Wenn diese stagniert, ist es erforderlich, Ihr Leben unter die Lupe zu nehmen, einschließlich Ihrer Beziehungen und den gesamten Lebensumständen, um zu erkennen, was Ihnen Stress bereitet und Ihre Essgewohnheiten beeinträchtigt. Dabei kann es von Bedeutung sein, wie sich Ereignisse mit hohem Stressfaktor auf Ihr Leben ausgewirkt haben. Wahrscheinlich haben Sie sich deutlich weniger bewegt, vielleicht sogar den Sport aufgegeben.

Erhöhter Stress führt häufig zu unüberlegtem Essen, dies bleibt meist lange Zeit unbemerkt

Die Motivation, wieder anzufangen, sinkt natürlich, je länger Sie nicht trainiert haben.

BEWEGUNG

Hat Ihr sportliches Engagement in der letzten Zeit gelitten? Trainieren Sie seltener, unmotivierter oder kürzer als bisher? Selbst wenn Sie beim Essen stets die richtigen Entscheidungen treffen, kann eine Veränderung Ihrer Trainingsgewohnheiten für das stagnierende Gewicht verantwortlich sein. Sie müssen nicht übermäßig viel trainieren, aber etwas Bewegung ist erforderlich, um weiter abzunehmen.

MOTIVATION

Am Anfang konnten Sie es kaum erwarten, das Haus zu verlassen, um zu trainieren oder einfach nur zügig spazieren zu gehen. So interessant war die neuentdeckte Bewegungsfreiheit. Doch diese hohe Motivation ist schwer über einen langen Zeitraum zu halten. Anstatt jeden Tag mit überschäumender Energie in Angriff zu nehmen, verfallen Sie immer mehr in den alten Trott. Wie Sie wissen, brauchen Sie auch weniger Kalorien, je mehr Sie abgenommen haben. Um Ihr Tempo beim Abnehmen zu halten, müssten Sie also theoretisch immer weniger essen. Selbst dann würde die Waage irgendwann stagnieren. Der menschliche Körper neigt allerdings kaum dazu, weniger zu essen: Der Körper verlangt nach mehr – und zwar nach mehr Kalorien.

Ein Motivationsrückgang ist also vollkommen verständlich und erklärbar. Sobald Sie aber die Veränderung in Ihren Essgewohnheiten und den Grund dafür erkannt haben, sobald Sie wieder die Entscheidungen treffen, die zum Gewichtsverlust führen, sobald Sie wieder erste Erfolge sehen, wird auch Ihre Motivation wieder steigen. Tatsache ist jedoch, dass sie wohl nie wieder ihren ursprünglichen Stand erreichen wird. Sie nähern sich also dem normalen Umgang mit der Gewichtskontrolle. Sie lernen, nicht schnell und dauerhaft hochmotiviert abzunehmen, sondern das gesunde Essen und die Kontrolle darüber zur Norm zu erheben. Kalorienarme Entscheidungen werden Ihnen in Fleisch und Blut übergehen, und Sie werden ohne dauerhaften Motivationspeak langsam aber sicher schlanker werden. Dass Sie jetzt zögernder

abnehmen, muss Sie nicht in Trübsinn versetzen. Orientieren Sie sich nicht zu sehr an der Zahl auf der Waage. Verdeutlichen Sie sich lieber, wie weit Sie schon gekommen sind. Denken Sie daran, um wie viel besser Sie sich fühlen und aussehen, und klopfen Sie sich auf die Schulter.

GENUG IST GENUG

Wenn Sie einige Zeit lang stetig an Gewicht verloren haben und nun nicht mehr, dann haben Sie vielleicht das für Sie richtige Gewicht erreicht. Wenn Sie insgeheim nach einem bestimmten Gewicht streben, das Sie für das Idealgewicht halten, ärgern Sie sich vielleicht, das zu hören. Vielleicht hatten Sie dieses Idealgewicht vor fünf Jahren, vielleicht wollen Sie aber auch ganz einfach in ein bestimmtes Kleid passen. Wenn Sie Ihr richtiges Gewicht erreicht haben, egal ob nun das Kleid passt oder nicht; egal, ob es das »Idealgewicht« nach

> **Sie haben Ihre Gesundheit deutlich verbessert**

Tabelle ist oder nicht: Herzlichen Glückwunsch! Sie haben Ihr Leben erfolgreich verändert, und zwar zum Positiven. Waren Sie so übergewichtig, dass dies mit erhöhtem Krankheitsrisiko beispielsweise für Herzversagen, Krebs oder Diabetes einherging, dann hat auch ein vergleichsweise moderater Gewichtsverlust dieses Risiko bedeutend gemindert. Sie haben Ihre Lebensqualität in jedem Falle verbessert und Sie haben Wesentliches für Ihre Zukunft geleistet. Machen Sie weiter so – und genießen Sie die »Früchte«! Sie verfügen über mehr Energie, ein gesteigertes Selbstwertgefühl und ein besseres Aussehen. Sie haben die selbst gestellte Aufgabe, dauerhaft und gesund abzunehmen, gemeistert.

WAS SIE VERLIEREN, WAS SIE GEWINNEN

Der Gewichtsverlust, der langsam durch eine neue Einstellung zum Essen herbeigeführt werden soll, muss entstehen, während Sie Ihr Leben ganz normal weiterleben. Die neue Einstellung zum Essen bereichert Ihr Leben allerdings auf vielerlei Art und Weise. Sie verlieren schließlich nicht nur Pfunde, sondern auch die Last, an eine »Diät« gebunden zu sein, das Gefühl, bestimmte Situationen meiden, sich ständig etwas untersagen zu müssen, das man liebt.

Die sechsundzwanzigjährige Mary war eine der schüchternsten Personen, die je meine Praxis aufgesucht hatten. Ruhig, bescheiden und zögerlich schloss sie sich einer der Selbsthilfegruppen an, die unser Programm ergänzen, und sprach so gut wie nie ein Wort.

> **Was Sie gewinnen, ist sehr häufig Ihr wahres Ich**

Sie begann außerdem, wegen ihres Gewichts einen Psychologen aufzusuchen und engagierte still und heimlich einen Personal Trainer, der mit ihr in ihrer Wohnung arbeitete.

Langsam änderte Mary ihre Einstellung zum Essen, immer mehr Kilo verschwanden. Das Training zeigte Wirkung, kräftigte und modellierte ihre Muskeln. Auch die Therapie begann anzuschlagen, zum ersten Mal lächelte Mary in der Gruppe, lachte frei heraus. Und als Mary ihre Erfolge sah, bekam die Welt die wahre Mary zu sehen. Sowie ihr Aussehen sich änderte, erntete sie Komplimente und legte sich bald darauf eine neue Garderobe zu.

Sie verlagerte ihr Trainingsprogramm aus der häuslichen Privatsphäre in die öffentlichen Gefilde eines Fitness-Centers, wo sie schnell Freunde gewann – und das, obwohl sie ausgerechnet mit dem Boxen begonnen hatte! Auch beruflich konnte sie Erfolge verbuchen: Sie wurde befördert, trug nun mehr Verantwortung, wurde besser bezahlt und das alles bei einer Tätigkeit, die Reisen in exotische Länder beinhaltete.

Heute, rund 16 Kilo leichter, fällt es Mary leicht auszugehen, anderen zuzuhören, Probleme anzugehen und Lösungen dafür zu finden. Sie hat die Verantwortung für ihre Figur und für ihr Leben übernommen.

EIN NEUES LEBEN

Als Philip mich das erste Mal besuchte, war er 76 Jahre alt und seine Frau war vor kurzem an Krebs gestorben. Seine Trauer hatte Tribut von seinem Körper gefordert. An Hüfte und Bauch war Philip rundlich, er schleppte offensichtlich mehr Gewicht mit sich herum, als gut für ihn war. Sein Gesicht wirkte teigig. Er hatte Hängebacken, und sein Gang war schleppend, wie niedergedrückt von seiner Trauer. Darüber hinaus litt er an Gicht, Diabetes, Herzproblemen und hatte einen hohen Cholesterinspiegel.

Philip hatte eine einfache Bitte. »Ich habe nur noch zwei Jahre zu leben«, erklärte er mir, »und in dieser Zeit hätte ich gerne 12 Kilo weniger.« So überzeugt war Philip von dem Zeitraum, der ihm noch blieb, dass er sich gegen eine Untersuchung entschied. »Das lohnt sich nicht«, meinte er.

Das war vor zehn Jahren. Heute startet Philip für gewöhnlich mit einem flotten Spaziergang in den Tag. Anschließend gibt der ehemalige Geschäftsmann sein Wissen an kleine Start-up-Unternehmen weiter. Die meisten seiner Abende sind verplant durch Konzert- und Theaterbesuche oder durch gemeinsame Abendessen mit Freunden. Natürlich hat Philip die zwölf Kilo verloren, die er verlieren wollte – tatsächlich verlor er fast das Doppelte. Was er gewann, war nicht weniger als ein Neuanfang!

DIE PFUNDE SIND PASSÉ

Natürlich kann Ihnen niemand versprechen, dass Sie länger leben oder eine ganz neue Persönlichkeit zum Vorschein kommt. In jedem Fall kann eine neue Einstellung zum Essen Ihr Leben sehr bereichern. Zu Anfang müssen Sie eine realistische Vorstellung davon bekommen, was für Sie ein angemessenes Ziel ist. Genetische Anlagen sowie psychologische Faktoren können Ihr Gewicht beeinflussen. Darum gibt es ein für Sie persönlich angemessenes Gewicht, mit dem Sie am besten aussehen und sich am besten fühlen. Dieses Ziel sollten Sie anstreben und beibehalten. Die Informationen über gesunde Ernährung, die Sie diesem Buch entnehmen können, liefern das erforderliche Wissen dafür. Die Bildvergleiche werden Sie wohl kaum wieder vergessen. In Zukunft denken Sie wahrscheinlich sofort an das Bild mit der Alternative, wenn Sie ein kalorienreiches Lebensmittel sehen, das Sie früher einfach verzehrt hätten.

ÜBER DEN TELLERRAND SCHAUEN

Es ist wichtig, eine Vorstellung davon zu bekommen, wie Nährwerttabellen gelesen werden. Lernen Sie, hinter die »fettarm«- und »zuckerreduziert«-Etiketten und auf die Kalorien zu schauen. Vergegenwärtigen Sie sich, dass es viele wohlschmeckende und gesunde Nahrungsmittel gibt, die »erlaubt« sind und »schlank machen«. Auf der Basis dieses Buches können Sie aufbauen: Wenn Studien neue Informationen über Ernährung vermitteln, haben Sie das Handwerkszeug, um diese zu beurteilen. Wenn neue Produkte auf den Markt kommen, sind Sie gefeit und können selbstständig

Wenn die Erinnerung verblasst, sind noch immer die Bilder da

entscheiden, ob Sie diese in Ihre persönliche Liste an Möglichkeiten aufnehmen wollen.

Wenn Sie zu einem überlegten und überlegenen Esser geworden sind, können Sie Ihr Gewicht ein Leben lang halten, denn Sie besitzen genügend Ausdauer, genügend Wissen und genügend Willenskraft um Ihre Entscheidungen von nun an selbst zu fällen.

GEWINNEN DURCH VERLIEREN

Eine neue Beziehung zum Essen – gemeinsam mit regelmäßiger körperlicher Betätigung – wird Sie zu einem gesünderen Menschen machen. Außerdem gehen Gesundheit und Fitness, die aus einer gesunden Ernährung und regelmäßigem Training resultieren, unweigerlich mit einer positiveren Einstellung, mehr Energie und Wohlbefinden einher.

Sie müssen nicht hungern, Sie müssen weder den Eindruck erwecken, noch sich verhalten, als wären Sie »auf Diät«, nicht auf Ihr Lieblingsessen oder Alkohol verzichten, es ist keine Mitgliedschaft im Fitness-Studio erforderlich und Sie brauchen keine Angst zu haben, dass die verlorenen Pfunde wiederkehren. Wollen Sie nicht gleich damit beginnen, Ihre Einstellung zum Essen zu ändern? Was haben Sie denn schon zu verlieren?

REGISTER

A

Alkohol 45, 96, 126
Ananas 71, 131, 137
Apfelchips 134f.
Apfelkuchen 124
Appetit 18, 52, 142
Aprikosen 72, 137
Aromen 138
Arterienverkalkung 12
Atkins-Diät 40
Auberginencreme 112f.
Ausreden 157

B

Backwaren, fettarme 50
Bacon 77, 140
Bagel 101
Baguette 80, 88f., 100
Ballaststoffe 24ff., 30f., 57, 72, 118, 132f., 137,141
Bananen 32, 71f.
Barbecue 80
Beeren 71, 79, 92f., 131
Bestimmungen, gesetzliche 133
Bewegung 142ff., 163
Birnen 137
Birne in Rotwein 125
Blattgemüse 32f.
Blinis 75
Blitzdiät 9
Bohnen 33, 88f., 107, 125
Bohnensalat 99
Bonbons 61, 68, 73, 138f.
Bratapfel 31
Bratkartoffeln 111
Bratwürstchen, fettarm 80
Brötchen 70f., 77, 126f.
Brokkoli 79, 121
Brot 32, 100f.

Brownie 22
Brühwürfel 138
Büro 17
Burger 140
Burrito mit Guacamole und Tortillachips 107
Butter 69f., 111

C

Café latte 128
Cashewkerne 13f.
Cassoulet 88f.
Cheddar 76
Cheeseburger 77, 102f.
Chicken Nuggets 103
Chips 50, 134
Chorizo 97
Cola light 102
Consommé 127
Cracker 92
Crashdiät 62
Crêpe 94
Croissants 8, 70
Curryhuhn 109

D

Datteln 137
Desserts 7, 44, 78, 90, 92f., 116f., 124ff., 136, 138, 141
Diabetes 12, 40, 44, 54, 56, 139
Diätlimonaden 138
Diätmarmelade 68f.
Diätpillen 42f.
Diätprodukte 23
Dörrobst 68, 71, 137
Dolmades 112f.
Dominoeffekt 22
Dosenobst 95
Dressings 35, 98f., 138

E

Eier 32f.

Einkaufen 132ff.

Eiweiß 24f., 30, 32, 36ff., 42, 44, 67, 86, 104, 123, 132f., 137, 139,141

Erbsen 121

Erdbeeren 127

Erdbeeren, in Schokolade getunkt 129

Erdbeerjoghurt 79

Ernährungs-Coaching 8f., 11, 22, 24, 36, 64

Ess-Tagebuch 55, 57, 59f., 63ff., 67,160, 162

Esstypen 55f., 58, 60, 62, 64, 66

Essen, chinesisch 114f.

    griechisch 112f.

    indisch 104f.

    japanisch 106

    mexikanisch 107

    spätes 48

    thailändisch 108f.

    als Belohnung 18, 57, 154

    als Trost 18, 155f., 159

    als soziales Ereignis 154, 159

Essig 138

F

Falafel 86f.

Familie 17

Fastfood 16f., 102, 159

»Fatburner« 37

»FdH«-Diät 49

Feigen 71, 112f., 137

Fen-phen 43

Fertigprodukte 132, 136, 159

Fett 15, 24, 26, 28ff., 32, 35ff., 47, 50, 83, 133ff., 139

»Fettblocker« 42

Fettsäuren, essenzielle 27f.

    gesättigte 25, 27, 84, 104, 141

    ungesättigte 27, 139

Fisch 32f., 41, 44, 78, 139, 141

Fischkuchen mit Chilisoße 108f.

Fleisch 32f., 41, 78, 110, 140f.

Flüssigkeitszufuhr 46

Flüssigmahlzeiten 25

Frosties 13f.

Fruchtjoghurt 31, 139

Fruchtsaft 139

Frühlingsrollen 114

Functional Food 34

G

Garnelen 80f., 112f.

Garnelen Teriyaki 106

Garnelensuppe 108

Geflügel 41, 140f.

Gelüste 21f., 49, 52, 158

Gemüse 25, 32f., 41, 44, 46f., 57, 80, 84f., 110, 126, 136ff., 141

Gemüseburger 102

Gemüsesuppe 31, 76

Gemüsesuppe, chinesische 115

Gewürze 138

GLYX 26f.

H

»Habenichtse« 50

Haferflocken 33

Hausmannskost 88

Heilbutt, geräuchert 75

Heimtraining 148ff.

Heiße Schokolade 136, 138

Herzprobleme 12, 43f., 56

Himbeeren 90f.

Hormone 52, 64

Hormontherapie 12

Hotdog 86

Hühnchen Satay 108f.

Hühnchen-Tempura 106

Hühnernudelsuppe 31

Hülsenfrüchte 32f., 137, 141

Hunger 18, 49, 64, 66

Hungerattacken 12, 52, 67

I

Innereien 32f.

J

Jakobsmuscheln und chinesisches Wok-Gemüse 115
»Jederzeit-Liste« 44, 51, 136, 138, 156
Jodsalz 33
Joghurt, gefroren 130f., 138
JoJo-Effekt 6, 9

K

Käse 76, 92, 110, 120
Käseomelett 121
Kaffee 46, 128, 138
Kakaopulver 138
Kalbfleisch 84
Kalorienzählen 8, 11, 36, 133
Karotten 121
Karriere 16
Kartoffeln 79, 111
    Kartoffelpüree 111
    Kartoffelsalat 99
Kaufanreize 135
Kaugummi 138
Kaviar 75
Keema Paratha 104
Kekse 130f.
Keksriegel, fettfrei 13f., 72
Kerne 44
Kichererbsen mit Spinatcurry 104f.
Kiwi 131, 137
Knoblauch 138
    Knoblauchbrot 80
    Knoblauchgarnelen 96f.
Kohlenhydrate 15, 24, 26, 28, 30, 32, 36ff., 133, 137
Kontrolle 39
Krabbensalat 120
Kräuter 138
Krautsalat 99
Kuskus 125

L

Lachs, gegrillt 125
Lamm 84
Lamm Biriyani 104
Langeweile 38, 53
Lasagne 88
Laufen 145ff.
Leberpastete 74
Limonaden 46
Lollies, kalorienarm 61

M

Magerjoghurt 138
Makronährstoffe 24f.
Manageressen 17
Mango 137
Marmelade 70, 71
Meeresfrüchte 33, 80, 110, 136, 141
Melone 71, 81, 131
Miesmuscheln 123
Mikronährstoffe 24, 33
Milch 111, 139
    Milchmixgetränke 138
    Milchprodukte 32f., 41, 139, 141
    Milchshakes 102f.
Mineralstoffe 24ff., 33ff., 43f., 70, 73, 118, 123, 139, 141
Motivation 163
Moussaka 112f.
Mozzarella-Tomaten-Pizza 110
Müsli 13f.
Muscheln 127

N

Naturheilmittel 34
Nudelsalat 99
Nüsse 32f., 41f., 68, 73, 126

O

Obst 25, 32f., 38f., 41, 44, 46, 57, 61, 70, 130f., 136ff., 141
Obstsalat mit Sorbet 117

Obsttörtchen 90
Öle 41, 44, 85
Ölsprays 138
Ofenkartoffeln 80f.
Olestra 51
Oliven 13f., 39, 96
Orange 137
Orangen-Rote-Beete-Salat 98
Orangensaft 126

P

Papaya 137
Paprika 79, 81
Pasta 116f., 161
    Pasta mit Tomaten und Oliven 117
Pesto 141
Pflanzenöle 33
Pflanzenstoffe, sekundäre 25, 35, 137
Pilawreis 105
Pilze 80f., 96, 108
Pitabrot 86f., 101
Pizza 110, 118f.
    Pizza Frutti di Mare, ohne Käse 110
    Pizza Margherita 118f.
    Pizza mit Salami und Mozzarella 110
Pommes frites 50, 78, 83, 103
Problemzonen 18
»Protein Power« 41
Psychologie 154ff.
Psychopharmaka 12
Pumpernickel 100

Q

Quiche Lorraine 124

R

Räucherlachs mit Kapern und Gurke 74
Raita 86f.
Ratatouille 83
Reis 107, 115
Retsina 112f.
Rindfleisch 84

Röstkartoffel 111
Rohkost 45f.
Rosinenbrot 68f.
Rotkohl 127

S

»Sabotage-Lebensmittel« 49ff., 158
Saboteure 158
Sahne 79, 90f., 94f.
Salat 77, 79, 86f., 98f., 107, 117ff., 126f.
    mit gebackenem Ziegenkäse 120
Salsa Garnelen 107
Salz 47
Salzbrezeln, fettfrei 13f.
Salzkartoffeln 111
Sandwiches 31
Sauerkraut 121
Sauerrahm 75
Schinken 140
Schinken und Melone 122
Schokoladeneis 12
Schokoladenjoghurt 12
Schokoladenkekse 128
Schokoladentrüffel 129
Schmortopf mit Hühnerbrustfilet und
    Tomatensauce 121
Schummeln 22
Schwangerschaft 40, 43
Scones 68f.
Sears-Diät 42
Selbstbild 22
Selbstwertgefühl 22
Senf 138
Sherry 97
Sirup 92ff.
Snacks 9, 64, 76, 126, 136, 156, 159, 162
Sofortaktion-Esstagebuch 160ff.
Sojaburger 77
Sojaprodukte 25, 41, 140
»Somersizing« 38
Sorbet 12, 68, 94f., 138f.
Soßen 77, 79, 94f., 138

Spareribs 114

Spargel 81, 127

Spas 152

Stagnation 160

Steak 78

Steroide 11

Stoffwechsel 11

Stress 18, 142, 162f.

Süßigkeiten 7, 44, 134, 136

Sushi / Sashimi 106

T

Tagliatelle mit Sahne, Pilzen und Schinken 116

Takeaway 17

Tandoori Garnelen 104f.

Tapas 96

Tee 46, 138

Teigwaren 124

Thunfisch, gegrillt 79

Tiramisu 130, 161

Toast 74

Tofu 33, 39, 140

Tomaten 77, 79, 138

Tomatenbruschetta 122

Tortilla 96f.

Trennkost 37

Trockenobst 33

Truthahn, mariniert 84f.

U

Übungen, gymnastische 144

V

Valentinstag 129

Vanilleeis 94

Vegetarische Kost 41, 140

Vegetarische Pizza mit Käse 110

Verzicht 20, 52, 134

Vitamine 24ff., 28, 32ff., 44, 51, 70, 72, 118, 137, 141

Vollkornbrötchen 100f.

Vollkornprodukte 33, 44, 137

Vollkornreis 82

Vorspeisen 74, 115, 122ff.

W

Waffeln 92f.

Wechseljahre 11

Wein 78f., 118f., 126f.

Weintrauben 71, 131

Werbestrategien 134f.

Wiener Schnitzel 84

Wiener Würstchen 86

Willenskraft 19

Wodka 126

Wokgemüse 82

Würstchen 88f., 140

Wurst 74f., 97

Z

Zaziki 112f.

Zerealien 32f.

Ziele, unrealistische 22

Zitronenkuchen 68

Zwiebel 77, 81, 138

DANKSAGUNG

Beim Schreiben dieses Buches habe ich erfahren, dass die Autorschaft vieles mit der Medizin gemein hat: Beides sind gemeinschaftliche Prozesse. Ich freue mich über diese Möglichkeit der Danksagung und danke den vielen Personen, die dazu beigetragen haben, Die Bilderbuch-Diät Realität werden zu lassen.

Ganz besonders bin ich außer Frage der Ernährungswissenschaftlerin Phyllis Roxland zu tiefem Dank verpflichtet. Als Freundin und Kollegin seit 20 Jahren, hat Phyllis nicht nur dabei geholfen, die Prinzipien des Ernährungs-Coachings zu formulieren, sie half auch bei allen Arbeiten, die mit diesem Buch zusammenhingen und ließ ihr Privatleben dafür oft warten. Ich bin ihr nicht nur für die geopferten Wochenenden dankbar, sondern auch für ihren Einsatz, der mir erlaubte, mich auf die vor mir liegende Aufgabe zu konzentrieren. Ohne Phyllis Roxland wäre dieses Buch ganz einfach nicht möglich gewesen.

Indem sie halfen, die Original-US-Ausgabe dieses Buches in die richtige Form zu bringen und ihr dabei den letzten Schliff zu verpassen, bewiesen Susanne Margolis und Ed Claflin, Verleger von Rodale, Intelligenz und vielgeschätzten Humor neben einer beachtlichen Portion Sachverstand. Sie halfen mir, meine Gedanken auszudrücken – manchmal sogar, so schien es, noch bevor ich sie überhaupt selbst geistig formuliert hatte – und es war mir ein Vergnügen, mit ihnen zu arbeiten. Kay von Bergens Kreativität beflügelte auch meine und führte zum Originaltitel dieses Buches, während sie die allgemeinen Bemühungen für dieses Buch tatkräftig unterstützte. Ebenso geht mein Dank an Abbie Claflin, deren Beitrag zu diesem Buch kurz, aber unvergesslich ist.

Mel Berger, mein Agent bei der Agentur William Morris, erfasste das Konzept dieses Buches schon in einem sehr frühen Stadium und setzte sich sehr für die Verwendung von Farbfotografien ein. Dieses Element leistet meiner Meinung nach einen wesentlichen Beitrag zur Aussage dieses Buches.

Diane Vezza setzte die Fotografieobjekte der original US-Ausgabe mit fachkundiger Unterstützung von Joan Parkin und Rose Holden, gekonnt in Szene. Die Aufnahmen wurden vom Fotografen Kurt Wilson und seinem Assistenten Troy Schnyder hervorragend realisiert und zu Leben erweckt. Das alles geschah unter der meisterhaften Direktion von James Galluci, Rodales Bildredakteur. Mein Dank für ihre Arbeit an der Neuausgabe geht an den Fotografen Jeremy Hopley und seine Assistentin Clare Miller.

Mit ihrem Entwurf der Original-US-Ausgabe stellte die leitende Buchgestalterin Christina Gaugler nicht nur ihre große Begabung, sondern auch ihr hervorragendes Organisationstalent unter Beweis. Ebenfalls danken möchte ich Sharon Rudd, Amanda Lunn, Laura Watson und Briony Chappell für ihre Hilfe bei der Gestaltung und Herstellung.

Ein besonderer Dank geht an Anne-Laure Lyon, Freundin und Modestylistin, deren wachsames Auge und Stilbewusstsein den entscheidenden Unterschied machte.

Bei der Erstellung der englischsprachigen Neuausgabe fühlte ich mich von Rodales Verlagsprofis herzlich empfangen, ermutigt und unterstützt. In redaktioneller und herstellerischer Hinsicht bin ich Maggie Ramsay, Laura Seber, Kate Hayward, Jane Baldock, Margaret Cornell, Aaron Brown, Elizabeth Mallard-Shaw, Anne Lawrence, Keith Bambury und Sara Granger für all ihren unermüdlichen Einsatz dankbar. Besonderer Dank geht an die Volkswirtin des Hauses, Anne Nicholis, und die Ernährungswissenschaftlerin Sue Baic. Und ich freue mich ebenfalls, jenen bei Rodale zu danken, die außerdem dazu beigetragen haben, dass dieses Buch Realität wurde: Tami Booth, Adrian Webster und Sean Moore.

Besonders verpflichtet fühle ich mich, Cindy Ratzlaff für die große Zuversicht, die sie bei der Planung und Durchführung der Werbemaßnahmen für die US-Ausgabe an den Tag legte. Cindy wurde qualifiziert von einem hervorragendem Marketing- und Promotionteam unterstützt, dem Renee James, Shannon Gallagher und Mary Lengle angehören. Die Werbekampagne trug mit Sicherheit zu dem überwältigenden Erfolg der US-Ausgabe bei. Die Mitarbeiter in meiner New Yorker Praxis verdienen – und bekommen – meine tiefste Anerkennung. Täglich haben sie meine bisweilen verzweifelten Bemühungen, sowohl Arzt als auch Autor zu sein, ertragen. Mit unermüdlicher Geduld und sehr praxisnah unterstützten sie meine Anstrengungen. Ich spreche meine tiefste Dankbarkeit für meine Angestellten Gerri Pietrangolare, Alexandra Lotito, Shanette Vega und Catherine Fallon aus; ich danke der Ernährungswissenschaftlerin Marcia Cohen; den Psychologen Dr. Stephanie Secolsky, Dr. Norman Wyloge und Linda Charnes, MFT; und dem Physiotherapeuten Yuri Usher. Ein besonderer Dank geht an Susan Amato, CSW, für ihren Beitrag zu den Kapiteln über die Psychologie des Abnehmens und für ihre stetige Unterstützung dieses Projekts und für ihr begeistertes Engagement.

Unterstützung und Begeisterung schenkten mir in hohem Maße auch mein Bruder, Michael Shapiro, und meine Schwester, Marilyn

McLaughlin. Ihnen beiden bin ich sehr dankbar. Ein Dank auch an meine Hunde, Willow und Barkley, die – aus mir völlig unerklärlichen Gründen – das Manuskript dieses Buches nicht gefressen haben.

Schließlich möchte ich auch meinen Patienten danken – allen, mit denen ich in den vergangenen 25 Jahren gearbeitet habe. Sie waren der Prüfstein für die Prinzipien von *Die Bilderbuch-Diät*, und Ihre Begeisterung für diese Prinzipien, Ihre Hingabe, Ihr Engagement und die Erfolge, die Sie erzielt haben, waren meine Inspiration.

Dr. Howard M. Shapiro

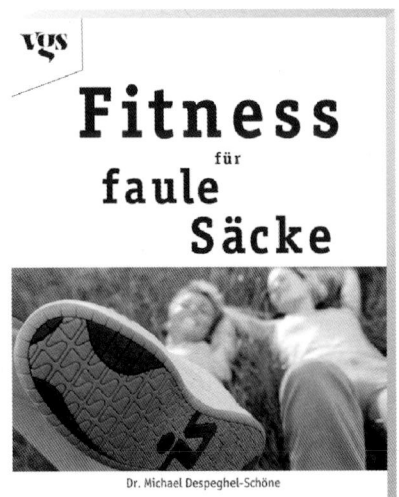

Dr. Michael Despeghel-Schöne — *caption under image*

Dr. Michael Despeghel-Schöne

Fitness für faule Säcke
**Das Präventivprogramm für alle,
die müssten, aber nicht wollen**
144 Seiten
ISBN: 3-8025-1523-4

Steht ein innerer Schweinehund zwischen Ihnen und einer gesunden Lebensweise?

Fitness? Bewegung? Gesunde Ernährung? Das ist etwas für die anderen, nicht für Sie? Weil Sie eben mehr der „intellektuelle" Typ sind? Ein wahrer Genießer, kein hechelnder Sport-Asket? Aber ehrlich: Knacken nicht auch bei Ihnen die Gelenke, die Muskeln sind schwach und auch die Hirnleistung ist nicht mehr das, was sie mal war?

Eigentlich wissen Sie: Sie müssten etwas für Ihre Gesundheit tun. Aber den allgemeinen Fitnesswahn, den wollen Sie nicht mitmachen. Die Lösung? Nicht mehr tun, als notwendig!

Der Geist ist willig und das Fleisch leider schwach – das ist und bleibt der erste Hinderungsgrund für regelmäßige Bewegung und gesunde Ernährung. Wir haben gute Neuigkeiten! Dr. Michael Desphegel-Schöne holt Sie mit diesem Buch dort ab, wo ihr innerer Schweinehund Sie sitzen gelassen hat. Vor dem Fernseher, auf dem Sofa, im Bett oder vor einer Tüte Chips.

Sein Prinzip: Bewegung muss Spaß machen, damit sie gesund ist. Mit dieser Maxime bietet er Ihnen Selbsttests und Minimalprogramme rund um Gesundheit, Bewegung und Ernährung an, die tatsächlich jeder in seinen Alltag integrieren kann. Stressfrei und mit viel Gewinn. Fragen Sie sich selber: „Was brauche ich wirklich, um gesund und leistungsstark zu werden und zu bleiben?" und stellen Sie sich Ihr persönliches PRÄMIEN-Programm zusammen. So wird Bewegung so selbstverständlich wie ein Glas Orangensaft am Morgen.

Damit Sie Ihren inneren Schweinehund links liegen lassen können!

www.vgs.de